看護学テキスト NiCE

病態・治療論［8］

脳・神経疾患

―――――
編　集
―――――

川上　徳昭
綿貫　成明

南江堂

執筆者一覧

編集

川上　徳昭　　川上脳神経外科クリニック 理事長

綿貫　成明　　国立看護大学校 教授

執筆（執筆順）

川上　徳昭　　川上脳神経外科クリニック 理事長

綿貫　成明　　国立看護大学校 教授

庄野　直之　　東京大学医学部附属病院脳神経外科

岡野　　淳　　東京大学医学部附属病院脳神経外科

加藤　隆士　　医療法人社団青秀会グレイス病院

はじめに

　医療の根本にあるもの，それは「目の前にいる患者の異常状態を正確に把握し，それに対して適切な処置を下すこと」と言える．医学部卒業後，ひたすら脳神経外科臨床に携わり30年になるが，その第一歩となった，すなわち医師として最初の患者に接したときの緊張感と感激は今でも鮮明に記憶されている．

　「知らないことは恥である．しかし，覚えることは恥ではない．」これは医学部時代の臨床実習の時に，呼吸器内科の教授がおっしゃっていた言葉で，いつも念頭に置いている．医療は基本的に過ちが許されない仕事である．しかし，人間である以上，さらに医学という学問の奥深さと日進月歩が故に，前述の医療の根本を必ずしも常に遂行できるわけではない．「人間は考える葦である」というパスカルの言葉のとおり，人間は本当に弱い動物である．中でも脳をはじめとする神経組織は脆弱な部分と言える．だが，そういった弱い面をカバーするための知恵が，私たちにはある．それが脳（とくに大脳）の働きである．また，人間は一人ではない．チームワークで個々の不足した，不得手な面をお互いに補うことが可能である．一人で医療をすべて完璧に網羅することなど不可能であるが，チームの力を得て知らなかったことを克服し，覚えることよって次に生かすことができる．このような姿勢は，患者に対しての最低限のエチケットであると思う．ナイチンゲールも，「どんな仕事をするにせよ，実際に学ぶことができるのは現場においてのみである」と言っている．歴史的に見ても，臨床医学において経験的要素はかなりの重要性を持っており，医学が発達した今日においても，それに変わりはない．しかし，医学全体の進歩とともに，その中に論理性や倫理観が組み込まれてきていることも事実である．患者の異常状態の把握とそれに対する適切な処置のためには，より論理的，倫理的な姿勢をもって臨まなければならない．そのためにも，わからないことに出合えば，そのたびに教科書に戻るなどして，改めて理解を深める必要がある．

　本書は，看護学生の教科書として役立てていただくことが第一であるが，卒業後の臨床においても，必要に応じて復習できるという役目も持たせるために，学生にとってはやや高度と思われることまで記している．本書を教科書として使われる教員の方によって，本書から教授する内容を適宜取捨されることを期待する．

　本書制作に当たって，構成，記述，用語，全体の統一など，綿貫成明教授はじめ編集・執筆協力の先生方の労を多とした．刊行に当たっては，当初より多大な熱意をもって，根気よく一字一句まで確認し，編集上の多くの難題を見事に処理して下さった，南江堂の鈴木詠子氏，松本岳氏に深謝する．

　　2020年1月

　　　　　　　　　　　　　　　　　　　　　　　　川上德昭

目次

序章 **なぜ脳・神経疾患について学ぶのか**

1 医師の立場から ………………………………………… 川上徳昭 2
2 看護師の立場から ……………………………………… 綿貫成明 3

第Ⅰ章 **脳・神経の構造・機能と障害・症状**

1 神経細胞と神経伝達 ……………………………………… 川上徳昭 6
　1 ニューロン（神経細胞） ……………………………………… 6
2 中枢神経系 ……………………………………………… 川上徳昭 8
　1 脳 ……………………………………………………………… 8
　　A．大脳 ……………………………………………………… 8
　　B．脳幹 …………………………………………………… 22
　　C．小脳 …………………………………………………… 35
　　D．間脳 …………………………………………………… 37
　　E．下垂体 ………………………………………………… 41
　2 脊髄 ……………………………………………………… 44
　3 脳室系と髄液循環 ……………………………………… 53
　4 脳の血管 ………………………………………………… 60
　　A．動脈 …………………………………………………… 60
　　B．静脈 …………………………………………………… 64
3 末梢神経系 ……………………………………………… 川上徳昭 66
　1 脳神経 …………………………………………………… 66
　2 脊髄神経 ………………………………………………… 73

第Ⅱ章 **脳・神経疾患の診断・治療**

1 神経症状からの診断の進め方 ………………………… 川上徳昭 76
　1 意識障害 ………………………………………………… 76
　　A．意識レベル（覚醒度）の障害 ……………………… 76
　　B．認知機能障害 ………………………………………… 81
　2 頭蓋内圧亢進症状 ……………………………………… 83
　3 運動機能の障害 ………………………………………… 84
　　A．運動麻痺 ……………………………………………… 84
　　B．運動失調 ……………………………………………… 88
　　C．不随意運動 …………………………………………… 89
　　D．歩行障害 ……………………………………………… 89
　4 知覚障害 ………………………………………………… 90
　5 言語障害 ………………………………………………… 93
　　A．構音障害（構語障害） ……………………………… 93
　　B．失語症 ………………………………………………… 94
2 脳・神経の検査 ………………………………………… 庄野直之 96

1 画像検査 96

　A．頭部 X 線検査 96

　B．頭部 CT 検査 97

　C．頭部 MRI 検査 98

　D．脳血管造影 101

　E．CTA 検査 103

　F．MRA 検査 103

　G．SPECT 検査 104

　H．FDG-PET 検査 105

　I．頸動脈超音波検査 106

2 その他の検査 107

　A．脳脊髄液検査（髄液検査） 107

　B．遺伝子検査 108

　C．脳波検査 108

　D．筋電図検査 109

　E．末梢神経伝導検査 109

　F．誘発電位検査 110

3 脳・神経疾患の治療の考え方 川上徳昭 111

　1 脳・神経疾患の治療 111

　　A．頭蓋内圧に関する考え方 111

　　B．脳血流に関する考え方 115

第Ⅲ章　脳・神経疾患　各論

1 脳血管疾患 庄野直之 118

　1 脳梗塞，一過性脳虚血発作（TIA），慢性脳循環不全症 118

　2 脳出血 121

　3 くも膜下出血 123

　4 もやもや病 126

　5 血管奇形 129

　6 脳静脈・脳静脈洞血栓症 132

　7 脳動脈解離 134

　8 静脈性梗塞 135

2 脳腫瘍 岡野　淳 137

　1 悪性腫瘍 139

　2 良性腫瘍 141

　3 小児脳腫瘍 146

3 脊椎・脊髄疾患 岡野　淳 150

　1 頸椎変性疾患（頸椎症），腰椎変性疾患（腰椎症） 150

　2 脊髄血管障害，脊髄動静脈奇形 154

　3 脊髄損傷 156

　4 脊髄腫瘍 158

5 その他の脊椎・脊髄疾患：脊髄炎，脊椎炎 ······· 160

4 神経変性疾患，脱髄疾患 ·········· 加藤隆士 163

1 神経変性疾患 ········· 163
1-1 パーキンソン病（PD）········ 163
1-2 パーキンソン症候群 ········ 169
1-3 ハンチントン病（HD）········ 170
1-4 脊髄小脳変性症（SCD）········ 170
1-5 筋萎縮性側索硬化症（ALS）········ 173
2 脱髄疾患 ········ 175
2-1 多発性硬化症（MS）········ 175
2-2 視神経脊髄炎（NMO）········ 177
2-3 急性散在性脳脊髄炎（ADEM）········ 178

5 筋疾患，神経筋接合部疾患 ·········· 加藤隆士 179

筋疾患（ミオパチー）

1 筋ジストロフィー ········ 180
1-1 デュシェンヌ型筋ジストロフィー ········ 180
1-2 ベッカー型筋ジストロフィー ········ 182
1-3 肢帯型筋ジストロフィー ········ 182
1-4 顔面肩甲上腕型筋ジストロフィー ········ 182
1-5 福山型先天性筋ジストロフィー ········ 183
1-6 筋強直性ジストロフィー ········ 183
2 先天性ミオパチー ········ 184
3 筋炎（炎症性筋疾患）········ 185
3-1 多発筋炎，皮膚筋炎 ········ 185
3-2 封入体筋炎 ········ 186
4 ミトコンドリア病 ········ 187
5 周期性四肢麻痺 ········ 187

神経筋接合部疾患

6 重症筋無力症（MG）········ 189

6 脳・神経系の感染症 ·········· 加藤隆士 191

1 髄膜炎 ········ 191
1-1 ウイルス性髄膜炎 ········ 191
1-2 細菌性髄膜炎 ········ 192
1-3 真菌性髄膜炎 ········ 193
1-4 結核性髄膜炎 ········ 193
2 脳炎，脳症 ········ 194
2-1 ヘルペス脳炎 ········ 194
3 脳膿瘍 ········ 196
4 ポリオ ········ 197
5 HTLV-1 関連ミエロパチー（HAM）········ 197
6 後天性免疫不全症候群（AIDS）に関連する脳障害 ········ 198
6-1 HIV 関連中枢神経日和見感染症 ········ 198

　　　　6-2 HIV 関連神経認知障害（HAND） ──────────── 199
　　　7 神経梅毒 ────────────────────── 199
　　　8 破傷風 ─────────────────────── 200
　　　9 プリオン病 ───────────────────── 200

7 末梢神経障害（ニューロパチー） ─────────── 加藤隆士 202
　　　1 単ニューロパチー（モノニューロパチー） ──────── 203
　　　　1-1 四肢の単ニューロパチー ────────────── 203
　　　　1-2 脳神経の単ニューロパチー ───────────── 205
　　　2 多発性単ニューロパチー ─────────────── 206
　　　3 ポリニューロパチー ──────────────────── 206
　　　　3-1 糖尿病性ニューロパチー ────────────── 207
　　　　3-2 ギラン-バレー症候群 ───────────────── 207
　　　　3-3 慢性炎症性脱髄性多発根ニューロパチー（CIDP） ── 208
　　　　3-4 シャルコー-マリー-トゥース病（遺伝性運動感覚性ニューロパチー） ── 208
　　　4 機能性疾患 ───────────────────── 208
　　　　4-1 片側顔面けいれん ─────────────────── 208
　　　　4-2 神経痛 ────────────────────── 209

8 てんかん ──────────────────── 川上徳昭 210
　　　1 成人のてんかん ──────────────────── 210
　　　2 小児のてんかん ──────────────────── 218

9 認知症 ──────────────────── 加藤隆士 222
　　　1 アルツハイマー型認知症 ─────────────── 224
　　　2 血管性認知症 ──────────────────── 226
　　　3 レビー小体型認知症（DLB） ──────────────── 227
　　　4 前頭側頭葉変性症（FTLD） ──────────────── 228
　　　　4-1 ピック病 ───────────────────── 228
　　　　4-2 進行性核上性麻痺，大脳皮質基底核変性症 ───── 229
　　　5 治療可能な認知症 ──────────────────── 229
　　　6 認知症と区別すべき病態・疾患 ─────────── 230

10 その他の神経内科疾患 ─────────────── 232
　　　1 髄液の異常による病態 ──────────── 川上徳昭 232
　　　　1-1 水頭症 ───────────────────── 232
　　　　1-2 脳脊髄液減少症 ─────────────────── 237
　　　2 中毒 ────────────────────── 加藤隆士 238
　　　　2-1 急性中毒 ───────────────────── 238
　　　　2-2 一酸化炭素中毒 ─────────────────── 239
　　　　2-3 アルコール中毒 ─────────────────── 240
　　　　2-4 そのほかの中毒 ─────────────────── 241
　　　3 ナルコレプシー ──────────────── 加藤隆士 241
　　　4 先天代謝異常 ───────────────── 加藤隆士 242
　　　　4-1 アミノ酸代謝異常 ────────────────── 242

4-2 糖質代謝異常 243

4-3 ライソゾーム病 243

4-4 ペルオキシソーム病 244

4-5 金属代謝異常 244

4-6 先天性ポルフィリン症 244

5 全身疾患 245

5-1 ベーチェット病 .... 加藤隆士 245

5-2 サルコイドーシス 245

5-3 呼吸器疾患に伴う神経障害 246

5-4 肝疾患に伴う神経障害 246

5-5 内分泌疾患に伴う神経障害 .... 加藤隆士・川上徳昭 246

5-6 腎疾患に伴う神経障害 .... 加藤隆士 247

　　[コラム　「尿」が付く病名とウロスコピスト ...... 川上徳昭 248]

5-7 膠原病に伴う神経障害 .... 加藤隆士 248

5-8 ビタミン欠乏に伴う神経障害 248

5-9 傍腫瘍性神経症候群 249

11 機能的脳神経外科疾患 .... 川上徳昭 250

1 不随意運動がみられる疾患 250

1-1 パーキンソン病における不随意運動 250

1-2 ジストニア 251

1-3 本態性振戦 252

1-4 トゥレット症候群 252

2 てんかん 252

3 慢性疼痛 253

4 神経血管圧迫症候群 253

5 脳卒中後遺症 254

12 頭部外傷 .... 庄野直之 255

1 頭蓋骨骨折 256

2 急性硬膜外血腫 258

3 急性硬膜下血腫 260

4 外傷性くも膜下出血 262

5 脳挫傷 263

6 びまん性軸索損傷 265

7 慢性硬膜下血腫 266

13 小児脳神経外科疾患 .... 岡野　淳 270

1 発生異常 270

1-1 神経管閉鎖不全 270

1-2 脊髄脂肪腫 273

1-3 くも膜嚢胞 274

1-4 頭蓋縫合早期癒合症 276

2 小児の脳血管疾患 278

2-1 小児のもやもや病 278

3 小児脳腫瘍 ———————————————————————————————— 280
4 小児期水頭症 ————————————————————————————— 280
5 小児の頭部外傷 ————————————————————————————— 282

索引 ————————————————————————————————————— 285

序章 なぜ脳・神経疾患について学ぶのか

なぜ脳・神経疾患について学ぶのか

1 ｜ 医師の立場から

　脳・神経外科臨床に携わっていると，患者からよく「脳が一番大事だ」という言葉を聞く．間違っているとは決して思わないが，果たして本当に「脳が一番」なのだろうか．

　その臓器が機能しなくなった場合，生命が維持できなくなるような病態に陥ってしまう臓器を重要臓器という．脳がすべて壊れてしまった場合，とくに脳幹が機能しなくなると心肺停止状態になる．すなわち，生命が維持できなくなる．一方で脳が元気でも，心臓，肺，肝臓，腎臓いずれかが機能しなくなれば，やはり生命は維持できない．しかし現在の医学では，人工呼吸器，臓器移植，血液透析で生命を維持することが可能である．とくに1950年代から急速に発達した人工呼吸器によって，脳幹部まで脳全体が壊れて（＝脳死）心肺停止になっても，生命が維持できるようになっている．つまり，脳が機能しなくなっても生きていくことは可能なのである．それならば心臓が一番だろうか．いや，心臓が動かなくなっても大動脈内バルーンパンピングで代わりに全身に血液を送ることはできる．

　では，何をもって「脳が一番」といわれるのだろう．理由は2つ考えられる．1つは，心臓，肺，肝臓，腎臓は臓器移植が可能であるが，脳は不可能で（脊髄も同様に不可能である），「どうやっても代替できない」ということである．もう1つは，脳（脊髄まで含めて）に障害が生じると，身体の機能障害が生じ，日常生活に多大な影響を及ぼすということである．意識がはっきりしない，眼が見えない，耳が聞こえない，身体が動かない，しゃべれない，記憶がダメになる，状況に応じた行動ができなくなる，身体がふるえる，尿が出ないなど，毎日何気なく当り前のように行っていることができなくなってしまう．疾患によっては，精神的な問題や，無月経などの内分泌機能の問題も生じうる．代替不可能であるから，多くは後遺障害が永遠に残り，患者はつらい症状に悩まされ続けなければならない．

　さて，今日眠る前にぜひ，一日の出来事を思い出してみてほしい．いろいろな出来事に対して適切に判断して行動し，無事に一日を終えただろうか．自分にとっては当り前のように過ごした一日でも，様々な状況判断，行動のすべてに脳が指令を出していたのである．脳も働きっぱなしで疲れたことだろう．明日もまたフル稼働するために，休息をとらなくてはならない．脳の休息のために，我々は眠るのである．このように，生命維持だけでなく，人間らしい当り前の判断，行動をコントロールしている臓器という意味で「脳が一番大事」と認められているのだと思われる．

　そして，とくに脳は，他の臓器からの影響も大いに受ける．たとえば，心房細動でできた血栓が脳動脈に詰まる（脳塞栓症），重篤な不整脈で脳血流が不十分になる（意識消失，めまいなど），呼吸不全からの低酸素血症（低酸素脳症），肝不全での肝性脳症，膠原病での血管炎など，挙げればきりがない．疾患の治療のための薬剤も，脳・神経系に影響を与える．抗がん薬，血糖降下薬での低血糖が有名である．つまり，脳神経外科，神経内科領域以外の疾患からも，脳・神経疾患が生じることがあるわけで，医療従事者として仕事をする以上，脳・神経系の病態とその治療法に関して，どうしても最低限の知識が要求される．

　将来どのような場で働くことになろうと，プロフェッショナルとして患者を守る立場になるわけであるから，全身に大きな影響を及ぼす「脳」はもちろん，「脊髄」や「末梢神経」まで含めた脳・神経疾患に関して，最低限の事柄は理解しておく必要がある．そして看護師自身の脳が十分に機能しなければ，患者の状態を正確に把握することも，適切に行動することもできない．医療職に就くにあたって，身体のこと，病気のことを当然知っておく必要があり，医療行為を担ううえでの最低限のエチケットといえる．看護師として仕事を始めたその瞬間から，患者からは何でも知っているプロフェッショナルとみられるのだから，卒業したばかりだからとか，今日が初めての脳神経外科勤務だからとか，言い訳にはならないのである．しかも一度壊れてしまえば二度と元には戻らない，どこにも代替品のない非常に重要な臓器とその疾患に関しては，瞬時の判断が要求されることが多く，ゆっくり本で調べてからケアをする，というわけには当然いかない．だからこそ，脳・神経疾患に関して自身でしっかりと学ばなくてはならず，そして学び続けなければならないのである．

（川上徳昭）

2 ｜ 看護師の立場から

　看護師を目指す学生が，なぜ脳・神経疾患について，それもかなり詳しい病態や治療についても学ぶ必要があるのだろうか．

　脳・神経疾患には様々なものがあるが，そのなかでも脳血管疾患や神経難病は代表的である．これらの疾患は，患者の入院日数が他の疾患と比べると長く，また日常生活の援助や介護を長期的に必要とする原因でもある．そのため，看護師はこれらの疾患のことを知っておく必要がある．

　看護師がベッドサイドで看護技術や看護行為を行うとき，その1つ1つには根拠が求められる．「患者にはこういうケアを提供したい」という看護師の思いだけでは大変危険で，患者に危害を加えてしまう可能性がある．とくに，

　脳・神経疾患のある患者を受けもつ場合，脳・神経が人の生活のあらゆる側面をコントロールしていることを認識することが大切である．

　たとえば，飲水や食事を介助するとき，食事をしっかりと摂って栄養を付けてもらいたいと思っていても，患者の嚥下障害と誤嚥のリスクの程度，またその原因となっている疾患と治療の状況について詳しい知識をもっていないと，適切な介助ができない．あるいは，リハビリテーションに励む患者が自立し回復していくのを支援するには，日常生活動作に関連の深い運動障害や，触覚・痛覚・温冷覚・位置覚などの感覚障害についての正しい知識をもち合わせていることが求められる．種々の障害がなぜ起こるのか，そのメカニズムを知って観察し，正常か異常か，生命の危機につながるのかをアセスメントできることが，看護として重要である．患者の状態が現在どうなっているのか，今後どうなっていく可能性が高いのか，予測性をもって看護できることが求められる．

　また，人と人とがかかわる社会生活においては，認知機能や判断力，言語機能や感情が果たす役割は大きい．これらの機能を司る脳の部位に障害が生じると，人の社会生活が大きく変化してしまうことがある．これらの機能障害のメカニズムと注意点を正しく理解することで，患者にとってより効果的にかかわることができる．

　疾患の診断法・検査法・治療法は，長年の基礎医学，臨床医学など医学研究の発展のなかで，より望ましい方法が確立されてきた．一方，臨床医学と看護の実践においては，これらの知識に基づきながらも，個々に異なる「目の前のこの人」の独自の側面を考える必要がある．たとえば，同じ「脳梗塞」の患者で，同じような場所に梗塞が生じているとしても，梗塞部位や範囲は患者によって少しずつ異なる．また，梗塞が脳血流に及ぼす影響も少しずつ異なるため，現れる症状・徴候も様々に異なってくる．さらに，患者の元々のライフスタイル，好みや価値観，性格，リハビリテーションの状況や看護のかかわり方によっても，回復状況が異なってくることを忘れてはならない．

　病態と治療という基本となる「一般的知識」をしっかり勉強すること，それに基づいて安全で効果的で，そして患者の個別性を考慮した「看護」や「かかわり方」を創意工夫することに努めてほしい．そうした努力をして初めて，患者の生命の安全と機能回復，社会復帰を支えていくことにつながる看護ができるものと考える．

（綿貫成明）

第Ⅰ章 脳・神経の構造・機能と障害・症状

1 神経細胞と神経伝達

1 ニューロン（神経細胞）

神経細胞の構造と機能単位（図Ⅰ-1-1）

　神経細胞は，細胞体と，細胞体から出る**胞体突起**からできている．胞体突起の長さ，太さは様々であるが，とくに長い胞体突起を神経線維（または**軸索**）という．胞体突起は2種類あり，興奮を細胞外に向かって伝える**樹状突起**，興奮を細胞体から遠くに伝える**神経突起**に分けられる．

　ニューロン＝神経細胞であり，細胞体と胞体突起を合わせたものである．しかし，臨床的には細胞核を含む細胞体を神経細胞とよぶことが多くある．本書でも細胞体に限った内容に関しては，「ニューロン」ではなく「神経細胞」と記載することとする．

　ニューロンは神経系の構造・機能単位で，神経系はニューロンの広汎な連

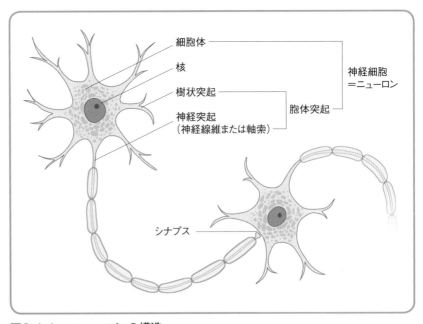

図Ⅰ-1-1　ニューロンの構造

表I-1-1　ニューロンの分類

分類	特徴，働き
感覚ニューロン	興奮を末梢から中枢に伝えるニューロン
運動ニューロン	興奮を中枢から末梢に伝えるニューロン
介在ニューロン	感覚ニューロンと運動ニューロンを連絡し，前者から後者に向かって興奮を伝えるニューロンで，中枢神経系にある

鎖からできており，2つのニューロンが接して連絡する部分を**シナプス**とよぶ.

　ニューロンは機能的に興奮を伝える方向によって，3つに分類される（**表 I-1-1**）.

> **コラム**　**ニューロンのイメージ**
>
> 　ニューロンは，ちょうど「豆もやし」のような恰好をしており，豆の部分が「神経細胞の細胞体」で，下に伸びたもやしの白い部分が「神経細胞の神経線維（軸索）」にあたる. 脳・脊髄の構造において，灰白質＝細胞体（発電所の役割），白質＝神経線維（送電線の役割）であり，灰白質は神経細胞の塊と考えてよい（灰白質，白質の詳細は p.9 参照）.

神経線維と神経

1) 神経線維

　前述のとおり，神経線維（軸索）とは，ニューロンの胞体突起のうちとくに長いものをいう. 中枢神経系の白質（p.9 参照）および末梢神経をつくる.
　神経線維は，興奮の伝導方向によって，**求心性線維**と**遠心性線維**に分けられる. 求心性線維は，興奮を末梢から中枢に向かって伝える感覚（知覚）線維とよばれる. 遠心性線維は，中枢から末梢に向かって興奮を伝えるもので，筋の運動を司る**運動線維**と，腺に分布して分泌を支配する**分泌線維**とがある.

2) 神経

　神経とは，神経線維の束であり，一般に求心性線維と遠心性線維とが混在してできている. 神経の幹と枝の間には，他の神経との連絡がみられ，このような神経の連絡を**吻合**という. 多くの神経の幹と枝に吻合があると，全体として草がたくさん生えているような形状を呈し，**神経叢**＊とよばれる.
　また，神経はその走行中に神経細胞の集まりを含むことがある. このような神経細胞の集団を**神経節**という.

＊神経叢
叢（くさむら）のように神経の束がいったん集合し，そこから行き先ごとに再編される場所.

2 中枢神経系

　神経系は，中枢神経系と末梢神経系に大別される．このうち中枢神経系は，脳と脊髄からなる（**図Ⅰ-2-1**）．

1 脳

　脳は，大脳，小脳，脳幹に大別できる．間脳という区分もあり，視床と視床下部が該当するが，視床，視床下部は脳幹に含められることもある．それぞれの発生は解剖学成書に譲る．

A 大脳（図Ⅰ-2-2）

　大脳は，左右の大脳半球からなる．ヒトでは大脳半球は極めて著しく発達

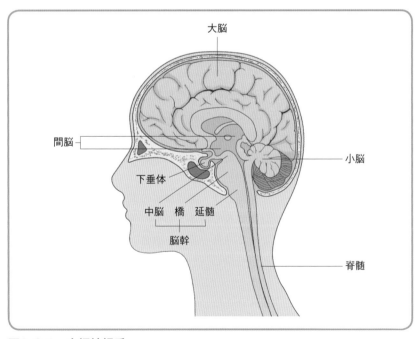

図Ⅰ-2-1　中枢神経系

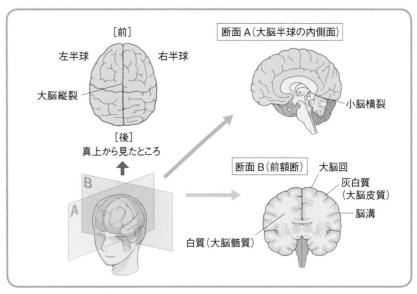

図Ⅰ-2-2 **大脳の構造**

しており，間脳，中脳（いずれも後述）を覆い，小脳テント（後述）より下
の後頭蓋窩を除く，頭蓋腔のほとんどを満たしている．大脳半球の表層は灰
白質でできており大脳皮質とよばれ，深部は白質で大脳髄質とよばれる🖋．

灰白質と白質

ホルマリン固定した脳組織切片の外観が，脳表面で灰色に，脳深部で白色にみえることから，それぞれ灰白質，白質とよばれる．

大脳半球の外観

左右の大脳半球は，正中部の深い**大脳縦裂**によって隔てられ，それぞれ半
球状をしている．小脳との間は深い**小脳横裂**（**大脳小脳裂**）があり，小脳横
裂は前方に伸びて，大脳半球と間脳の間に達し，大脳横裂になる．

大脳半球の表面は，上外側面，内側面，下面に分けられる．上外側面は凸
に飛び出した球面，内側面はほぼ平面，下面は凹凸を呈する．脳表には多く
の溝があり，これを**脳溝**とよぶ．脳溝の間の脳表は膨隆しており，**大脳回**と
よばれる．大脳半球は次の主な脳溝によって4つの**大脳葉**に分けられる（**図
Ⅰ-2-3**）．

1）主な脳溝

①中心溝（ローランド溝）

大脳半球上縁のほぼ中点から前下方に向かって斜めに上外側面を走る溝
で，前頭葉と頭頂葉を分ける．

中心溝は，大脳皮質において非常に重要な指標・基準となる🖋．

②外側溝（シルビウス裂）

大脳半球上外側面の前下方から後上方に向かう深い溝で，前頭葉と側頭
葉，側頭葉と頭頂葉を分ける．

外側溝はシルビウス裂とよばれることが多く，中心溝と同様に脳神経外科

メモ

中心溝は，脳神経外科手術の際の目印としても非常に重要であり，必ず知っておくべき構造物である．

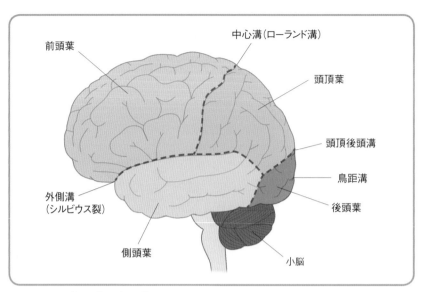

図Ⅰ-2-3　**大脳溝と大脳葉**

では非常に重要である.

③頭頂後頭溝

　大脳半球内側面で大脳後端（後頭極）の数cm前方にあり，前下方に走り，頭頂葉と後頭葉を分ける.

④鳥距溝

　大脳半球内側面で後頭極付近から前方に向かってほぼ水平に走る深い溝である. 後述の視覚中枢で重要な脳溝である.

2）4つの大脳葉

①前頭葉

　大脳前端（前頭極）から中心溝までの部分で，脳葉のうち最大である.

　中心溝のすぐ前（中心前回）には**一次運動野**があり，顔面，四肢の随意筋を動かす運動系の最上位中枢である. **優位半球**（p.16，もう少しくわしく「優位半球」参照）では，外側溝に接して**運動性言語野**（ブローカ［Broca］野，p.16 参照）があり，この部位の障害では，言いたいことがわかっていても言葉にできない**運動性失語**が生じる. また，大脳の大半を占める前頭葉は，ヒトではとくによく発達しており，人間らしさに非常に重要である.

②側頭葉

　外側溝の下方にある部分である.

　優位半球には**感覚性言語野**（ウェルニッケ［Wernicke］野，p.16 参照）があり，聞いた言葉，音を理解する部分である. 聴覚の中枢，視覚の伝導路も存在し，内側面には記憶・記銘に非常に重要な**海馬**がある. 側頭葉の障害では，これらの機能が損なわれる.

メモ

とくに，くも膜下出血の手術の際には，シルビウス裂の間のくも膜を切開して，大脳下面にある脳動脈瘤にアプローチすることが多い.

メモ

大脳における各葉の占める割合は，おおよそ前頭葉40%，頭頂葉22%，側頭葉20%，後頭葉17%である.

コラム **前頭葉の成熟は，大人の人間の証？**

たとえば，授業中にトイレに行きたくなっても，おなかが空いても，少しの間であれば我慢できる．しかし，小さな子どもの場合はどうだろうか？ そのときの状況などお構いなしに駄々をこねるだろう．結婚式や葬儀など改まった場での立ち居振る舞いも，大人ならば経験則からそれなりに対応できるが，子どもはまだ前頭葉が十分に発達していないために，大人と同じような状況判断が困難となる．また，赤ん坊は食べられないものでも何でも口にしてしまう．成長につれて，あるいは大人に教えられることで学習していき，知らず知らずのうちに立派な振る舞いができるようになるのである．

ところが，ヒト以外の動物ではそうはいかない．動物園のゴリラが，大勢の観客の前で粗相をしてしまったり，野良犬が白昼堂々と交尾していたり，これらは前頭葉の機能がヒトのように発達していないがゆえのことである．

認知症では，前頭葉機能の低下がみられる．見境もなく大声を出す，とくに誘因もなく急に怒ったり泣いたりする，不潔行為がみられるなどは前頭葉の機能低下による症状である．

③頭頂葉

中心溝の後方で，外側溝の上方の部分である．

中心溝のすぐ後方（中心後回）には**一次体性感覚野**があり，体の全知覚を統合する．その後方には角回があり，優位半球であれば計算や左右の認識，体の部分の認識を行う．着衣に関しても重要な機能をもっており，障害されると失計算，左右失認，手指失認，着衣失行（p.82 参照）が生じる．また，頭頂葉の萎縮はアルツハイマー（Alzheimer）型認知症で画像上認められる重要な所見である．

④後頭葉

大脳半球後端の部分で，内側面では頭頂後頭溝で頭頂葉と明確に境界されるが，外側面では明確な境界なく頭頂葉に移行する．

後頭葉には視覚野がある．眼で見たものを感じ，そして統合して理解する．後頭葉の機能障害では，視野欠損や視覚失認が生じる．

┃大脳皮質の構造・機能

系統発生学的に新しく発達した**新皮質**と，古い**古皮質**に分けられる．ヒトでは新皮質が極めて著しく発達しており，大脳皮質の約90%を占める．**灰白質**でできており，大脳重量の約40%を占め，大脳回，大脳溝の表層を覆う．

神経細胞と神経線維で6層構造になっているが，皮質の厚さは一様ではなく，脳の部位によって差がある．中心前回（一次運動野）ではとくに厚く4〜4.5 mm，後頭葉内側面では最も薄く1.5〜2.5 mm である．一般に大脳回の頂部で厚く，脳溝の深部では薄い．このような大脳皮質神経細胞の配列・構築（細胞構築）に基づいて，ブロードマン（Brodmann）は大脳皮質を52の領域（野）に分け，各野に1〜52の番号を付けて，大脳皮質の細胞構築地図

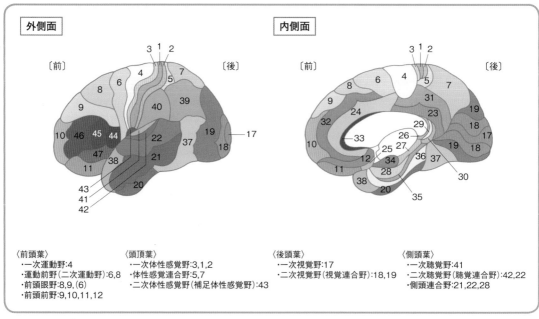

外側面　内側面

〔前〕〔後〕　〔前〕〔後〕

〈前頭葉〉
・一次運動野:4
・運動前野(二次運動野):6,8
・前頭眼野:8,9,(6)
・前頭前野:9,10,11,12

〈頭頂葉〉
・一次体性感覚野:3,1,2
・体性感覚連合野:5,7
・二次体性感覚野(補足体性感覚野):43

〈後頭葉〉
・一次視覚野:17
・二次視覚野(視覚連合野):18,19

〈側頭葉〉
・一次聴覚野:41
・二次聴覚野(聴覚連合野):42,22
・側頭連合野:21,22,28

図I-2-4　ブロードマンの細胞構築地図

大脳皮質の区分
ブロードマンによる分類のほかにも，線維構築，神経膠構築，血管構築，化学的構成などによって大脳皮質の区分がなされる．

(図I-2-4)をつくった．これが大脳皮質の区分として広く用いられている．

コラム　**頭がよい人の脳はしわしわ？**

　脳の重量は，体重のおよそ2%，成人でおよそ1,500g（1,200〜1,700g）である．体重200kgを超える力士でもおおむねこの程度であり，4kgあるわけではない（体重に比例して脳の重量が重くなるわけではなく，あくまで標準体重［身長から算出する，その身長での標準的な体重］で換算した値であるため）．両側大脳半球の皮質の表面積は，約2,200cm^{2}で，新聞紙1ページとほぼ等しい．その1/3が脳回に，2/3が脳溝にあたる．つまり，しわ（脳溝）によって脳の表面積が大きくなっており，これをもって「脳のしわが増えると頭がよくなる」などとささやかれているのだろう．もちろんどんなに成績優秀な人でも，そうでない人でも，脳溝の数，脳の重量に差はほとんどない．

1）前頭葉大脳皮質

①運動野（一次運動野）

　運動野（一次運動野）は，運動の最高中枢で，随意運動を起こす遠心性信号（インパルス）の始発領域である．ブロードマンの4野にあたり，中心溝のすぐ前方の前頭葉後端に位置し，**中心前回**とよばれ，インパルスが発生した大脳半球とは反対側の随意運動を起こす中枢である（左側半球の運動野のインパルスで，体の右側が動く）．運動野で重要なことは，支配域に対する体

部位的局在が認められることであり，機能的に重要な運動を行う部位（手指：とくに拇指，顔面：とくに口唇と舌，咽頭）を支配する中枢は，広い面積を占める．

②運動前野（二次運動野）

中心前回（一次運動野）の前方にある，ブロードマン6野，8野にあたる．運動前野は，運動野を介してほとんどは間接的に随意筋を支配し，学習や経験による複雑な組織化された運動の遂行を支配する．

字を書いたり，紐を結んだりといった複雑な運動を，運動前野が担当している．運動野は筋肉をただ動かすだけで，一方，運動前野は筋肉の動きをより正確に，より統制のとれた動きにするように働く，と考えてよいだろう．したがって，運動前野の障害では運動障害はないが（麻痺なく筋肉は動かせる），行う運動動作の意味がわからなくなってしまったり，経験によって習得した運動もできなくなる．たとえば，ペンを持ってもどうやって使ったらよいかわからなかったり，正しく使えなかったりする．このような行為不能を**失行**，とくに**運動失行**とよぶ．

③前頭眼野

中心前回の顔面を支配する皮質野の前方にあり，ブロードマンの8野，9野と6野の一部にあたる．視覚中枢のある後頭葉からの線維を受けて，眼球・眼瞼の運動，なかでも共同運動に関連するといわれる．

前頭眼野の障害で，偏視，まばたきの麻痺が生じる．

＜運動野の障害のアセスメントのポイント＞

- 一側の運動野の障害で，反対側の上下肢に運動麻痺が生じる．しかし，両側の大脳皮質で支配される体幹，前頭筋（おでこの筋肉）には麻痺は生じず，生じても軽微である．
- 一次運動野の損傷は，二次運動野の障害に比して，重度の麻痺を生じる．二次運動野のみの障害では，麻痺の程度はさほどではないものの，運動を細かく巧妙にすることができない．
- 一次運動野の一部が刺激されると，その皮質部位が支配する体の部位の随意筋にけいれんが生じる．

2）頭頂葉大脳皮質（体性感覚野）

体性感覚は，体の各部位から末梢神経，脊髄，そして視床を経由して，体性感覚野に達する．体性感覚野は体性感覚の最高中枢である．**一次体性感覚野，体性感覚連合野，二次体性感覚野（補足体性感覚野）**に分けられる．

運動野と考え方は同じである．体性感覚とは，皮膚の感覚（温覚，冷覚，痛覚，触覚・圧覚）と，皮膚と内臓の間の組織である関節，筋と腱への機械的刺激によって生じる感覚（深部感覚）をいう．皮膚の感覚はイメージしやすいだろう．一方，深部感覚は，体の各部位の位置，運動の状態，体に加わる抵抗，重力を感知する感覚をいう．深部感覚の基礎として存在するのが，

関節，筋，腱の動きの感覚である．**位置覚，振動覚，運動覚，重力覚**が深部感覚に含まれる．

①一次体性感覚野

中心溝のすぐ後ろの脳回（中心後回）にあり，ブロードマンの3野，1野，2野にあたる．前部にあたる1野は主に皮膚の感覚，後部にあたる2野は深部感覚に関連する．繊細な感覚をもつ部位（拇指，示指，口唇）は感覚野の広い面積に投射される．

②体性感覚連合野

一次体性感覚野の後方にあり，ブロードマンの5野，7野にあたる．一次体性感覚野からの入力と視床との線維連絡で感覚情報が統合されて，体験や記憶によって感覚の意義が理解される．たとえば，目を閉じて物体を触って，その特徴から何の物体かが理解できるのは，体性感覚連合野の働きによる．

体性感覚連合野の障害により，感覚としてはわかるが，感覚情報の意義が理解できなくなる．たとえば，鉛筆を持ってその鉛筆が冷たいのか，硬いのか，細いのか，重いのかが理解できない．このように物体の認識ができない状態を**失認**という．

③二次体性感覚野（補足体性感覚野）

中心後回の外下方で，外側溝内にある小さな皮質で，ブロードマンの43野にあたる．味覚および両側手足の微細な感覚に関連するといわれる．

3）後頭葉大脳皮質（視覚野）

一次視覚野と二次視覚野（視覚連合野）からなる．

①一次視覚野

視覚中枢で，後頭葉内側面の鳥距溝上下にあり，ブロードマンの17野にあたる．視床外側膝状体からの線維が視放線を形成して視覚野に達する．視覚野の皮質は他の脳皮質に比して薄い（約1.5 mm）．網膜の上半分は鳥距溝の上方に，網膜の下半分は鳥距溝の下方に復元される．一側の視覚野には，同側の網膜耳側半分と，反対側の網膜鼻側半分からの入力が復元される（**図I-2-5**）．視覚の最も鋭い黄斑部からの情報は，視覚野の後方1/3を占める広い範囲に復元される．

視神経交差（視交叉）によって，ヒトは立体視*が可能となる．視交叉がないと左眼の情報がすべて右大脳半球，右眼の情報が左大脳半球のみに投射されることになるため，立体視が不可能である．視野欠損については p.68 参照．

②二次視覚野（視覚連合野）

一次視覚野の周囲で，内側面から外側面にわたる領域で，ブロードマンの18野，19野にあたる．主に一次視覚野からの線維を受け，一次視覚野で感じた（つまり眼で見た）ものを，とくにその動き，色などの意義を解析し，過去の経験・記憶によって認識・理解する．

＊立体視
物体を左右の眼で見ることにより，立体的な遠近感を得ること．とくに樹上で生活する霊長類以上で発達しており，視神経が左右で交叉し，神経線維の半分だけが視交叉で対側に交叉することによって，立体視機能が獲得された．

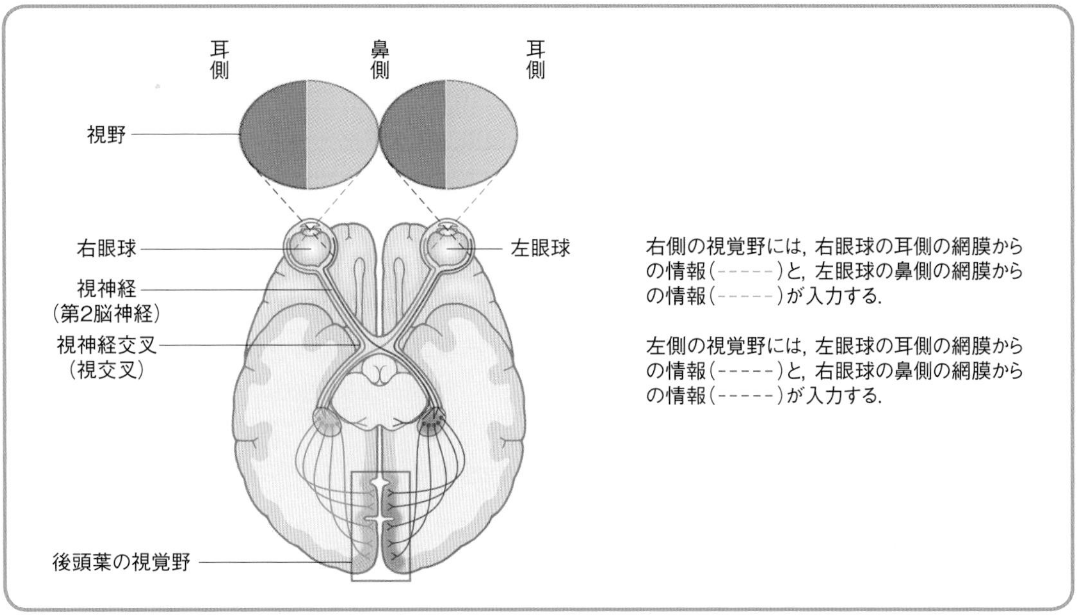
耳側
鼻側
耳側
視野
右眼球
左眼球
視神経
(第2脳神経)
視神経交叉
(視交叉)
後頭葉の視覚野
右側の視覚野には，右眼球の耳側の網膜からの情報(-----)と，左眼球の鼻側の網膜からの情報(-----)が入力する．
左側の視覚野には，左眼球の耳側の網膜からの情報(-----)と，右眼球の鼻側の網膜からの情報(-----)が入力する．

図Ⅰ-2-5　**視覚の入力**

二次視覚野の障害により，見たものの意義が理解できなくなる．たとえば，車がこちらに猛スピードで向かってきても，その状況を理解できない．このように見るものの意義が理解できないことを**視覚失認**とよぶ．

4）側頭葉大脳皮質（聴覚野）

一次聴覚野と**二次聴覚野**（**聴覚連合野**）からなる．

①一次聴覚野

聴覚の中枢で，側頭葉上側頭回上面にあり，ブロードマンの41野にあたる．横側頭回（ヘッシェル［Heschl］の横回）ともよばれる．

一側の一次聴覚野の障害では，反対側の聴力障害が生じるが，聴覚が完全に消失することはない．これは一側の聴覚路からの感覚入力が，両側の一次聴覚野に達するためである．

②二次聴覚野（聴覚連合野）

一次聴覚野の周囲にあり，ブロードマンの42野，22野にあたる．一次聴覚野に伝わった音の意味が，二次聴覚野で理解される

二次聴覚野の障害が生じると，聞く音の意味が理解できなくなる．これを**聴覚失認**という．

5）連合野

種々の中枢野に接して存在する大脳皮質をいい，一般に中枢野の働きを統合してそれらの意味・意義を理解し，さらに高次の精神心理作用にも関与する領域といえる．とくにヒトの大脳皮質は極めて広い**連合野**を有しており，

活発な精神活動を営むことができるといえる.

　この連合野は，とくに**前頭葉**で著しく発達しており，その前部にある**前頭前野**（ブロードマンの9野，10野，11野，12野にあたる）は，すべての大脳葉の皮質，大脳基底核，視床，視床下部，小脳，脳幹との間に広汎な線維連絡をもち，意思・思考・創造といった高次精神活動との関連があり，人間それぞれの個性の座ともいわれる．前頭前野の障害が生じると，人格・感情の変化や欠陥，知性・創造性の減退や消失など，様々な精神症状を呈する.

　側頭葉の連合野（ブロードマンの21野，22野，28野）は記憶と判断力に関係しており，アルツハイマー型認知症で障害される部位の1つである.

6）その他の感覚性中枢野

①味覚野

　中心後回の下部，舌の体性感覚野付近にある（ブロードマンの43野）.

②嗅覚野

　側頭葉海馬傍回付近にあるといわれる.

7）言語野

　言語は，最も重要な意思疎通の手段であり，その中枢を**言語野**といい，運動性言語野（前頭葉）と感覚性言語野（側頭葉）がある（p.10参照）．非常に重要な部位であるため，以下，改めて解説する.

①運動性言語野（前頭葉）

　ブローカ野ともいう．前頭葉の下前頭回後部にあり，ブロードマンの44野，45野にあたる．言語の発声に必要な，口（口輪筋など表情筋と舌），咽頭，喉頭の筋群の活動を統合調節する中枢で，インパルスを運動野に送って発声運動を行う.

　運動性言語野の障害が生じると，意味のある言語音の発声ができない．これを**運動性失語（ブローカ失語）**という.

②感覚性言語野（側頭葉）

　ウェルニッケ野ともいう．側頭葉上側頭回の後上部にあり，ブロードマンの39野，40野にあたる．一次聴覚野で聞いた言語音を言語として理解する皮質領域である.

　感覚性言語野の障害が生じると，聞いた言語音の意味が理解できなくな

もう少しくわしく
優位半球

　右利きの人では，左大脳半球に運動性言語野がある．左利きの人では，従来は左右半々といわれていたが，最近では大多数は左側にあるといわれる．このように，中枢としての機能が一側大脳半球にある場合に，機能をもつ側の大脳半球を**優位半球**という．したがって，運動性失語，感覚性失語ともに，優位半球にある言語中枢の障害によって生じる.

る．まったく知らない外国語を聞くような感じであり，同時に自己の発する言語音を聞きながら，発声を調節することもできなくなるため，他者が理解できるように言語を発することもできなくなる．感覚性言語野の障害によって生じる失語を，**感覚性失語（ウェルニッケ失語）**という．感覚性失語のうち，乳児のような発語になり，意味，音声ともにとくに他者が理解しにくいものを**ジャルゴン（jargon）失語**という．

嗅脳系と大脳辺縁系（図Ⅰ-2-6）

前述のように，ヒトの大脳皮質の約90%は新皮質が占めている．古皮質は，大脳半球の下面と，内側面の下部に押しやられたように存在する．古皮質は**嗅脳系**と**大脳辺縁系**とに分けられる．組織学的に，新皮質は原則として6層構造を呈するのに対し，古皮質は比較的単純な構造で，2～3層の細胞構造を呈する部位が多い．

1）嗅脳系

すべての脊椎動物に存在し，嗅覚に関する部位である．ヒトでは発達がわるい．前頭葉下面にあり，**嗅球，嗅索，嗅三角，前有孔質，終板傍回**などからなる．嗅覚情報は，嗅神経-嗅球-嗅索を経て，主に外側嗅条によって，前有孔質の外側縁と海馬傍回の鉤前端部に伝えられ，これらと付近の領域が嗅覚の一次中枢と考えられている．一次嗅覚野に接する海馬傍回前部は嗅内野といわれ，嗅覚連合野とされる．

鉤の損傷により，嗅覚に関する幻覚を生じることがある．鉤発作といい，

メモ

ヒト以外の脊椎動物では，古皮質が大脳の大部分を占めており，動物の種類によって新皮質の発達とともに古皮質は次第に小さくなる．

メモ

ヒトでは，嗅覚は退化的で，これは二足歩行に関連するといわれる．一般に動物での嗅覚は，摂食行動や性行動などといった個体・種族の維持保存に必要な，極めて重要な感覚であり，その中枢である嗅脳系は著しく発達している．

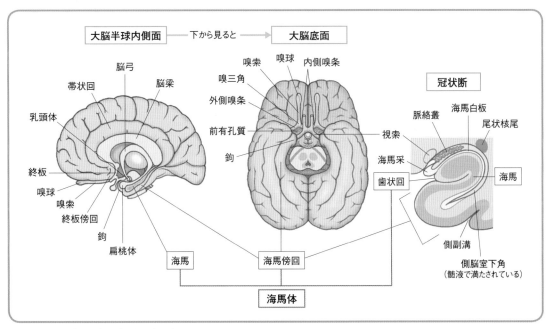

図Ⅰ-2-6　嗅脳系と大脳辺縁系

とくに側頭葉てんかん発作の前駆症状として生じる.

2）大脳辺縁系

　大脳半球内側面で，間脳，脳梁（のうりょう）を囲むような位置を占める部分を辺縁系とよぶ．辺縁系は，全体に馬蹄形（ばていけい）を呈し，帯状回，海馬傍回などからなる．前端は嗅脳系に連なり，嗅覚との関係が考えられたが，現在では海馬体，扁桃体（へん とうたい）などと関連し，嗅覚とは異なる機能をもつと考えられており，すべてをまとめて大脳辺縁系とよぶ．

メモ

運動性言語野（ブローカ野）の由来となったフランスの医師・ブローカが，この部位を辺縁系と称した．

　本能・情動による行動を支配する中枢と考えられており，個体・種族の生存維持の基盤となる生命活動（摂食，飲水，生殖などの本能行動）や，快・不快，おそれ，怒りなどの情動により駆り立てられる反応・行動を支配する．このような本能行動・情動行動は，視床下部とそれに支配される自律神経系を介して具体的に発現される．

大脳髄質の構造・機能

　大脳半球内部は白質で，主に有髄線維＊からなり，大脳髄質といわれる．髄質は人間でよく発達しており，その線維は連合線維，交連線維，投射線維に大別される（図I-2-7）.

＊有髄線維

神経線維（軸索）のうち，髄鞘に囲まれているものを指す（p.6, 図I-1-1参照）. 髄鞘に囲まれていない神経線維は無髄線維という.

1）連合線維

　同側大脳半球の皮質各部を連絡する線維で前後に走る．

2）交連線維

　左右両側の大脳半球を連絡する線維である．交連線維は左右に走り，前後に走る連合線維に直交する．

①脳梁

　大脳縦裂底部にある最大の交連線維であり，新皮質の発達とともに大きくなり，ヒトでは最も著しい発達を示す．

②前交連

　第三脳室前壁をつくる，終板の後ろに接して存在する．前部は小さく，左右の嗅脳系を結び，後部は大きく，両側側頭葉を連絡する．

③後交連

　第三脳室が後方で中脳水道に連なる部のすぐ上方にある．連絡する部は明らかではないが，パーキンソン（Parkinson）病の定位脳手術の際にMRI画像上の目印として非常に重要な構造物である．

④脳弓交連

　左右の脳弓（のうきゅう）を結ぶ．脳弓は海馬体から起こり，乳頭体にいたる線維束である．したがって，脳弓交連は，左右の海馬体を結ぶ．

3）投射線維

　大脳皮質と大脳基底核，脳幹，小脳，脊髄を連絡する．大脳皮質に向かう上行性線維と，逆に皮質から起こり，大脳基底核，脳幹，小脳，脊椎に向かう下行性線維とがある．なかでも内包（ないほう）がとくに重要である．

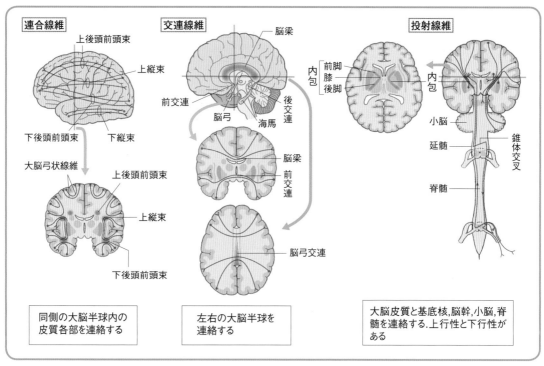

連合線維

上後頭前頭束

上縦束

下後頭前頭束　　　　下縦束

大脳弓状線維

上後頭前頭束

上縦束

下後頭前頭束

| 同側の大脳半球内の皮質各部を連絡する |

交連線維

脳梁

前交連

脳弓　　海馬

後交連

脳梁

前交連

脳弓交連

| 左右の大脳半球を連絡する |

投射線維

内包〔前脚　膝　後脚〕

内包

小脳

延髄　　　錐体交叉

脊髄

| 大脳皮質と基底核,脳幹,小脳,脊髄を連絡する.上行性と下行性がある |

図I-2-7　大脳髄質の線維連絡

　内包は，大脳半球軸断像で，外に開いた「く」の字型をしている．前脚，膝，後脚に分けられる．それぞれを通る投射線維は重要なものが多い．

①内包前脚

　前視床路（前頭葉と視床を結ぶ線維），前頭橋路（前頭葉と橋核を結ぶ線維）がある．

②内包膝

　皮質核路（大脳皮質運動野から，脳幹にある脳神経核にいたる線維）がある．

③内包後脚

　皮質脊髄路（大脳皮質から脊髄前核の運動ニューロンにいたる線維），視床皮質路（視床から体性感覚野に上行する線維），視放線（視床外側膝状体から後頭葉視覚野にいたる線維），聴放線（視床内側膝状体から側頭葉聴覚野にいたる線維）などがある．

　下行投射線維は，内包の膝から後脚にわたって通過する．大脳皮質運動野は，反対側支配でかつ体部位的局在を示すことは先述したが，内包でも膝から後脚に向かって局在性配列が認められる．頭頸部に対する皮質核路は内包の膝を通り，上肢と体幹上半は後脚の前部，下肢と体幹下半に対する皮質脊髄路は後脚の後部を通る．

内包に接する大脳核に分布する動脈には，梗塞，出血のような血管障害が起こりやすく，これによって内包も高頻度で障害される．内包には投射線維が密集しているので，小さな血管障害病変でも大きな障害が生じる．つまり，対側の**運動麻痺**，**感覚麻痺**が生じる．

大脳核（大脳基底核）の構造・機能

大脳半球内部，つまり大脳髄質内には数個の灰白質の塊があり，これらを**大脳核**という（**図Ⅰ-2-8**）．大脳核は視床の外側で，大脳半球の底のほう（基底部）にあるため，**大脳基底核**ともよばれる．

視床下核，黒質

視床下核や黒質という脳の部位も，機能的には大脳核となるが，構造的には大脳ではなく間脳に含まれる（p.41 参照）ため，ここではあえて省略している．

1）大脳核を構成する部位

①尾状核

視床の前方から背外側にわたり，視床を囲むように存在する．C 字型をしており，ちょうどオタマジャクシが頭を前下方に向け，尾を後下方に向けて曲げているような形をしている．前部は大きな球状で**頭**といい，それに続く部を**体**，さらにその後方の細長い弓状部を**尾**という．

②レンズ核

視交叉の外側で，前有孔質内部に存在する．軸断（矢状断（しじょう）），冠状断（かんじょう）（前額（ぜんがく）断）でみると，頂点を内側に，底面を外側にした三角形をしている．内側半分と外側半分に分けられ，内側半分は小さく，有髄線維に富むため灰白色調を呈し，**淡蒼球**（たんそうきゅう）とよばれる．外側半分は大きく，やや赤褐色調で**被殻**（ひかく）とよばれる．レンズ核は内側と外側を白質に囲まれており，内側の白質が**内包**，外側の白質が**外包**である．

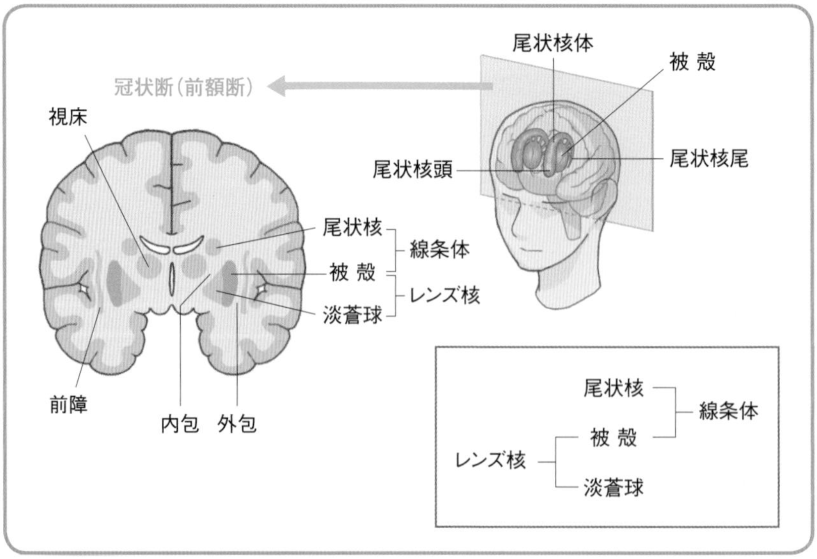

図Ⅰ-2-8 **大脳核（大脳基底核）**

③前障

外包の外側にある薄い灰白質をいう.

④線条体

尾状核と被殻は発生学的に, 本来１つの灰白質塊から生じ, 内包の発達によって両核は隔てられた. 尾状核と被殻の間は多数の線条を呈する灰白質で連絡されているため, 尾状核と被殻を合わせて線条体（せんじょうたい）とよぶ. これらは, パーキンソン病, ジストニアのような不随意運動の理解や手術治療（定位脳手術）に非常に重要である.

2) 大脳核の線維結合

- 線条体（尾状核, 被殻）：大脳皮質, 視床, 黒質から入力を受ける. 淡蒼球, 黒質への出力を行う. 出力のほとんどは淡蒼球へ行う.
- 淡蒼球：主として線条体からの入力を受ける. 視床, 視床下核への出力を行う.

もう少し くわしく　**神経線維の「出力」と「入力」**

図のように神経組織の🅐と🅑が線維結合（神経組織どうしが神経線維［軸索］を介して連結していること）していて, 🅐から🅑に情報が送られたとする. このとき, 情報を送る側の🅐にとっては「出力」, 情報を受け取る側の🅑にとっては「入力」となる.

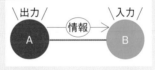

---

3) 大脳核の機能

線条体は, 主に大脳皮質, 黒質から入力を受け, 淡蒼球に出力し, さらに視床を介して大脳皮質に作用する. とくに大脳皮質の運動野, 運動前野に作用して, 運動の調整・制御に関連する. 骨格筋の不随意的な運動を支配して, 視床下核（こくしつ）, 黒質とともに錐体外路系（すいたいがいろけい）での重要な中枢となっている. 大脳核には神経伝達物質であるドパミン, ノルアドレナリン, セロトニン, γ-アミノ酪酸（GABA）が高濃度に含まれる.

中脳黒質のドパミンを含む神経細胞に変性が生じ, 細胞が減少, 消失するとパーキンソン病が発症する. 線条体, 淡蒼球の障害では, 筋緊張に変化が生じ, ジストニア, アテトーゼなど種々の不随意運動が起きる. 一般に大脳基底核の障害で生じる最も特徴的な症状として, 筋緊張の亢進, 振戦（しんせん）が生じるために, 随意運動開始が困難になるというものがある.

B　脳幹（図Ⅰ-2-9）

延髄，橋，中脳からなり，脊髄と大脳をつなぐ位置にある．

延髄（図Ⅰ-2-10，図Ⅰ-2-11）

延髄は，脳幹の最も下部で大後頭孔を経て脊髄に連なる．

メモ
延髄は，「脊髄の延長部」という意味である．

1）外形

腹側面では，正中に脊髄から続く正中裂が走り，その両側に脊髄前索に続く細長い錐体とよばれる隆起がある．錐体の外側には，脊髄から続く前外側溝があり，ここから舌下神経（第12脳神経）が出る．錐体の後外側には，脊髄側索から続く長卵円形の隆起がありオリーブという．オリーブの外側には後外側溝が縦走し，上から順に舌咽神経（第9脳神経），迷走神経（第10脳神経），副神経（第11脳神経）の根枝が出る．

背側面では，脊髄から続く正中溝が上下に走り，その両側に脊髄後索から続く薄束と楔状束があり，それぞれ薄束結節（内側），楔状束結節（外側）となって終わる．薄束結節，楔状束結節より上方では，脊髄の側索に連なる部分が円柱状の線維束となって小脳に向かう．この線維を下小脳脚とよぶ．

2）内部構造

①延髄下部

長さ約9mmの脊髄に似た構造である．錐体の線維束は約3/4が延髄下部で対側に走り，錐体交叉となって下行する．内側毛帯は，脳幹に明瞭にみら

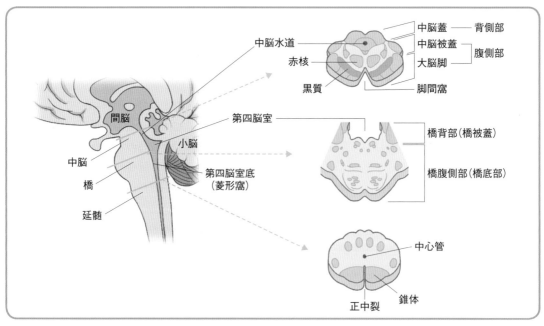

図Ⅰ-2-9　脳幹（延髄，橋，中脳）の区分

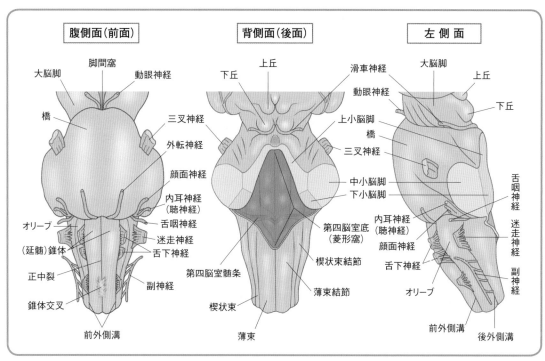

図I-2-10 脳幹（延髄，橋，中脳）の構造

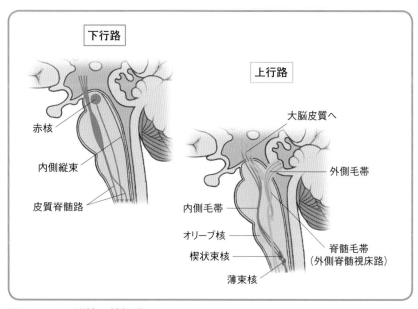

図I-2-11 脳幹の神経路

れる感覚神経路である．内側毛帯の背側には，正中に接して縦走する内側縦束がある．内側縦束は，上方では橋，中脳に続き，下方では脊髄に続いて，種々の脳神経核（後述）と脊髄を連続する重要な線維束である．

②延髄上部

外側にオリーブとオリーブ核があり，オリーブ核はヒダの多い袋のような形状である．オリーブ核は，神経連絡の中継核であり，脊髄，中脳，大脳皮質から線維を受け，これらを小脳に投射する．この小脳への神経線維は反対側に交叉して，下小脳脚を経て小脳にいたる（オリーブ小脳路）．

小脳は，オリーブ核からの線維を受けて，随意運動が正確かつ円滑にできるように調節する．とくに直立歩行での平衡感覚に重要であり，オリーブと小脳は1つの神経単位（オリーブ小脳系）を構成する．

延髄の背側には舌下神経核，迷走神経核があり，舌咽神経は迷走神経核に入り，副神経は迷走神経核から出る．延髄の梗塞などで舌咽神経，迷走神経の機能が障害されると，嚥下障害，構語障害などが生じ，これを球麻痺とよぶ．

延髄背側部は第四脳室底の下半分で，舌下神経核，迷走神経核，薄束核，楔状束核などの灰白質が存在する．

橋（図I-2-10，図I-2-11）

延髄の上方に続く膨隆部で，後頭骨斜台の上に位置する．

1）外形

腹側に大きく膨隆し，腹側には多数の横走する線維を認め，その横走線維は左右両側で中小脳脚となり，小脳に連なる．この横走線維の間を縦走する線維があり（錐体路），この縦走線維の発達が橋の著しい膨隆を形成する．

橋からは三叉神経（第5脳神経），外転神経（第6脳神経），顔面神経（第7脳神経），内耳神経（第8脳神経で，聴神経ともよばれる）が出る．

橋背側は第四脳室底となり，その上部を小脳が覆う．第四脳室底は解剖学的にも臨床的にも非常に重要である（後述）．

2）内部構造

背側の橋背部（橋被蓋）と腹側の橋腹側部（橋底部）に分けられる．

①橋背部

第四脳室底の上半部で，表層の灰白質は種々の脳神経核をつくる．

橋背部の中央には網様体があり，下方では延髄網様体に，上方では中脳網様体に連なり，全体で脳幹網様体を形成する（p.33，34参照）．橋背部には，延髄，中脳に連なる神経路が走る．この神経路には以下の4つがあり，いずれも重要である．

1. 内側毛帯：延髄後索核から起こり，反対側に交叉して上行する神経路．繊細な触覚の伝導路であり，橋背側の最も腹側を上行し，上行とともに外側に移り，視床に達する．

球麻痺

延髄の腹側は球状に膨らんでおり，臨床的にしばしば「球」と表現される．したがって，延髄の障害で生じる神経麻痺を球麻痺とよぶ．

「橋」の由来

ホルマリン固定標本で，横走線維が左右両側を結ぶ橋のようにみえたため，この部位を橋とよぶようになった．

2. 脊髄毛帯：内側毛帯のすぐ外側を上行する．外側脊髄視床路であり，温度覚，痛覚（温痛覚）の伝導路である．

3. 外側毛帯：内側毛帯，脊髄毛帯のさらに外側を上行する聴覚の伝導路．蝸牛神経核からの上行性神経路である．

4. 内側縦束：正中の左右両側を中脳から延髄にわたって縦走する．

②橋腹側部

大脳からの線維が走る．大脳の発達とともに大脳からの線維がつくる神経路も発達するので，橋腹側部も大きく膨隆する．橋腹側部は，縦走する線維束（橋縦束）と横走する線維（横橋線維），そして線維間に散在する神経細胞群（橋核）からなる．橋縦束は，大脳皮質運動野から起こり下行する錐体路と，大脳皮質の各領域から起こり橋にいたる皮質橋路とからなる．錐体路には，脊髄前角にいたる**皮質脊髄路**と，脳幹にある脳神経の運動核にいたる皮質核路がある．皮質橋路は大脳4葉の皮質から起こり，下行して橋核に終わる線維からなる．皮質橋路の線維は，橋核で中継された後に横走して反対側に交叉し，中小脳脚を経て小脳にいたる（橋小脳路）．

皮質橋路と橋小脳路は，大脳皮質-橋-小脳系をつくり，錐体外路系（p.21参照）に属し，大脳皮質と小脳の連絡によって**随意運動**（歩行，書字，発語など）を正確かつ巧妙に行うように調節する．したがって，たとえば橋出血などで橋腹側部が障害されると，麻痺だけではなく，小脳病変でみられるような運動失調も生じる．

多系統萎縮症（パーキンソン病類縁疾患の1つ，p.171「多系統萎縮症」参照）では，脳の画像所見で，橋腹側に顕著な萎縮が認められるのが特徴である．

③第四脳室底

ほぼ菱形でやや陥凹しており，菱形窩とよばれる．菱形窩の正中には縦走する正中溝があり，その左右両側に境界溝が走る．正中溝と境界溝の間は軽度膨隆し内側隆起という．内側隆起は運動性の神経細胞をもち，運動性の領域である．一方，境界溝の外側は知覚性の領域である．菱形窩の中央には，横走する数本の線維束が認められ，第四脳室髄条といい，これによって菱形窩は上下に分けられる．この部位は延髄と橋の境界であり，第四脳室髄条は聴覚伝導路の一部である．

中脳（図Ⅰ-2-9，図Ⅰ-2-10，図Ⅰ-2-11）

橋の前上方に続き，脳幹のなかで最も短い部分である．

1）外形

正中かつ背側近くにある**中脳水道**によって，腹側部と背側部に分けられる．

①腹側部

左右両側で太い柱状を呈し，橋から前方に向かってV字型に開き，大脳半

中脳水道

中脳水道は非常に細く（約2mm），先天的，後天的に圧迫されて脳脊髄液（髄液，p.53参照）の流れが滞りやすい部位である．灰白質に囲まれ，その腹側に脳神経運動核（動眼神経核，滑車神経核）があり，外側に知覚核（三叉神経中脳路核）がある．

球内側部に続く．背側の被蓋と腹側の大脳脚に区別される．被蓋と大脳脚の間には黒質がある．大脳脚の内側には縦走する溝があり，そこから動眼神経（第3脳神経）が出る．左右大脳脚の間は浅くくぼみ脚間窩という．

②背側部

中脳蓋といわれ，その背面に上下2対の丸い隆起がある．上方の2個を上丘，下方の2個を下丘とよぶ．下丘のすぐ後方から滑車神経（第4脳神経）が出る．

上丘は，視覚野，聴覚野などとの間に線維連絡をもち，とくに視覚情報については，視覚以外の種々の感覚情報を集め，それに対して反射的に適切な反応を起こす統合中枢として機能している．下丘は橋から上行する外側毛帯が終わるところで，聴覚路の中継核として重要である．

2）内部構造

①中脳蓋

上丘がとくに視覚を担う部位で，種々の感覚の情報を集めて統合し，反射的に適切な反応を起こすことは前述のとおりであり，上丘からの出力線維は非常に重要である．

> **もう少しくわしく**
>
> ### 上丘の働き
>
> ヒトは，たとえば視刺激となる対象をとらえた際，反射的に顔や眼を向けたり，まぶたを閉じたりという反応をとるだろう．大きな音のような聴覚刺激に対しても，顔を背けたり，手や腕で顔，耳，頭など身体を保護するような動作を起こすだろう．この反応と同じように，我々は，おもちゃの食べ物に飛びつきはしないだろう（視覚連合野，嗅覚野で食べられないことを判断したから）が，魚は食べられっこないルアーに食いつき釣り上げられてしまう．このように，ヒトにとって上丘は，視覚の最高中枢ではなくなったものの，身体を守るために常に働く重要な器官なのである．

②中脳被蓋

基本構造は網様体であるが，**赤核**，**黒質**といった重要な核と，種々の神経路がある．

<中脳被蓋の核>

- **赤核**：中脳上部で被蓋のほぼ中央にある神経核で，断面で直径約5mmの大きさである．大脳，小脳から線維を受ける中継核で，とくに大部分の入力線維を上小脳脚を経て小脳から受ける．赤核から起こる出力線維は，主として交叉して（被蓋交叉）下行し，脳神経運動核，網様体，脊髄前核にいたる．赤核に障害があると，骨格筋の緊張に異常が生じ，とくにアテトーゼ，振戦のような不随意運動が生じる．
- **黒質**：多量のメラニンを含む神経細胞に構成されるため黒色にみえる．と

メモ
上丘は，大脳皮質の発達がわるい動物ではとくによく発達しており，視覚中枢を担っている．ヒトでは大脳皮質が発達したため，視覚中枢は後頭葉視覚野に移った．

メモ
赤核は毛細血管に富むために鉄を含み，ホルマリン標本ではやや赤みを帯びるため，「赤」核とよばれる．

くにヒトでよく発達している．黒質は錐体外路系に属する運動性の中継核で，大脳皮質，線条体，赤核，網様体などと線維連絡をもつ．網様体を介して随意筋の運動にかかわり，黒質から大脳皮質にいたる線維は，皮質活動に影響し，運動などのフィードバックに関連する．黒質の障害によりパーキンソン病が生じる．黒質の神経細胞は大量のドパミンを含み，ドパミンは線条体に送られて，線条体に対して抑制的に働く．

＜中脳被蓋の神経路＞

内側毛帯，脊髄視床路，三叉神経毛帯の３つの神経路は，いずれも身体各部で意識される温痛覚，触覚を視床に伝える伝導路である．

- 内側毛帯：黒質の背側にある．
- 脊髄視床路（脊髄毛帯）：内側毛帯の背外側にある．
- 三叉神経毛帯：内側毛帯の内側端にある．
- 内側縦束：中脳のほぼ正中に左右一対あり，滑車神経核の腹側にある．橋から延髄を経て脊髄まで達し，種々の脳神経核と脊髄を連絡する重要な線維束である．脳幹においては眼球運動に際し，とくに重要である（p.29参照）．
- 上小脳脚：小脳と脳幹を結ぶ線維からなる．下丘の高さで左右が交叉し，2/3の線維は赤核に達し（小脳赤核路），残りは上行して視床にいたる（小脳視床路）．

③大脳脚

大脳皮質から起こる投射線維からなる．線維は下行して橋縦束に続き，錐体路と皮質核路を形成する．

脳幹における脳神経核

脳に出入りする末梢神経（脳神経という）は左右12対ある（詳細はp.66参照）．脳神経には，知覚線維のみからなるもの（知覚性），運動線維のみからなるもの（運動性），知覚線維と運動線維の両者からなるもの（混合性）の３種がある．

12対の脳神経には，脳幹のより上位に存在する部位から出る順に，さらにより内側の脳幹から出る順に番号（Ⅰ～Ⅻ）が付けられている．第1脳神経である嗅神経（Ⅰ）と第2脳神経である視神経（Ⅱ）は，発生学的には中枢神経に属するため，真の末梢神経は第3～12脳神経で，いずれも脳幹から出入りする．

脳幹には脳神経が起こる，あるいは終わる脳神経核がある（図Ⅰ-2-12）．運動線維が起こる脳神経核を運動核（起始核）という．知覚線維は脳に入ると，その機能の種類によって分かれ，それぞれ中継核である脳神経核に終わる．知覚線維の入る核を知覚核（終止核）という．

脳神経核の分類

脊髄と同様に一般的な運動核や知覚核のほかに特殊核が加わり，表Ⅰ-2-1

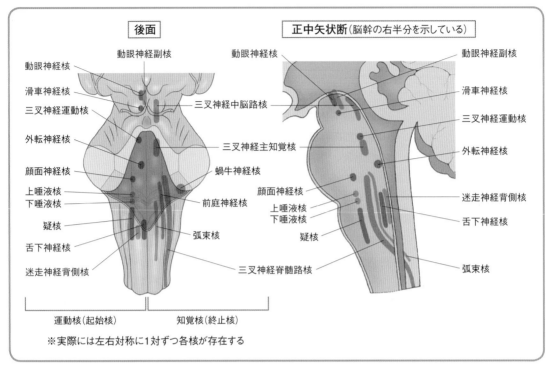

図Ⅰ-2-12　脳幹の脳神経核

のように分類される.

1）運動核（起始核）

①一般体性運動核

- 動眼神経核：眼球運動を担う筋のうち，上直筋，下直筋，下斜筋と，上眼瞼挙筋（けんきょきん）を支配する**動眼神経**の起始核である．動眼神経核は上丘の高さで，中脳水道を囲む中心灰白質の腹側にある．核から起こった神経線維は腹側に走り，大脳脚の内側から出る．

- 滑車神経核：眼球運動を担う筋のうち，上斜筋を支配する**滑車神経**の起始核である．滑車神経核は，下丘の高さで中脳水道を囲む中心灰白質の腹側にある．核から起こった神経線維は，中脳水道を囲むようにして背側に向かって走行し，反対側に交叉して下丘のすぐ後方から出る．滑車神経は，脳幹の背側から出る唯一の神経である．

- 外転神経核：眼球運動を担う筋のうち，外直筋を支配する**外転神経**の起始核である．核は小さく，第四脳室底の上半部で正中溝の両側に丸い隆起をつくる（顔面神経丘）．

- 舌下神経核：延髄のほぼ全長にわたり，正中線に沿って存在し，第四脳室底下半部に正中線に沿って縦走する舌下神経三角を形成する．舌を動かす**舌下神経**の起始核である．

表I-2-1　脳神経核の分類

分類			特徴
運動核 （起始核）	遠心性	一般体性運動核	体筋に由来する横紋筋（舌筋，外眼筋）を支配する運動線維が起こる起始核
		特殊内臓性運動核	鰓弓*の中胚葉に由来する内臓性横紋筋（咀嚼筋，咽頭・喉頭・食道の横紋筋，表情筋）を支配する運動線維の起始核 ※顔面の表情筋は，本来顔面の感覚器・内臓開口部にある内臓筋である
		一般内臓性運動核	平滑筋，心筋や腺を支配する自律神経線維の起始核 ※脳神経の自律神経線維は，すべて副交感神経である
知覚核 （終始核）	求心性	特殊体性知覚核	特殊感覚（平衡感覚）の終止核
		一般体性知覚核	一般の体性感覚で，頭部の皮膚および深部感覚の終止核
		特殊内臓性知覚核	特殊内臓覚（味覚）の終止核
		一般内臓性知覚核	一般内臓感覚の終止核

筋の分類

筋は，組織・構造上の特徴から「横紋筋」「平滑筋」に分類される．また分布する部位によって「骨格筋」「心筋」「内臓筋」に分類される．
- 横紋筋：収縮力が強い．骨格筋と心筋が該当する．骨格筋は体性神経支配，心筋は自律神経支配．
- 平滑筋：収縮力は弱い．内臓筋が該当する．自律神経支配．

＊鰓弓

妊娠4週初め頃の胎児期に咽頭に当たる部位において，内面にある内胚葉上皮は左右両側に5対の突出をつくる．この突出を鰓嚢（咽頭嚢）とよぶ．突出した鰓嚢の間に間葉でできた肥厚部が生じ，これが鰓弓である．魚類で重要な呼吸器官である鰓（えら）になるべきものが，陸上での生活となった動物にとっては肺の発達により不要になったため，他の組織に転用されるようになった．ヒトでは顔面の表情筋，咀嚼筋，咽頭筋，耳小骨，舌骨，三叉神経運動核，顔面神経，舌咽神経，迷走神経，副神経，大動脈，肺動脈に分化する．

もう少しくわしく 　眼球運動に働く神経

眼球運動に関与する動眼神経，滑車神経，外転神経の神経核は，中脳上丘からの線維（内側縦束）を受ける．内側縦束の線維連絡により，視覚刺激のほか，聴覚刺激，皮膚刺激にも応じて眼球を反射的に対象に向けるような運動も行われる．これらの3つの運動核は前庭神経核からも線維を受けているため，平衡覚と関連した眼球運動も行われる．またこれら3つの運動核の間にも線維連絡があるため，眼球は極めて正確に，かつ微細な協調運動を行うことができる．核間の連絡が障害されると，眼球の協調運動が障害され，とくに水平方向（左右方向）の眼球運動が不可能になる．

②特殊内臓性運動核

- 舌咽神経，迷走神経，副神経の運動核：内臓性横紋筋を支配し，嚥下，発声に関与する．これらの神経は機能的に同様であり共通核をもつ．核は延髄にあり疑核という．疑核は延髄背側から腹側に向かい，オリーブ核の背側で網様体内に位置する．疑核上端から起こる神経線維が舌咽神経に，中央部から起こる線維が迷走神経に，疑核下端部からの線維が副神経延髄根になる．疑核は下方で脊髄側柱に連なり，第5頸髄神経の高さまで達する．脊髄内の疑核に連なる頸髄前柱から起こる線維が，副神経脊髄根になる．副神経脊髄根は上行し，大後頭孔を経て頭蓋内に入り，疑核からの延髄根を合して副神経になる．副神経延髄根は，迷走神経の線維とともに咽頭，

喉頭の内臓性横紋筋に分布するので，本質的には迷走神経とみなされる．副神経脊髄根は，僧帽筋と胸鎖乳突筋を支配する．いずれも随意筋であり，内臓性横紋筋ではないが，発生学的に初めは疑核の近くに存在し，のちに脊髄に移動したため，副神経脊髄根もこちらに分類する．

● 顔面神経運動核：表情筋を支配する顔面神経運動枝の起始核である．核からの線維は顔面神経核の上内側にある外転神経核を取り囲むように上行し，すぐに下行して橋から出る．顔面神経核は大脳皮質からの線維連絡を受けるが，その他種々の部位からの線維連絡も受ける．大脳皮質以外の入力線維は反射に関係し，たとえば上丘からの線維連絡によって，突然の強い光刺激に対して，反射的に眼瞼を閉じる（閉眼反射）．視床，視床下部，線条体からの線維によって，情動の変化が顔の表情になって現れる．線条体の障害（パーキンソン病）では，顔の表情が乏しくなったり，消失したりして，仮面様顔貌（masked face）となる．大脳皮質からの線維（皮質核路）は大部分が交叉性（錐体交叉，p.49参照）であるが，前頭筋を支配するニューロンは，左右両側の大脳皮質からの支配を受けているため，顔面神経核より上位の障害（核上性麻痺，p.93参照）では，顔面の下半分が麻痺するが前頭筋の麻痺は生じない．逆に顔面神経核より下位の障害では，前頭筋麻痺が生じる．たとえば，脳梗塞ではおでこにしわ寄せができるが，末梢性顔面神経麻痺（ベル［Bell］麻痺）では，おでこのしわ寄せができず，患側の眉毛も下がってしまう．

● 三叉神経運動核：橋の中央部にあり，三叉神経主知覚核の内側に位置する．運動核から起こる線維は三叉神経運動根となり下顎神経に入り，咀嚼筋（側頭筋，咬筋，内側・外側翼突筋）と，鼓膜張筋，口蓋帆張筋，顎二腹筋の前腹，顎舌骨筋を支配する（p.69参照）．

> **もう少しくわしく**
>
> ### 三叉神経と咀嚼反射
>
> 新生児では，吸い込みや咀嚼は反射的に行われる．新生児の口に指などを含ませるとチャプチャプと吸い付いてくる．これを吸い込み反射，咀嚼反射といい，口腔の知覚刺激が三叉神経主知覚核に伝えられ，三叉神経主知覚核と顔面神経核，舌下神経核，そして三叉神経運動核との線維結合によって反射的に生じる．三叉神経運動核は大脳皮質からの皮質核路線維を受ける．皮質核路の線維は，大部分が交叉性で対側の随意筋群を支配するが，一部非交叉性線維もあり，咀嚼筋に対する線維は非交叉性である．したがって，一側の核上性麻痺では咀嚼筋の麻痺は生じない．

> **メモ**
> 瞳孔括約筋が収縮すると瞳孔の縮小（縮瞳）が起こる．

● 動眼神経の自律性運動核（動眼神経副核）：エディンガー-ウェストファル（Edinger-Westphal：EW）核ともよばれ，眼球の瞳孔括約筋や毛様体の平滑筋を支配する自律神経核である．動眼神経運動核の前背側にある．副

核からの線維は主核からの動眼神経線維と合流し，眼球後部の毛様体神経節でニューロンを替えて眼球平滑筋にいたる．動眼神経副核は**対光反射**，<ruby>輻輳反射<rt>ふくそうはんしゃ</rt></ruby>（下記「もう少しくわしく」参照）に関係する．対光反射は，網膜が強い光刺激を受けると縮瞳する反射で，光刺激を受けた側の眼だけでなく，対側の眼にも起こる．脳神経外科領域の診療において，非常に重要な診察所見である．

対光反射

光刺激を受けた側で縮瞳が起こる反射を直接反射，対側でも縮瞳が起こる反射を間接反射とよぶ．

もう少しくわしく　輻輳とは？

輻輳反射は，近くのものを見るときに起こる以下の反射である．①反射的に水晶体の厚みを増して屈折率を上げる．この水晶体の厚みの調節と同時に，②両眼の視線は反射的に中央に集まり，眼球は内方に向けられ，③瞳孔は縮小する．眼球が内方に向く動き（寄り目）を「輻輳」という．これらは毛様体筋の収縮・弛緩，外眼筋の収縮・弛緩が同時に行われているために起こり，両者が共通の反射経路をもつことによる．輻輳は，大脳皮質視覚野→前頭葉運動野→内包→動眼神経主核と副核→外眼筋と毛様体筋という経路で刺激が伝わって起こる．

- 迷走神経，舌咽神経，顔面神経の自律神経性運動核：迷走・舌咽・顔面神経に含まれ，平滑筋，心筋，腺に分布する自律神経線維（副交感神経）が起こる核である．延髄の全長にわたって存在する．この運動核の上端は顔面神経核の背側で小核をつくり上唾液核という．上唾液核からの線維は中間神経として顔面神経に合して，鼓索神経・舌神経を経て顎下腺，舌下腺，<ruby>涙腺<rt>るい</rt></ruby>と口腔・鼻腔の小腺に分布し，それぞれの分泌を支配する．上唾液核に続く小部は下唾液核といい，この核から起こる線維は舌咽神経に合して耳下腺の分泌神経となる．上・下唾液核より下方の運動核の大部分から起こる副交感神経は，迷走神経に加わり，胸部，腹部の内臓平滑筋，腺に分布する．唾液核はいろいろな部との線維連絡をもち，とくに視床下部，嗅覚系，孤束核，網様体から多くの線維を受ける．これらの線維結合によって，たとえば，情動，角膜や結膜の機械的な刺激で核が刺激され，反射的に涙の分泌が起こる．

臨床で役立つ知識　延髄には「生命中枢」がある

延髄には呼吸運動，循環の制御にかかわり，生命維持に重要な中枢が存在する．これを「生命中枢」とよび，網様体から迷走神経核にいたる領域と考えられている．この領域が障害されると，呼吸機能や血管運動機能の障害が生じ，死にいたってしまう．<ruby>頭蓋内圧亢進<rt>とうがいないあつこうしん</rt></ruby>（p.59参照）によって生じうる最も重大な神経障害といえる．

2）知覚核（終止核）

①一般内臓性知覚核

- 迷走神経背側核と舌咽神経背側核：迷走神経，舌咽神経の内臓感覚を伝える知覚線維の終止核である．これら2つの背側核は構造的に先述の自律神経性運動核も含む．迷走神経，舌咽神経の知覚線維は胸部・腹部の内臓のほかに，頸動脈洞・頸動脈小体（舌咽神経支配），大動脈弓・大動脈小体（迷走神経支配）からの情報も伝える．両核から上行する線維は，大部分が視床を介さずに網様体にいたり，呼吸，循環，嘔吐などの反射的調節に関与する．

②特殊内臓性知覚核

- 孤束核：味覚を伝える神経線維の終止核で，舌前2/3の味覚は顔面神経の一部である鼓索神経，舌の後ろ1/3の味覚は舌咽神経が関与する．孤束核は，唾液核，顔面神経核，舌下神経核など嚥下運動に関連する運動核と線維連絡をもつ．この線維連絡によって，酸味のような味覚刺激を感じると，反射的に唾液の分泌が起こる．さらに顔をしかめ，舌の運動と嚥下が起こる．孤束核は迷走神経背側核（自律神経運動核）とも線維連絡をもち，この線維連絡によって，味覚刺激により反射的に胃液の分泌が起こる．

③一般体性知覚核

- 三叉神経核：三叉神経の知覚線維の終止核で，上位脊髄から脳幹までにある長く大きな核である．主知覚核，中脳路核，脊髄路核の3つに分けられる．

  a．三叉神経主知覚核：三叉神経終止核の大部で，延髄から橋にわたって存在する．この核には，頭部，顔面の皮膚，結膜，鼻腔・口腔粘膜など，頭頸部における識別性（意識される）触覚や，固有知覚（深部知覚）を伝える知覚線維（主として三叉神経，一部顔面神経と迷走神経）が終止する．

  b．三叉神経中脳路核：三叉神経主知覚核の上部にある細長い神経核で，この核に終わる線維は上行性線維束（三叉神経中脳路）をつくり，上行して中脳に達する．入力線維は主として咀嚼筋，顎関節，歯牙・歯肉の深部感覚を伝える知覚線維である．

  c．三叉神経脊髄路核：三叉神経知覚核の下部で，下方に向かい脊髄後角に連なる．この核に終わる線維は，橋から下方に向かって線維束（三叉神経脊髄路）をつくって下降し，その内側にあるこの核に終わる．頭部，顔面の温痛覚を主に伝える神経線維が終止する．

④特殊体性知覚核

- 内耳神経核：内耳神経の終止核で，知覚核のなかで最も外側に位置する．菱形窩の中央外側部から下方にわたって存在し，前庭神経核と蝸牛神経核とに分けられる．

  a．前庭神経核：前庭神経の終止核で，菱形窩の前庭神経野に含まれる．4つ

嘔吐反射

咽頭壁が刺激されると悪心が生じる（嘔吐反射）．おなかの具合がわるいときも悪心・嘔吐が生じるだろう．これらは迷走神経，舌咽神経を介した反射である．

メモ

三叉神経の知覚核は，脳神経運動核（三叉神経運動核，顔面神経の運動核，疑核，舌下神経核）と線維連絡をもつ．これによっていろいろな反射が生じ，例として角膜に触れると眼瞼を反射的に閉じる角膜反射，鼻腔粘膜の刺激で反射的に起こるくしゃみがある．中脳路核は三叉神経運動核との間に線維連絡があり，これによって咀嚼時の噛む力が適度になるよう，反射的に調節される．

の核（内側核，外側核，上核，下核）からなり，核から出る神経線維は脊髄前核，外眼筋や頸部の筋を支配する脳神経運動核，網様体，小脳に向かう．前庭神経核はいろいろな運動核との線維連絡があるため，**平衡覚と関連していろいろな反射運動が起こる**．とくに眼球運動に関連する脳神経運動核との線維連絡は重要であり，平衡覚と関連して眼球の反射運動が起こる．この平衡覚-眼球の反射運動は，加齢に伴って機能低下し，頭位変換性めまい*の原因の1つになる．前庭機能の障害で平衡失調（症状はめまい）が起こると，外眼筋の調節が障害され，眼球にけいれんのように動いたり揺れたりする不随意運動が生じる．これを眼振（がんしん）という．前庭神経核から脊髄へ向かう線維は，脊髄前核に終わる（前庭脊髄路）．この線維連絡により，平衡覚と関連して頭頸部，四肢，体幹の筋緊張・運動が反射的に変化し，体位の平衡を保つような運動が生じる．前庭神経核と小脳には入力・出力ともに密な神経連絡があり，平衡覚に関連する運動調節に関与する．

b. 蝸牛神経核（かぎゅう）：蝸牛神経の終止核で，2つの核（腹側核と背側核）からなり，それぞれ下小脳脚の腹側と背側に存在する．蝸牛神経核から起こる線維は，多くが反対側に向かい，内側毛帯の外側を上行する．この線維束を外側毛帯といい，中脳下丘にいたる．聴覚情報はさらに視床内側膝状体を経て側頭葉聴覚野にいたる．蝸牛神経核から起こる線維の多くは交叉するが，一部，非交叉線維もあり，一側の耳からの聴覚刺激は，左右両側の聴覚野にいたる．このため，蝸牛神経核からの聴覚伝導路が一側で障害されても，障害された側の聴力が完全に消失することはない．

脳幹網様体

延髄，橋，中脳の内部構造をみると，明瞭な脳神経核と，神経路を形成する線維束以外の部分は，白質と灰白質が錯綜する構造でできている．この構造は網状に交錯する神経線維束と，その網目にある大小種々の神経細胞の集団（網様核）からできており，**網様体**といわれる．網様体は，脳幹内部をびまん性に満たす基本構造で延髄網様体，橋網様体，中脳網様体に分けられるが，まとめて脳幹網様体とよぶ（**図Ⅰ-2-13**）．

1）網様体の大脳に対する働き

網様体は，多くの体性・内臓性感覚を伝える上行性神経路からの線維を受ける．網様体にもたらされた入力は，収束処理されて，感覚の特殊性を失った非特異的出力となって，視床-大脳に送られる．このような網様体からの出力は広く大脳半球を賦活（ふかつ）し，大脳皮質を活動状態に置く（これが意識の覚醒（かくせい）状態）．こうして意識は明晰に保たれる．この作用系は上行性網様体賦活系とよばれる．とくに大脳皮質に送られる非特異的なインパルスは中脳網様体から起こる．

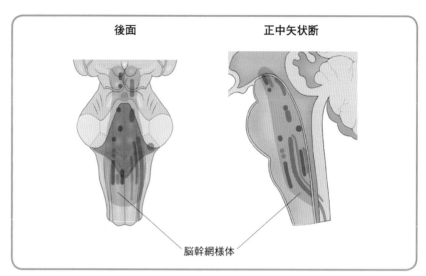

後面	正中矢状断

脳幹網様体

図Ⅰ-2-13　脳幹網様体

> **もう少し**
> **くわしく**　　**網様体賦活系の働き**
>
> 　鉤ヘルニア（p.81 参照）で中脳が圧迫されると意識が清明ではなくなってし
> まうのは，網様体もしくは中脳網様体から上行する線維連絡の圧迫による障害
> のためである．網様体賦活系は種々の感覚情報を入力として受け，大脳皮質全
> 域を賦活して覚醒状態に置く．賦活活動が低下すると睡眠状態に入り，網様体
> 賦活系が障害されると持続的な意識消失（昏睡）に陥る．麻酔薬，バルビツー
> ル酸などの薬は網様体賦活系の働きを抑制する働きがある．網様体賦活系は大
> 脳皮質からも多くの入力を受けるために，大脳皮質の精神活動によって逆に網
> 様体賦活系が刺激されることにもなる．そしてそれによってさらに大脳皮質が
> 刺激されることになる．たとえば，興奮，心労などの精神作用のために不眠に
> なってしまうのは，この悪循環が続くためである．

2）網様体の運動系に対する働き

　網様体は，主に体性運動核や脊髄の運動ニューロンとの間に線維連絡をも
つ．網様体は多くの感覚情報を受けて，それに応じて，とくに網様体脊髄路
により骨格筋の緊張を維持し，筋活動を調節する．身体の平衡や重力に対応
して，姿勢や体位を保つ反射に関与する．

3）網様体の内臓機能に対する働き

　網様体からの出力線維は，上行・下行して視床下部の自律神経中枢，脳神
経の自律神経核，脊髄の自律神経細胞と連絡する．これにより，網様体は内
臓の反応・調節に関与する．とくに延髄網様体には，呼吸の周期的運動（吸
息，呼息），心臓の拍動・血管運動等を調節する中枢（呼吸中枢，血管運動中
枢）のような生命中枢があるといわれる（p.31 参照）．

C　小 脳

小脳の構造（図Ⅰ-2-14）

＊後頭蓋窩
小脳テントより下の頭蓋内腔を指す。

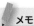

メモ
小脳溝、小脳回により、小脳の表面積は著しく増大する。

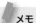

メモ
小脳扁桃は大後頭孔の近くにあり、頭蓋内圧が高まると小脳扁桃は大後頭孔内に陥入する（小脳扁桃ヘルニア、あるいは大後頭孔ヘルニア）。このために延髄の生命中枢が圧迫・障害されて、心肺停止など生命の危機状態に直結する。

　小脳は橋、延髄の背側にあり、後頭蓋窩＊を満たす。左右両側に大きく膨隆した**小脳半球**と、正中部にあり細い**小脳虫部**に大別する。小脳表面には極めて多数の横走する溝（小脳溝）があり、小脳溝の間にある細長い高まりを**小脳回**という。小脳の重量は約130 gで、大脳の1/10にすぎないが、表面積は大脳皮質の約75%にあたる。

1）小脳溝

　小脳溝には以下に挙げるとくに深いものがあり、この深い小脳溝によって小脳は大きく3葉に分けられる。

- 第一裂：小脳背側面にあり、前方に向かい広く開く。
- 水平裂：小脳半球の上面と下面の間にある。
- 第二裂：小脳下面の前部を縦走する。溝の外側にある半球部を小脳扁桃という。
- 後外側溝：小脳下面で、虫部垂と小脳扁桃の間にある。この溝の前方にある半球部を片葉という。

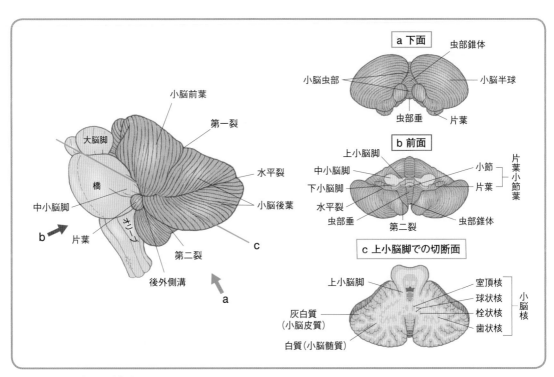

図Ⅰ-2-14　小脳の構造

2）小脳葉

- 前葉：第一裂の前方にあり，小脳前上部を占める．
- 後葉：第一裂の後方で，小脳のほとんどを占める大きな部位である．
- 片葉小節葉：最も小さく，発生学的に最も古い．

3）小脳脚

　小脳は，大きな線維束である3つの小脳脚で脳幹と結ばれる．小脳脚は，小脳に出入りする線維からなる．

- 下小脳脚：延髄上半部の後外側にあり，延髄と小脳を結ぶ．主として脊髄，延髄から小脳にいたる求心性線維からなり，前庭核からの前庭小脳路，脊髄の上行性線維の1つの後索・後脊髄小脳路，オリーブからのオリーブ小脳路，網様体からの網様体小脳路などがある．遠心性線維もあり，小脳前庭路，小脳網様体路などがある．
- 中小脳脚：最も大きく，橋と小脳を結ぶ．橋から小脳に向かう求心性線維からなる．すなわち，大脳皮質から橋核を経て小脳にいたる線維からなる（大脳皮質-橋-小脳系）．
- 上小脳脚：第四脳室上半部の外側を中脳下部に向かい，中脳と小脳を結ぶ．主として小脳核から起こり，中脳，間脳に向かう遠心性線維からなる．

4）内部構造

　表層の灰白質（小脳皮質）と内部の白質（小脳髄質）からなる．髄質内には小脳核があり，外側から内側に，歯状核，栓状核，球状核，室頂核の4核がある．

小脳の機能

　求心性線維により，各種感覚情報や大脳皮質からの入力を受け，出力を前庭神経核，網様体，赤核，大脳皮質に送る．このように絶えずグルグルと神経線維を介してのインパルスが生じている神経回路で，骨格筋の運動が正確かつ円滑に遂行されるように，運動性出力は小脳によって絶えず補正され調整されている．運動機能に関する，極めて精巧なコンピュータの役割を果たすと考えてよい．

小脳の障害

　小脳の障害は，血管障害（小脳梗塞，小脳出血）や腫瘍で起こるが，片葉小節葉の障害とその他の部位の障害に大別される．

1）片葉小節葉の障害

　片葉小節葉は，とくに小児の腫瘍（髄芽腫，p.148参照）で侵されることが多く，片葉小節葉から虫部の障害が生じ，起立や歩行の障害が認められる．

2）その他の部位の障害

　一般に運動障害が認められるが，とくに小脳核，小脳脚が侵されると障害が顕著となる．麻痺はほとんどみられないが，運動が正確かつ円滑にできなくなる．

メモ

小脳の一側の障害では，症状は障害と同じ側に現れる．小脳からの遠心性線維は交叉して反対側の視床・赤核から大脳皮質にいたり，大脳皮質から小脳への入力は再度交叉して小脳にいたる．つまり一側の小脳の働きは2回交叉して小脳に戻るため，結局，出力線維が出た側に戻ってくる．

メモ

転倒しやすい子どもの場合，髄芽腫を念頭に置く必要がある．

3）小脳の障害によって現れる症状

①運動失調

　運動失調とは，運動の協調障害のために，複雑な運動を円滑に行うことができないことをいう．起立，歩行障害などが生じる．歩行障害は失調性歩行とよばれ，飲酒による酩酊時にみられる千鳥足のようになる．実際に小脳は，アルコールや循環障害に敏感である．その他，発語に重要な喉頭筋にも運動失調が起こり，音声・言語をうまく発することができず構語障害を生じる．外眼筋にも運動失調が生じ眼振が生じる．

②推尺障害

　推尺障害は，運動を行う場合に，その運動に適切な運動速度・範囲・力・タイミングなどを正しく推測することができないために生じる．運動が必要以上に過度になることが多い．すぐ前にある物を取るとき，つかもうとする手が物よりも遠くにいってしまったり，左右に大きくずれたりする．

③変換運動障害

　急に運動方向を変化させるような運動ができないことをいう．主力筋と拮抗筋との協調・調節の障害による．手関節の回内，回外といった動きを交互に速やかに，かつ連続的に円滑に動かすことができない．

④企図振戦

　企図振戦とは，随意運動を行うときに現れるふるえをいう．静止時には現れない．手指に起こることが多く，ボタンかけなどが困難になる．歯状核，上小脳脚（遠心性線維）が侵されたときにとくに強く生じる．随意運動を正確に行うには，小脳によって絶えず補正される必要がある．したがって，小脳が障害されると補正の行き過ぎや不足によって振戦が生じる．

D　間脳

　間脳は中脳の遠方に連なり，左右の大脳半球の間に挟まっている部をいう（図Ⅰ-2-15）．内側壁は第三脳室に接する．主に視床と視床下部からなる．

視床

　中脳の前方に続く部で，第三脳室の左右両側にある灰白質の塊であり，多くの神経細胞集団（視床核）からなる．間脳の80％を占める．大きな卵円形をしており，前外側は大脳半球に移行する．視床の後部は中脳蓋の外側に膨隆し，視床枕とよばれる．視床枕の後外側下部には，内側と外側に2個の高まりがあり，それぞれ内側膝状体，外側膝状体とよぶ．

1）視床の内部構造

　視床核は次のように区分される．

メモ
脳幹（中脳）と大脳の「間」にあるため，「間脳」とされた．

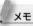
メモ
視床核の障害により現れる症状を視床症候群とよぶ．

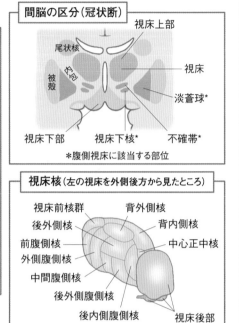

図Ⅰ-2-15　間脳の区分と視床核

①視床前核

視床下部の乳頭体から線維束（視床乳頭束）を受け，大脳半球帯状回に線維を送り，大脳辺縁系に属する．

②視床内側核

他の視床核から線維を受け，視床下部，前頭葉と線維連絡がある．視床内側核は前頭葉との線維連絡により，感覚情報の性質と，その記憶による快・不快，抑うつ・高揚などの感情（情動）に関連する．視床下部とも線維連絡があるため，感情の変化は自律神経系にも作用し，内臓活動にも影響する．

視床内側核が障害されると，強い不安状態に陥る．内側核は記憶にも関連するため，障害によって時・場所の**逆行性健忘（コルサコフ［Korsakoff］症候群）**が生じる．

③視床外側核

大きな核で，背外側核と腹側核に分けられる．

- 背外側核：視床の他の核から線維を受け，大脳皮質の頭頂葉，後頭葉，側頭葉の連合野と線維連絡をもつ．これによって，感覚情報は大脳皮質連合野に送られ，大脳皮質連合野で解析・統合されて，高度な精神作用と関連する知性の基礎となる．
- 腹側核：前部（前腹側核と外側腹側核），中間部（中間腹側核），後部（後

内側腹側核と後外側腹側核）の3部に大別される，機能的に非常に重要な
核である．

a. 前部（前腹側核と外側腹側核）：線条体・網様体・黒質と線維連絡をもち，
前頭葉運動野と運動前夜に線維を送る．

b. 中間部（中間腹側核）：小脳からの線維を受け，前頭葉運動野と運動前野
に線維を送る．中間腹側核は錐体路・錐体外路いずれの運動系にも関連
し，この核の障害によりジスキネジア（p.166 参照）という運動障害が生じ
る．

c. 後部（後内側腹側核と後外側腹側核）：延髄，脊髄からの体性感覚伝導路
（内側毛帯，脊髄視床路，三叉神経毛帯）が終わり，これらの核からの線維
は内包後脚を通り，上行して大脳皮質感覚野にいたる．頭頸部の感覚は後
内側腹側核に，上下肢，体幹からの感覚は後外側腹側核にいたる．後部の
障害は脳血管障害がほとんどで，障害により反対側の知覚障害（知覚低下）
が生じ，とくに深部感覚が強く侵される．また，障害により感覚の感受性
が異常に高くなり，過剰に感覚を感じたり，激しい自発性の痛み（視床痛）
を生じることがある．

④視床後核

視床後部の視床枕にある核で，ヒトでとくに発達し，最大の視床核である．
他の視床核からの入力を受け，大脳皮質に広く出力する．視覚，聴覚，体性
感覚と関連があり，物体の三次元的形状・大きさを総合的に識別すること
（立体認知）に関連する．クロイツフェルト-ヤコブ病（Creutzfeldt-Jakob
disease）では，ここが障害される（p.200 参照）．

⑤外側膝状核

外側膝状体の内部にある核．網膜からの線維を受け，大脳皮質後頭葉の視
覚野に線維を送る．視覚伝導路における中継核である．

⑥内側膝状核

内側膝状体の内部にある核．下丘からの線維を受け，大脳皮質側頭葉の聴
覚野に線維を送る．聴覚伝導路における中継核である．

⑦中心正中核

視床核の間の随板にある核の1つで，ヒトでとくに発達している．脳幹網
様体からの線維を受け，視床の前核・内側核・外側核に線維を送る．この線
維連絡により，脳幹網様体の上行性賦活系は，視床で中継されて大脳皮質に
広く投射される．

2）視床の機能

視床は，感覚系，運動系，上行性網様体賦活系と関連する．

● 感覚系：視床は嗅覚を除くすべての感覚情報を受ける中継核である．さら
に線維を大脳皮質の各感覚野に投射する．

● 運動系：視床核には，体性運動に関与する皮質野（運動野，運動前野），小

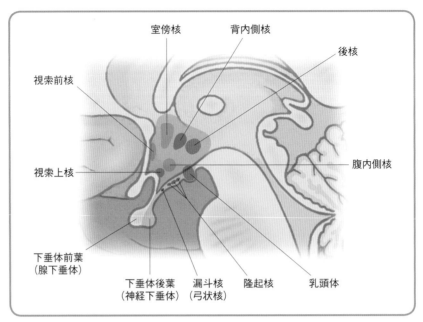

図Ⅰ-2-16 **視床下部の構造**

脳，線条体などと線維結合をしており，とくに錐体外路系において重要な役割を担う．
- 上行性網様体賦活系（p.76 参照）：大脳皮質との線維連絡により，脳幹網様体の上行性賦活系と関連する．また，高度な精神作用，自律神経系，大脳辺縁系にも関連し，情動行動の表現に関与する．

視床下部（図Ⅰ-2-16）

視床の前下方にあり，第三脳室の側壁下部と底を囲む部分で，重さ約4gの小さな部分である．乳頭体，灰白隆起，漏斗からなる（広義では下垂体も視床下部に含まれる）．内部には多数の核がある．

1）視床下部の線維結合

視床下部は，中枢神経系の各部との間に複雑な線維結合をもつ．視床，大脳皮質，大脳辺縁系，脳幹からの入力が重要である．遠心性線維は，求心性線維の発する各部にいたる．下垂体に達する神経路で重要なのは，視索上核と室傍核，漏斗核であり，視索上核と室傍核からの線維は下垂体後葉にいたる．視索上核と室傍核の神経細胞は，神経分泌細胞であり，分泌物は下垂体後葉に送られて放出される．漏斗核の神経細胞は，線維を正中隆起に送り，ここで分泌物を放出する．この分泌物は**下垂体門脈系**によって下垂体前葉に送られ，**下垂体前葉ホルモン**の分泌を促進あるいは抑制する．

2）視床下部の機能

視床下部は，多くの核からなり，かつ中枢神経系の各部との間に入力，出

力の複雑な線維連絡結合がみられる．視床下部は，広く入力を受け，これらを統合し，中枢神経系，自律神経系，内分泌系の機能を支配し，個体の生命維持，種の保存に働く非常に重要な中枢である．視床下部は，**自律神経系の最高中枢**である．視床下部の前部が副交感性，後部は交感性といわれ，自律神経機能は，脳幹，脊髄の下位中枢を介して行われる．

大脳皮質の精神活動も視床下部の働きに影響し，いわゆる精神身体疾患とよばれる病態が生じる．

情動（怒り，恐怖，悲しみ，不安など）は大脳辺縁系と関連し，辺縁系と視床下部の線維連絡により，情動は視床下部の自律神経機能に作用する．心拍数・血圧の上昇，顔面紅潮・蒼白，口渇，発汗などがそれらによる症状である．

視床下部には，いろいろな基礎的な自律神経機能の中枢がある．**体温中枢，摂食中枢**があるほか，**水分調節**，**糖質・脂質代謝**の調節，**性行動**などに関連する．

視床上部

視床上部は，間脳の上部で第三脳室の後壁をつくり，**松果体**，**手綱**などからなる．

腹側視床

ヒトでは背側視床が極めて著しく発達したため，腹側視床は視床下部の背側に位置するようになり，中脳被蓋への移行部となる．視床下核が重要であり，線条体，赤核，黒質，網様体，視床下部の核と線維連絡があり，錐体外路系に属する核である．

視床下核は，パーキンソン病の定位手術で重要な核の1つでルイ（Luys）体ともよばれ，障害により，反対側に錐体外路障害による不随意運動を生じる．この異常運動はバリスムスとよばれ，上肢，下肢を投げ出したり打ったりするような急激な不随意運動である．

E　下垂体

下垂体の構造（図Ⅰ-2-17）

蝶形骨トルコ鞍の下垂体窩に収まる**内分泌腺**で，上方は硬膜（脳脊髄膜の一部，p.55 参照）でできる鞍隔膜で覆われており，大きさは小指頭大，重さは約 0.5～0.7 g である．発生学的に口蓋上皮由来の**下垂体前葉**（腺下垂体）と，間脳の漏斗に連なる，脳の一部である**下垂体後葉**（神経下垂体）とからなる．下垂体前葉はさらに2つに分けられ，下垂体後葉に接する薄い部分を**中間葉**（中葉），それ以外を前葉とよぶ．下垂体は血管に富み，**下垂体門脈**を形成する．

視床上部

間脳の古典的な分類に基づく名称で，視床下部に対して「上部」といわれる．現在はあまり使われない．

腹側視床

視床の下部にあるものの，視床下部とはまったく異なる働きをしている．

障害

この場合の障害は，脳血管障害がほとんどを占める．

バリスムス

バリスムスとは，ギリシャ語で飛び上がる，飛び跳ねるという意味で，一側のみに症状がみられる場合はヘミバリスムという．

内分泌腺と外分泌腺

内分泌腺は，血液中に入り体内をめぐって作用する分泌物（多くはホルモン）をつくる組織をいう．これに対し外分泌腺は，胃液や腸液，膵腋，唾液などのように導管を通って体表面（胃や腸などは体内にあるが，メスで切開せずとも口や肛門から内視鏡を挿入すればその表面を観察できることから，基本的には「体表面」として扱う）に出て作用する分泌物をつくる組織をいう．

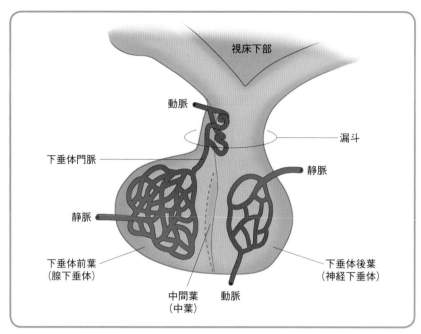

図Ⅰ-2-17　**下垂体の構造**

表Ⅰ-2-2　**視床下部ホルモン・因子の種類**

副腎皮質刺激ホルモン（ACTH）放出因子	corticotrophin releasing factor：CRF
性腺刺激ホルモン放出ホルモン ・黄体化ホルモン（FSH）放出ホルモン ・卵胞刺激ホルモン（LH）放出ホルモン	 ・FSH releasing hormone：FSH-RH ・LH releasing hormone：LH-RH
成長ホルモン（GH）放出因子	GH releasing factor：GRF
成長ホルモン（GH）放出抑制因子	GH release inhibiting factor：GIF ＝ソマトスタチン
プロラクチン（PRL）放出抑制因子	PRL release inhibiting factor：PIF ＝ドパミン
プロラクチン（PRL）放出ホルモン	PRL releasing hormone：P-RH

下垂体の機能

　下垂体からのホルモン分泌は，視床下部から分泌されるホルモンや因子（表Ⅰ-2-2）により制御される．下垂体から分泌されるホルモンには，次のようなものがある．

1）下垂体前葉ホルモン

①甲状腺刺激ホルモン（thyroid stimulating hormone：TSH）

　甲状腺を刺激し，甲状腺における甲状腺ホルモンの生成と分泌を促す．

ホルモンと因子の違い

ホルモンも因子もタンパク質に変わりはないが，ホルモンは特定の作用をする unique（1つだけという意味）なものをいうのに対し，因子は作用する物質が1つだけではなく，タンパク質以外のその他の物質も含めた総称として用いる．

②副腎皮質刺激ホルモン（adrenocorticotropic hormone：ACTH）

　副腎皮質を刺激し，副腎皮質における副腎皮質ホルモンの生成と分泌を促す．血中のリンパ球，好酸球を減少させる作用もある．

③性腺刺激ホルモン

　卵胞刺激ホルモン（follicular stimulating hormone：FSH）と黄体化ホルモン（luteinizing hormone：LH）がある．

　女性では，FSH は卵胞の成熟を促し，LH は排卵誘発（LH サージ*）と排卵後の黄体形成を促す．男性では，FSH は精子形成を，LH は精子分泌をそれぞれ促す．

④成長ホルモン（growth hormone：GH）

　タンパク質同化作用（タンパク質の積極的蓄積と破壊の抑制）を有し，糖質や脂質の代謝にも同化的に作用する．小児期の身長の伸びに関与する重要なホルモンだが，成人では代謝への影響が重要である（p.141「下垂体腺腫」参照）．

⑤乳汁分泌促進ホルモン（プロラクチン，prolactin：PRL）

　乳腺の発達や乳汁の産生を促進する．

2）下垂体中葉ホルモン

①メラニン細胞刺激ホルモン（melanocyte stimulating hormone：MSH）

　皮膚や粘膜のメラニン細胞を刺激し，色素沈着を増強する．

3）下垂体後葉ホルモン

①抗利尿ホルモン（antidiuretic hormone：ADH）

　バソプレシンともよばれ，血圧上昇作用と水分調節作用を有する．

②オキシトシン（oxytocin）

　妊娠子宮の収縮作用（分娩に働く）や，乳腺の収縮作用（射乳）を有する．

　下垂体には腫瘍が生じることがあるが，下垂体前葉から発生する腺腫が多い．下垂体前葉から分泌されるホルモンが過剰になることによる種々の症状（ホルモン分泌性腫瘍）や，逆に腫瘍が下垂体組織を圧迫することによってホルモン産生と分泌に障害が生じ，ホルモン欠落症状を呈したり，腫瘍増大による周囲組織の圧迫による症状が認められる．後者ではとくに視神経，視交叉の圧迫による視力障害，視野障害の眼症状が重要である．

　　メモ

FSH と LH を合わせてゴナドトロピンとよぶ．

＊LH サージ

女性の性周期における排卵期にみられる LH 分泌の急激な増加のこと．

2 脊髄

脊髄の構造（図Ⅰ-2-18）

脊髄（せきずい）は脊柱管（せきちゅうかん）の中に存在する，細長い円柱形状で，長さ約40〜45cm，太さ約1cmの中枢神経組織である．上方は大後頭孔で延髄に連なり，下方では細く円錐状の脊髄円錐（えんすい）となり，第1〜2腰椎の高さで終わる．

1）外形（図Ⅰ-2-19）

脊髄には前面と後面に正中を縦走する溝が認められる．前面の溝は深く，**正中裂**という．後面の溝は浅く**後正中溝**という．さらにその外側にも前面，後面ともに縦走する溝があり，それぞれ前外側溝，後外側溝という．脊髄の全長にわたって，左右両側の前外側溝と後外側溝とから，根糸という細い糸状の神経線維束が出る．根糸は数本ずつ集まって，**前根，後根**になる．前根と後根はそれぞれの高さの脊柱椎間孔に向かい，1本に合して脊髄神経となって椎間孔から出る．

脊髄は脊髄神経（p.72参照）に対応して，**頸髄**（けいずい）（8分節），**胸髄**（きょうずい）（12分節），**腰髄**（ようずい）（5分節），**仙髄**（せんずい）（5分節），**尾髄**（びずい）（1分節）に分けられる．頸髄下半分と腰髄上半分は太く膨らみ，それぞれ**頸膨大，腰膨大**とよび，上肢と下肢に分布する神経が出る部分である．

2）内部構造（図Ⅰ-2-19）

脊髄は，内部の灰白質とそれを取り囲む白質からなる．

①灰白質

脊髄の中心には極めて細い**中心管**がある．灰白質は中心管を取り囲み，H型を呈する．前方に突出する部分を**前角**，後方の突出部を**後角**とよぶ．前角と後角の間を中間質外側部といい，胸髄でとくに発達しており，**側角**という．

- 前角：運動を支配する領域で，多数の大型運動細胞を含む．これらの細胞は，骨格筋に対する運動性ニューロンで，その軸索は前根線維として脊髄から出る．前角において，体幹の筋群を支配する神経細胞は内側に，上肢と下肢に対する神経細胞は外側に位置する．さらに上肢，下肢ともにより先端に位置する筋群を支配する神経ほど外側に位置する．

- 後角：主として脊髄内での連絡にあたる介在ニューロン，脳まで上行する長い突起をもち感覚性（上行性）神経路をつくるニューロンからなる．

- 側核：胸髄で中間質外側核が突出してできる．この部の神経細胞は交感神経の節前ニューロン（内臓運動性ニューロン）であり，その軸索は前根線維として前根を通り，交通枝を経て，脊柱の両側に沿って縦走する交感神経幹に入る．一部は交感神経節でニューロンを交代し，再び脊髄神経を介して，血管・皮膚の平滑筋，汗腺に分布する．一部はそのまま交感神経幹を通り，内臓平滑筋，腺を支配する．仙髄では，中間質外側核の神経細胞

脊髄の成長発達

胎生3ヵ月頃までの脊髄は，脊柱管をほぼ全長にわたって満たしているが，その後は脊柱が脊髄に比して早く成長発達するため，脊髄の下端は脊柱管の下端にまで達することはない．新生児では，脊髄は第3腰椎の高さで終わり，生後3ヵ月で成人同様に第1〜2腰椎の高さで終わるようになる．成人では脊髄の長さは脊柱の約2/3で，身長の約28%である．

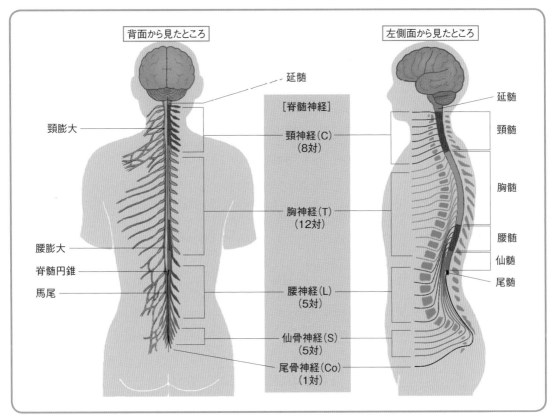

図Ⅰ-2-18　脊髄の全景

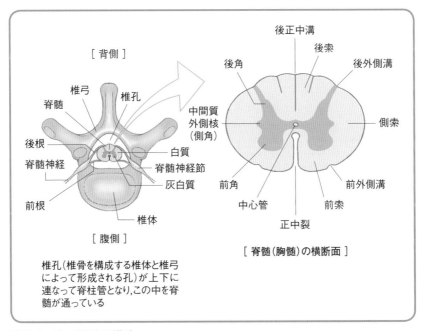

図Ⅰ-2-19　脊髄の構造

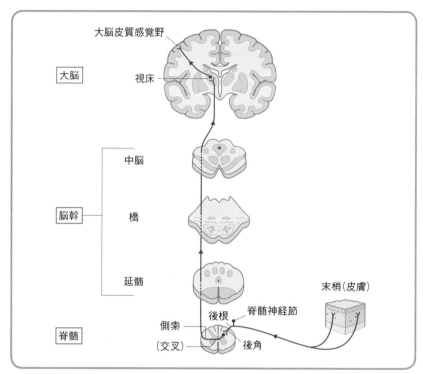

図I-2-20　**上行性神経路の例（外側脊髄視床路）**

は，仙髄副交感神経の起始核となり，その線維は前根を経て骨盤内臓神経
路に入る．骨盤内臓神経は骨盤内臓に分布し，とくに排尿・排便の支配調
節にかかわる．オヌフ（Onuf）核とよばれ，仙髄は排尿・排便の中枢であ
る．

②白質

主として縦走する有髄線維からなり，重要な神経路（伝導路）である．前
索，側索，後索の3部に分ける．前索は前正中裂と前角の間にあり，側索は
前角と後角の間にある．後索は後角と後正中溝の間にある．

│主な神経路│

脳の神経細胞の電気活動は，脊髄を下行して（または脳幹から直接）末梢
神経に伝えられ，身体を動かすなどに作用する．反対に末梢からの情報は，
この下行してきた経路を戻るようにして脳に伝達される．

1）上行性神経路

末梢から脳へ上行する，感覚性伝導路である．感覚は**皮膚感覚**，**深部感覚**，
内臓感覚に大別される．

①皮膚感覚

皮膚・粘膜における表面感覚で，温痛覚，触圧覚がある．

＜温痛覚の伝導経路＞（図Ⅰ-2-20）

● 脊髄神経節にある神経細胞の末梢突起により，末梢から伝えられ，後根から脊髄後角に入る．中心管の前方で交叉し，反対側の側索に達し，その表層部を上行する（**外側脊髄視床路**）．

　末梢→脊髄神経節→後根→後角→（交叉）→側索（外側脊髄視床路）→脳幹→視床→大脳皮質感覚野

＜触圧覚の伝導経路＞

● 粗大触圧覚：局在性が不明瞭で識別力のない触圧覚．前索を上行する．

　末梢→脊髄神経節→後根→後角→（交叉）→前索（前脊髄視床路）→脳幹→視床→大脳皮質感覚野

● 識別性触圧覚：識別力のある触圧覚で，末梢において神経終末で受容される．後索を上行する．

　末梢→脊髄神経節→後根→後索（脊髄延髄路）→延髄後索核→内側毛帯→毛帯交叉→視床→大脳皮質感覚野

もう少しくわしく　　知覚（感覚）解離

触圧覚線維は一部のみが脊髄で反対側に交叉する．したがって，脊髄半側のみの障害では，触圧覚すべてが消失することはない．脊髄中心管周囲に生じる疾患（脊髄空洞症，脊髄腫瘍，脊髄出血など）では，中心管の前方を走る交叉性線維（温痛覚）が侵され，それに対応する皮膚の温痛覚が消失する．一方，後索を上行する触圧覚や深部覚は侵されない．このように感覚の一部が障害され，他の感覚が正常に保たれることを，知覚（感覚）解離とよぶ．とくに脊髄空洞症は頸髄に始まることが多いので，知覚解離は一般にまず上肢と手に起こる．

---

②深部感覚

　筋，腱，関節など深部組織から起こり，身体の位置・運動に関する感覚情報で，主として運動，姿勢の調節に関与する．関節痛覚もある．

＜深部感覚の伝導経路＞

● 非意識型深部感覚：意識にのぼらない深部感覚．最終的に複数の経路で小脳にいたる．

● 非交叉性（姿勢の調節運動における，個々の筋の精密な協調運動に関与する）：末梢→脊髄神経節→後角→同側の後脊髄視床路→下小脳脚→小脳

● 交叉性（姿勢，下肢の運動の全般的協調に関与する．ヒトでは前脊髄視床路発達はわるい）：末梢→脊髄神経節→後角→（交叉）→前脊髄視床路→下小脳脚→小脳

● 意識型深部感覚：識別性触圧覚と同様に後索を上行する．

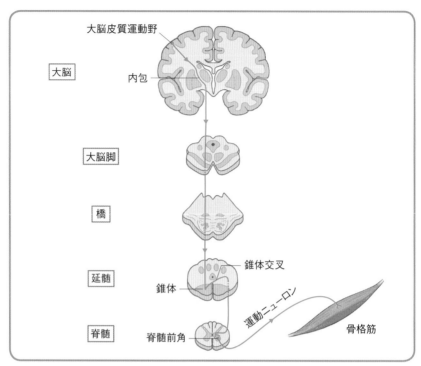

図Ⅰ-2-21　**下行性神経路の例（皮質脊髄路）**

臨床で役立つ知識　**脊髄性運動失調とその徴候**

脊髄後索が障害されると，深部感覚，触圧覚の障害が生じる．梅毒での脊髄癆では，胸髄，腰髄，仙髄が侵されやすく，下肢の深部感覚が障害されるため，立位保持が困難となる（脊髄性運動失調）．脊髄性運動失調では，閉眼での視覚情報遮断により，失調はさらに顕著になって起立時に激しい動揺がみられる．これをロンベルグ（Romberg）徴候という．

③内臓感覚

　内臓に関連する感覚（飢餓感，口渇感，悪心，尿意・便意など）で，多くは内臓反射に関連する．内臓痛もある．

2）下行性神経路

　脳から下行する伝導路で，主として前索と側索を通る．主な伝導路である**錐体路**，**錐体外路**はいずれも脊髄前核の運動ニューロンに連絡する．脊髄前核の運動ニューロンを下位運動ニューロンという．

①錐体路（皮質脊髄路，図Ⅰ-2-21）

　随意運動に関与する伝導路で，大脳皮質運動野から起こり，脊髄を下行して脊髄前核の運動ニューロンに接続する．大脳皮質→内包→大脳脚→橋→延

髄→脊髄と下行するが，延髄で錐体を通るので，錐体路とよばれる．

　錐体路線維の大部分は，延髄で交叉し（錐体交叉）反対側にいたり，脊髄側索を外側皮質脊髄路として下行する．一部は延髄で反対側に交叉せず，脊髄前索を下行する（前皮質脊髄路）が，前皮質脊髄路の線維も，それぞれの高さで脊髄内部の白交連を通って反対側に達するので，錐体路の線維はすべて反対側に交叉する．

　錐体路は脊髄白質の30％を占めるが，その線維の約50％は上肢の筋群を支配するので，頚髄で終わる．上肢を支配する線維ほど脊髄白質の内側を走行し，下肢へいたる線維ほど外側を走行する．

②錐体外路

　運動に関与する下行性神経路で，錐体路以外の神経路をまとめて錐体外路という．

　随意運動のうち，敏速で巧妙な運動は錐体路による．その他の運動は錐体外路が関与する．たとえば，歩行は意識せずとも円滑に行われるが，これは多くの筋群の緊張・弛緩，興奮・抑制が協調的に調節されているためである．このように無意識に巧みに骨格筋の調整作用を行うのが錐体外路系である．

③自律神経系の下行性線維

　自律神経系の最高中枢である視床下部からの下行性線維は，胸髄の交感神経性運動細胞と，仙髄の副交感神経性運動細胞にいたる．

脊髄反射

　脊髄は中枢神経系にあって，末梢と上位の脳とを連絡する伝送路としての働きのほかに，様々な反射に関与する．脊髄に反射中枢のある反射を脊髄反射という．

　体内外の感覚情報は，知覚線維によって中枢神経に送られ，大脳皮質で統合処理されて，感覚情報の環境に対応するように，骨格筋，腺など効果器（感覚刺激により，反応が生じる体の部分）に反応が生じる（狭い道での歩行中に，車が向かってくるのでぶつからないように道路わきによけようとする，など）．このような中枢神経系内の情報処理の過程で，大脳皮質を経由せずに無意識に行われる反応を反射という（熱いものに触れたとき，無意識に手を引っ込める，など）．反射は知覚，判断，意思など精神活動を介さない運動である．反射を行う神経細胞の連鎖を反射弓といい，感覚の興奮が運動神経細胞に切り換えられるところを反射中枢という．

　脊髄反射の効果器は骨格筋であることが多く，様々な筋反射がある．それらは最も基本的な反射であり，大きく伸長反射と屈曲反射に分けられる．

1）伸長反射

　骨格筋が受動的に引き延ばされると，その筋はただちに収縮し，元の長さに戻るような反射である．腱反射がよい例で，たとえば，膝蓋腱反射（図

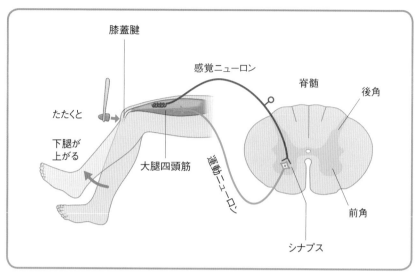

図Ⅰ-2-22　膝蓋腱反射

Ⅰ-2-22）の場合，大腿四頭筋の腱である膝蓋腱をハンマーでたたくと，大腿四頭筋は伸ばされる（伸長）．その結果，反射によって大腿四頭筋が元の長さに戻るように収縮するので，膝下の下腿がピョンと上がるような動きが生じる．

2）屈曲反射

　四肢に疼痛など強い刺激が加わったとき，反射的に関節を屈曲させて体幹に近づけ，刺激から逃れようとする反射を屈曲反射という．たとえば，画びょうを踏んでしまったとき，反射的に足を引っ込めたり，内臓の炎症（虫垂炎など）が生じた場合，内臓の知覚線維が刺激され，反射的に腹壁の筋群は収縮して緊張状態になる（右下腹部が硬くなる＝筋性防御）ため，腸腰筋，下肢の筋群が収縮し，膝を抱えるような体位になる．

脳脊髄膜（髄膜）

　前述のとおり，脊髄は脳と連続しており，脳脊髄膜（髄膜）とよばれる共通の被膜に包まれている（図Ⅰ-2-23）．脳，脊髄は非常に柔らかく，それぞれ頭蓋腔，脊髄腔とよばれる硬い骨に囲まれた腔で守られ，さらにその内部で脳脊髄膜により保護されている．脳脊髄膜は，外側から硬膜，くも膜，軟膜の3層からなる．

1）硬膜

　最外層の厚く強靱な被膜で，外板と内板の2葉からなる．外板は脊柱管の内面を覆う骨膜であり，内板は真の硬膜である．脊髄硬膜の内板は，上方は大後頭孔から脳硬膜に連続し，下方は第2仙椎の高さで終わる．脊髄硬膜の外板と内板との間にある間隙は硬膜外腔とよばれ，脂肪組織と静脈層が

脳脊髄膜の呼称

脳脊髄膜のうち，脳を覆う部分をとくに「脳髄膜（脳硬膜，脳くも膜，脳軟膜）」，脊髄を覆う部分をとくに「脊髄膜（脊髄硬膜，脊髄くも膜，脊髄軟膜）」とよぶ．

真の硬膜

硬膜内板には骨膜がぴったりくっついており，硬膜内板と骨膜とを合わせて硬膜とよんでいる．

メモ

硬膜外麻酔，硬膜外ブロックはこの部分に麻酔液を注入することにより，麻酔効果を得る．

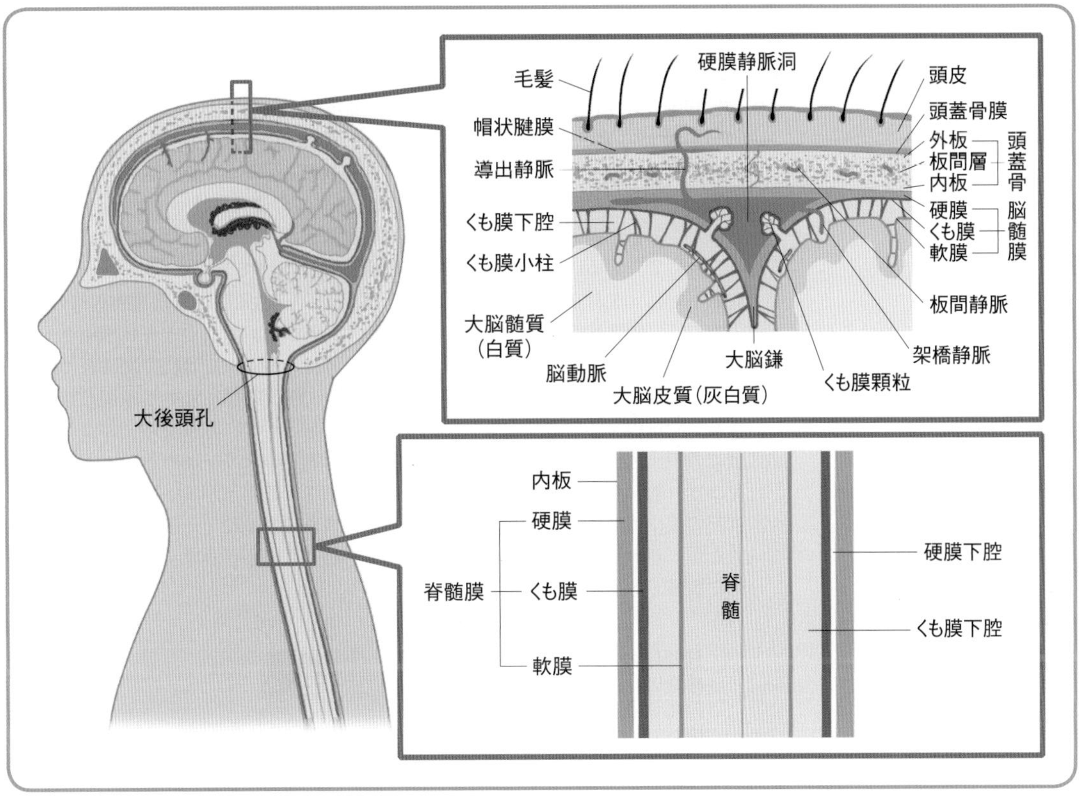

図Ⅰ-2-23　脳脊髄膜（髄膜）

ある.

2）くも膜

　硬膜の内側にある柔らかく薄い膜である．脊髄くも膜は上方で大後頭孔を経て脳くも膜に連なる．硬膜とくも膜の間は狭く，硬膜下腔という．一方，くも膜と軟膜の間は広く，**くも膜下腔**といい，この中を**脳脊髄液（髄液）**が満たす．髄液は脳および脊髄周囲を満たし，外部からの衝撃に対するクッションとして脳，脊髄を保護する．

3）軟膜

　脳および脊髄表面を直接覆う薄い膜である．脊髄では前根と後根の間で，軟膜は左右両側に伸び，くも膜下腔を横切って硬膜内側に付着する．この左右両側に飛び出した軟膜の突起は三角形のひだ状で，歯状靱帯とよばれ，左右両側に約20対ある．軟膜は脊髄下端で糸状になって下方に伸び，終糸とよばれる．

脊髄の血管

1）動脈（図Ⅰ-2-24）

　前脊髄動脈（脊髄前面の前正中裂を縦走する），後脊髄動脈（左右両側の後

腰椎穿刺とヤコビー線

腰椎穿刺とは，「ルンバール」ともよばれる検査・処置である．ルンバールは
「腰の」という意味で，「lumbar puncture（腰椎穿刺という意味）」を略して
よんでいる．脳・神経領域の臨床では非常に重要な，そして繁用される検査・
処置法である．腰椎を穿刺し，髄液の採取，麻酔液の注入を行う．髄液採取は，
髄膜炎の診断，髄液細胞診のような髄液の検査目的や，交通性水頭症の治療の
1つとして，あるいは正常圧水頭症の診断目的で行われる．
　脊髄下端は，成人ではほぼ第1～2腰椎下縁の高さ（幼児では第3腰椎の高さ）
にあり，くも膜下腔の下端は第2仙椎下縁である．穿刺針による脊髄損傷を避
け，確実にくも膜下腔に達するために，下位腰椎のレベルで腰椎穿刺は行われ
るが，通常は第3・4腰椎間，第4・5腰椎間，第5腰椎と第1仙椎間を穿刺
する．両側腸骨稜の最高点を結ぶ線をヤコビー線といい，腰部正中では，第4
腰椎の棘突起上にある（図参照）．この線を基準に穿刺点を決めるが，通常は
ヤコビー線よりすぐ下の第4・5腰椎間で穿刺されることが多い．穿刺針は棘
突起の間に入れていく．したがって，側臥位または坐位にて，腰をできるだけ
丸くして穿刺針が通りやすい姿勢をとってもらうことが，素早く的確な腰椎穿
刺に重要である．

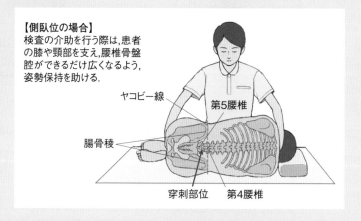

【側臥位の場合】
検査の介助を行う際は，患者
の膝や頸部を支え，腰椎骨盤
腔ができるだけ広くなるよう，
姿勢保持を助ける．

ヤコビー線
第5腰椎
腸骨稜
穿刺部位
第4腰椎

大動脈壁が中膜のレベル
で二層に剝離し，動脈走
行に沿ってある長さを
もって2腔に分かれた状
態で，大動脈瘤壁内に血
流もしくは血腫が存在す
る動的な病態．本来の動
脈内腔（真腔）と，新た
に生じた壁内腔（偽腔）か
らなり，両者は剝離した
内膜と中膜の一部からな
る隔壁（フラップ）によ
り隔てられる．動脈壁解
離により偽腔が形成され
る際，偽腔が血腫となっ
た場合には，そこから分
岐する動脈の血流が途絶
えることになる．脊髄に
分布する動脈もその1つ
であり，脊髄に血行障害
による虚血が生じる．

外側溝に沿って縦走する）が分布する．前脊髄動脈は脊髄の前2/3に，後脊
髄動脈は脊髄の後1/3に分布する．いずれの動脈も，上方では椎骨動脈から
起こって下行し，下方では大動脈の枝である肋間動脈，腰動脈の枝から起こ
る．肋間動脈，腰動脈からの枝は椎間孔を通って，脊髄前根と後根に沿って
進み，それぞれ前根動脈，後根動脈となって脊髄に達する．下位胸椎または
上部腰椎の高さにある前根動脈は最も大きく，大前根動脈（アダムキービッ
ツ［Adamkiewicz］動脈）とよばれ通常左側にある．
　解離性大動脈瘤，手術での損傷，血栓症などで血行障害（脊髄梗塞）に
なることも少なくない．その場合，下肢の神経麻痺症状（対麻痺など）が生
じる．

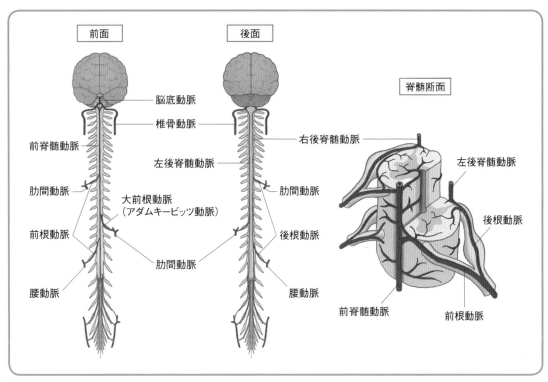

前面　後面　脊髄断面

脳底動脈
椎骨動脈
前脊髄動脈
右後脊髄動脈
左後脊髄動脈
左後脊髄動脈
肋間動脈
肋間動脈
後根動脈
大前根動脈
（アダムキービッツ動脈）
前根動脈
後根動脈
肋間動脈
腰動脈
腰動脈
前脊髄動脈
前根動脈

図Ⅰ-2-24　脊髄の動脈

2）静脈

　脊髄表面を迂曲しながら縦走し，硬膜外腔の静脈叢に注ぐ．後正中溝付近に認められる後脊髄静脈，両側後中間溝近傍に左右一対の後外側脊髄静脈，前正中裂近傍の前脊髄静脈がある．それぞれが細静脈で結合しており，神経根付近で集合して脊髄根静脈となり，硬膜外静脈叢，内椎体静脈叢に流入する．硬膜静脈叢は，硬膜全体を取り囲むように蔦状に分布し，硬膜外静脈叢の背側の血流は，脊柱管背側から椎弓，棘突起周囲の筋組織の静脈に流入する．腹側の血流は，椎体内もしくは椎体周囲の静脈叢を経由して，奇静脈に流入する．

3 ｜ 脳室系と髄液循環

脳脊髄液（髄液）の産生と循環経路（図Ⅰ-2-25）

　脳脊髄液（髄液）は，主として側脳室，第三脳室，第四脳室の脈絡叢で産生される．身体のなかで最もきれいな液体（99％は水，無菌）で，無色透明なリンパ様の水様液である．

> **側脳室**
> 側脳室は左右に一対あるため，これらを第一，第二と数え，それに続く脳室を第三，第四とよんでいる．

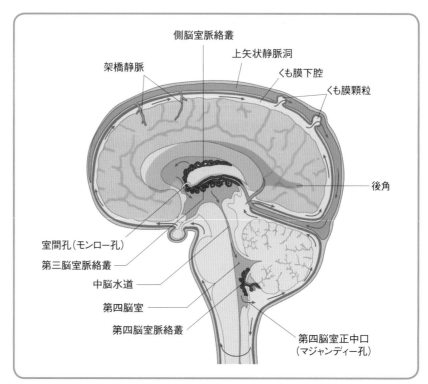

図Ⅰ-2-25 **脳脊髄液（髄液）の循環経路**

　側脳室で産生された髄液は，側脳室，側脳室間の**室間孔**（モンロー［Monro］<ruby>孔<rt>しっかんこう</rt></ruby>），第三脳室，**中脳水道**，第四脳室を経由し，第四脳室正中部上壁にある**第四脳室正中孔**（マジャンディー［Magendie］孔）と，外側壁にある左右一対の**第四脳室外側孔**（ルシュカ［Luschka］孔）からくも膜下腔に出る．脳，脊髄のくも膜下腔を満たした髄液は，くも膜下腔を循環した後に上<ruby>矢<rt>し</rt></ruby><ruby>状<rt>じょう</rt></ruby><ruby>静<rt>じょう</rt></ruby><ruby>脈<rt>みゃく</rt></ruby><ruby>洞<rt>どう</rt></ruby>内に突出する**くも膜<ruby>顆<rt>か</rt></ruby><ruby>粒<rt>りゅう</rt></ruby>**から静脈血内に吸収される．一部は直接くも膜下腔内の静脈や，脳神経，脊髄神経周囲のリンパ組織にも吸収されるといわれる．

脳脊髄液（髄液）の働き

　髄液は脳，脊髄を浸し，衝撃などの外力に対する緩衝媒体として脳や脊髄を保護するほか，頭蓋内圧の調節に関与し，さらには脳・脊髄の代謝にも関係するといわれる．

　また，髄液は1日に450～500 mL産生される．髄液の総量は通常，成人で約150 mL，小児で100 mLといわれており，産生から吸収まで1日に3回ほど循環して入れ替わっていることになる．成人では，約150 mLのうち脳室内にある量は約20 mLで，大部分はくも膜下腔に存在している．

　髄液の過剰産生，吸収障害，循環路の狭窄・閉塞による循環障害があると，

メモ

脳の重量は約1,500 gであるが，髄液中に存在しているため浮力を考慮すると約50 gに相当する．

頭蓋内髄液の異常な増加が生じ，頭蓋内圧が高まる．画像上脳室の異常な拡大を呈することが多い．これを水頭症（p.232 参照）といい，早急に外科的治療が必要になることが多い．

脳室の構造

1）側脳室

大脳半球内部にある脳室で，左右の側脳室は室間孔（モンロー孔）により第三脳室に通ずる．側脳室は前後に伸びた C 型をしており，前角，体部，後角，下角の 4 部に分ける．

①前角

室間孔より前方で，前頭葉内にある部分をいう．上壁，下壁ともに脳梁前部で囲まれ，外側壁は尾状核頭でできる．内側壁は薄い透明中隔でできる．

②体部

前頭葉後部から頭頂葉の深部にある．

③後角

後頭葉内部に突出する部分である．側脳室各部のなかで，発生学的に新しく，その大きさは個体差があり，左右差もよく認められる．

④下角

側頭葉内にあり，内側壁に海馬がある．

＜側脳室脈絡叢＞

側脳室内部には，髄液を産生する側脳室脈絡叢があり，体部・後角・下角が合する部分で最も大きく発達している．側脳室脈絡叢は室間孔を経て，第三脳室脈絡叢に連なる．側脳室内の髄液量は，片側で 7〜10 mL である．

2）第三脳室

間脳にある脳室で，左右両側の視床に囲まれ，前後は比較的長いが，幅は非常に狭い．前方は室間孔で両側側脳室に連なり，後方は中脳水道に連なる．

3）第四脳室

橋・延髄と小脳に囲まれ，後頭蓋窩にある．上方では中脳水道に連なり，下方は脊髄中心管に続く．

4）中脳水道

直径 2 mm ほどで非常に狭く，圧迫などで狭窄や閉塞が生じやすい（p.25 メモ「中脳水道」参照）．

脳脊髄膜（髄膜）

前述のとおり，脳は脊髄同様に，外側から硬膜，くも膜，軟膜の 3 層からなる脳脊髄膜（髄膜）で覆われている（図 I -2-23）．

1）硬膜

厚く強靱な膜で 2 層になっており，内側は脳を覆う膜であり，外側は頭蓋骨内面の骨膜でもある．両者はほとんど癒合して 1 枚の膜になっているが，静脈洞（p.58-60 参照）の部分はこれらが離れており，静脈洞を取り囲んでい

る．真の硬膜と頭蓋骨内側の骨膜は直接接しており，癒着していることが多く極めて狭い腔である．この狭い腔を硬膜外腔とよぶ．

外傷によって生じる**硬膜外血腫**は，硬膜と頭蓋骨の間の出血である．硬膜表面には硬膜動脈があり，硬膜とともに頭蓋骨に癒着している．したがって，頭部外傷・頭蓋骨骨折の際に，硬膜動静脈（とくに側頭部にある最も大きい中硬膜動脈）も一緒に破綻し出血する（p.258 参照）．

＜硬膜の部位＞

● 大脳鎌：左右両側の大脳半球の間にある，大脳縦裂内に突出する硬膜ひだで，前後に伸びて鎌状を呈する．前端は前頭蓋窩の篩骨の鶏冠に付く．上縁は矢状縫合内面の上矢状静脈洞溝に沿って後方に伸び，頭蓋骨内後頭隆起に付く．上縁と下縁で大脳鎌は 2 枚に分かれ，それぞれの間に上矢状静脈洞，下矢状静脈洞がある（p.59 参照）．

● 小脳テント：後頭葉と小脳の間に水平に入り込んだ硬膜ひだで，テントのように小脳上面を覆い，その上に後頭葉をのせて支えている．小脳テントの前内側には大きな切痕があり，テント切痕とよび，中脳・橋とその周囲の動脈・静脈，滑車神経が存在する．テント切痕の外側で，小脳テント前縁は蝶形骨後床突起と側頭骨錐体上縁に付く．後縁には横静脈洞を入れる．テント上面で，大脳鎌との癒着部には直静脈洞を入れる．小脳テントから下を後頭蓋窩とよぶ．

● 小脳鎌：両側小半球の間，小脳虫部の背側にある小さな硬膜ひだをいう．

● 鞍隔膜：トルコ鞍上壁の硬膜で，下垂体茎が貫通する．

＜硬膜の血管＞

● 動脈：前硬膜動脈（眼動脈の枝），**中硬膜動脈**（顎動脈の枝），後硬膜動脈（上行咽頭動脈の枝）などが分布する．中硬膜動脈が最も大きく，外傷などでの損傷で，硬膜外血腫を発症する．硬膜動脈はいずれも髄膜腫の栄養血管となるので，腫瘍塞栓術などで重要である．

● 静脈：硬膜静脈は動脈に沿って走り，**硬膜静脈洞**，**板間静脈**（頭蓋骨内）に注ぐ．

＜硬膜の神経＞

硬膜に分布する知覚神経は主として三叉神経硬膜枝（**上顎神経**，**下顎神経**）と，上位 3 つの頸神経（C1，C2，C3）である．

知覚神経は，とくに動脈，硬膜静脈洞付近に終わる．神経終末の刺激で頭痛が生じるが，とくに動脈知覚線維の刺激ではその局所に頭痛を感じる．これに対し，硬膜静脈洞付近の神経終末刺激では，前頭部，側頭部の三叉神経領域に放散される頭痛を自覚する．

髄膜炎，くも膜下出血などで，とくに後頭蓋窩脳底の硬膜に分布する C1，C2 の知覚線維が刺激されると，反射的に後頭部，項部筋群に緊張・収縮が生じる．これを**項部硬直**とよび，**髄膜刺激症状**の 1 つである．

2）くも膜

　血管を欠く薄い膜で，外側の硬膜との間に極めて狭い硬膜下腔がある．内側の軟膜との間は広く，くも膜下腔といい，髄液で満たされている．くも膜下面からは多数の細い結合組織線維が出ており，軟膜と緩く癒着している．くも膜下腔には，脳に分布する動静脈，脳に出入りする神経が走る．くも膜はとくに上矢状静脈洞内に突起を出しており（くも膜顆粒），一部は頭蓋骨内にまで突出する．くも膜下腔の髄液は，くも膜顆粒から静脈洞内の血流に吸収され，体循環に戻る．

　くも膜下腔は特定の部位でとくに大きくなっており，その部をくも膜下槽または脳槽という．小脳と延髄の背側の脳槽はとくに大きく，大槽といわれる．

コラム **脳脊髄膜をイメージしてみよう**

　脳脊髄膜の構造を理解するために，かぼちゃを脳に見立てて考えてみよう（図参照）．
　かぼちゃをだれかに送るとしたら，どのように梱包するだろうか．まず，表面が傷つかないよう，柔らかい布製の風呂敷で包むだろう．かぼちゃの黄色い実が脳実質で，緑の皮が軟膜である．かぼちゃの実と皮はくっついていて剝がれないように，脳と軟膜もしっかりくっついていて剝がせない．そして風呂敷がくも膜である．風呂敷と緑の皮がくっついていないのと同じように，くも膜は軟膜から剝がすことができる．このため脳の手術では，くも膜を切開して脳表面に達する．かぼちゃの凸凹と風呂敷の間の隙間，これがくも膜下腔で，ここに髄液があり，かぼちゃの表面（脳表）の血管もかぼちゃにくっつくようにして存在している．かぼちゃのとくに上下では，風呂敷とかぼちゃの間に大きな隙間ができるが，これが脳槽で，くも膜下腔のとくに大きな部分である．
　さて，風呂敷だけでは配送中に雨に降られて濡れてしまう可能性を考慮し，ビニールの頑丈な包みで覆う．その頑丈な包みが硬膜である．さらに箱に入れる．箱は頭蓋骨である．最後に箱をラッピングすれば，そのラッピングは頭皮，毛髪にあたる．

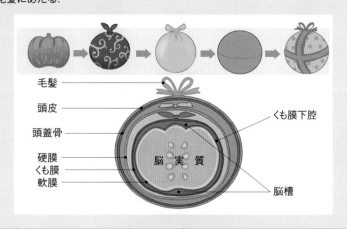

硬膜下腔に生じる出血を**硬膜下血腫**とよぶ．出血は静脈性で，多くは外傷により上矢状静脈洞に注ぐ脳静脈が硬膜下で損傷されて生じる．比較的細い静脈の損傷では，出血は徐々に起こり，症状の出る大きさになるまで1ヵ月前後を要することもある（**慢性硬膜下血腫**）．

くも膜下腔に起こる出血を**くも膜下出血**といい，主としてくも膜下腔を走る脳表面にある動脈に生じる**脳動脈瘤の破裂**により起こる（80%強）．その他，動静脈奇形，外傷，腫瘍，血液凝固異常などで生じるが，なかには原因のはっきりしないくも膜下出血もある．

3）軟膜

脳の表面に密着する薄い膜である．脳室内腔を覆う脳室上衣と連なり，脈絡組織を形成する．脈絡組織はさらに血管とともに脳室内に向かって突出し，脈絡叢となり髄液産生を行う．

硬膜静脈洞（図Ⅰ-2-26）

硬膜の外板と内板の2葉間にある静脈腔で，頭蓋内，主として脳の静脈血を集め，内頸静脈に注ぐ．硬膜静脈洞は導出静脈により，頭蓋骨外部（頭皮，顔面，副鼻腔）の静脈と交通する（静脈については p.64-65 参照）．

＜導出静脈＞

導出静脈は，頭蓋骨中に複数存在し，時として重要な役割を果たす．腫瘍

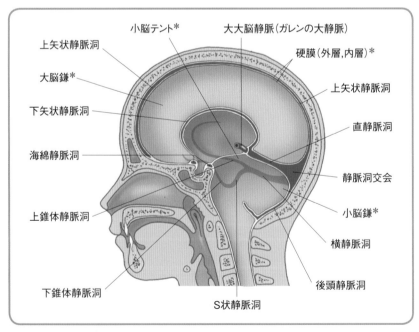

図Ⅰ-2-26　硬膜静脈洞
図Ⅰ-2-29（脳の静脈）も参照．
＊硬膜の一種（p.55-56 参照）．

などで硬膜静脈洞に閉塞が生じた場合，静脈血が心臓に戻れず，脳が充血して頭蓋内圧亢進を生じる．そのとき，静脈血流のバイパス（側腹路）になるのが導出静脈である．静脈血は導出静脈から頭皮の静脈を経由して心臓に戻る．頭蓋内圧の亢進した小児では，頭皮の静脈が怒張しているのがみられるが，これは導出静脈経由でやってきた，たくさんの静脈血の影響である．

一方，頭皮や副鼻腔の炎症は，この導出静脈を介して頭蓋内の硬膜静脈洞に波及し，最悪静脈洞内に血栓を生じたり，さらには脳炎にまで進行してしまうことがある．とくに糖尿病の管理が不十分な患者の頭皮の膿瘍，中耳炎，副鼻腔炎には注意が必要である．

1）上矢状静脈洞

大脳鎌上縁にあり，矢状縫合内面の上矢状静脈溝に沿って，前方から後方に走る．後方ではない後頭隆起のところで横静脈洞に合する．

2）下矢状静脈洞

大脳鎌下縁に沿って，前方から後方に走る．直静脈洞に合する．

3）直静脈洞

大脳鎌と小脳テントが合するところを後走する．下矢状静脈洞と大大脳静脈（ガレン［Galen］の大静脈）が合流してでき，一般にはやや左によって走り，横静脈洞に合する．

4）横静脈洞

内後頭隆起から小脳テント後縁に沿って，後方から前方に走る．一般に右側の横静脈洞は上矢状静脈洞に続き，左側の横静脈洞は直静脈洞に続くことが多いが，バリエーションが多い．両側の横静脈洞は前方でS状静脈洞となる．

5）S状静脈洞

横静脈洞に続き，内下方に走り，頸静脈孔を通って頭蓋外に出て内頸静脈となる．

横静脈洞とS状静脈洞は，中耳・乳突蜂巣と薄い骨壁で隔てられているのみで，中耳炎を起こせば炎症が静脈洞に容易に波及してしまう．また，とくに重度の糖尿病で，血糖コントロール不良に伴う易感染状態にあれば，中耳炎に罹患すると難治となるリスクがあるため注意が必要である．中耳周囲，とくに内側（頭蓋内側）の非常に薄い骨を突き破って中耳の炎症が波及し，静脈洞内に血栓が生じ，静脈還流障害，髄液吸収障害が生じて頭蓋内圧亢進を招く．

6）後頭静脈洞

小脳鎌付着部にあり，上方に走り静脈洞交会に注ぐ．

7）海綿静脈洞

中頭蓋窩で，トルコ鞍の外側にある．洞内部は多数の結合組織線維で貫かれており，海綿状を呈する．左右の海綿静脈洞は，トルコ鞍の前縁と後縁で

頭蓋内圧亢進

頭蓋内は硬い頭蓋骨で覆われているため，脳の血管から出血して血腫ができたり浮腫が生じたり，腫瘍ができたり，髄液が増えると，頭蓋内圧が高くなって脳実質が圧迫されてしまう（詳細はp.113参照）．

メモ

「鼻毛を抜くと死んでしまう」と聞いたことがあるだろうか．そんなわけはないと思うかもしれないが，これは間違いではない．鼻毛の毛穴に炎症や化膿を起こすと，導出静脈を介して頭蓋内にも波及する可能性があり，脳膿瘍を招いて命を落とすこともありえる．

静脈洞交会

内後頭隆起のところで，上矢状静脈洞，直静脈洞，横静脈洞，後頭静脈洞が合流する部をいう．

交通する．海綿静脈洞は後方に走り，上・下錐体静脈洞に注ぐ．海綿静脈洞内を内頸動脈と外転神経が貫き，外側壁に沿って動眼神経，滑車神経，三叉神経第1枝の眼神経，同第2枝の上顎神経が前方に向かって走行する．海綿静脈洞は眼静脈からの血流を受け，眼静脈を介して顔面の静脈，翼突筋静脈叢と交通する．

　海綿静脈洞は顔面の静脈と交通するので，面疔〈めんちょう〉✐など顔面の炎症が波及して，血栓を形成することがある．この場合，眼窩内，眼瞼からの眼静脈を介した血流が障害され，眼瞼・結膜の充血や浮腫，眼球突出が生じる．海綿静脈洞内，外壁を走行する神経も圧迫されて神経麻痺が生じ，外眼筋麻痺による複視，外斜視が生じる．

8）上・下錐体静脈洞

　側頭骨上縁と下縁にある．上錐体静脈洞は海綿静脈洞と横静脈洞を交通し，下錐体静脈洞は海綿静脈洞とＳ状静脈洞を連ねる．

4 脳の血管

　脳は人体で最も活発な代謝を営む臓器の1つであり，重量は体重のおよそ2%にすぎないが，酸素消費量は人体の全消費量の20%に達する．したがって，脳組織は極めて短い時間の血流供給が途絶えただけで，大きな障害を受けることになる．一般に脳に最も多くみられる疾患は，脳循環障害によるものである．この意味においても，脳の血管系を理解することは臨床的に非常に重要なことである．

A 動脈

脳を栄養する動脈（図Ⅰ-2-27）

　脳には，心臓から出る大動脈の分枝である内頸動脈〈ないけい〉と椎骨動脈〈ついこつ〉が分布している✐．

1）内頸動脈

　総頸動脈から分岐して頸部を上行し，頭蓋底に達し頸動脈管を通って頭蓋内に入る．頭蓋腔に入ると内頸動脈は急に強く屈曲し，海綿静脈洞内を貫く．蝶形骨前床突起の内側で硬膜を貫きくも膜下腔に達する．前大脳動脈と中大脳動脈に分岐して終わる．

　Ｕ字型の強い屈曲部を頸動脈サイフォンという．この強い屈曲で，心臓の拍動による強い圧が脳に直接伝わらないようにされているともいわれる．総頸動脈からの内頸動脈分岐部付近には，頸動脈小体という圧受容器がある．この部位でも心臓からの血圧がダイレクトに脳に伝わらないよう，血流調節

面疔

毛孔から細菌が侵入して感染した状態．

大動脈の分岐

内頸動脈も椎骨動脈も左右それぞれにあり，左右の内頸動脈は左右の総頸動脈から，左右の椎骨動脈は左右の鎖骨下動脈から分岐する．ただし，左の総頸動脈と鎖骨下動脈は大動脈から直接分岐するのに対し，右の総頸動脈と鎖骨下動脈は，大動脈の分枝である腕頭動脈から分岐する．すなわち大動脈は，腕頭動脈，左総頸動脈，左鎖骨下動脈の3本に分岐する（腕頭動脈は右側にしか存在しない）．

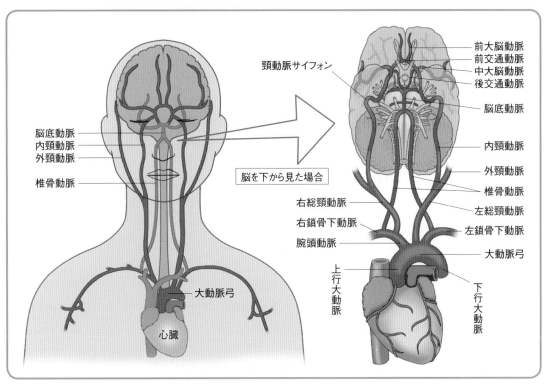

図Ⅰ-2-27　脳を栄養する動脈

がなされている.

＜内頸動脈の分枝＞

- 眼動脈：前床突起内側で分岐し，視神経管を通って眼窩内に入り，さらに分岐して視神経内に入って網膜中心動脈になり網膜に血流を供給する．他の分枝は眼窩内の外眼筋，涙腺などに分布する.

- 前大脳動脈：内頸動脈の2本の終枝の1本で，視索を越えて前内側に走り大脳縦裂に入る．左右の前大脳動脈は前交通動脈で連絡する．大脳縦裂に入った前大脳動脈は，脳梁上面に沿って後方に走る．大脳半球内側面の大部分と，上外側面の上部の大脳皮質に分布する.

- 左右の前大脳動脈を連絡する**前交通動脈**は，血流が非常に複雑であり，動脈壁にストレスがかかりやすく，**脳動脈瘤の好発部位**の1つ（全体の1/3）である．前大脳動脈は，大脳半球内側面の運動野，感覚野に分布するので，血行障害により，反対側の下肢に運動麻痺，知覚障害を生じる.

- 中大脳動脈：内頸動脈終枝の1本で最大の枝である．外側に向かい，大脳外側溝に沿って，後上方に走る．大脳半球外側面の大部分に分布する．脳底部では穿通枝が分岐し，前有孔質から脳内に入り，大脳核，内包，視床などに分布する．中大脳動脈の初めの大きな分岐部は**脳動脈瘤の好発部位**

の1つである.

中大脳動脈は脳梗塞の好発部位である.運動野,感覚野の障害で,反対側の運動,感覚障害が生じ,優位半球では失語が生じる.穿通枝,とくに外側にある穿通枝は出血（被殻出血など）を生じることが多く,「脳出血動脈」ともよばれる.

- 前脈絡叢動脈：視索に沿って後方に走る枝で,側脳室下角の脈絡叢に達する.途中で視索,海馬,偏桃体,大脳核（淡蒼球）,内包,視床,中脳にも分枝する.細い動脈だが,広く重要部に分布しているため,閉塞により,反対側の運動麻痺,記憶,記銘力障害,意識障害が生じうる.
- 後交通動脈：トルコ鞍側方を後方に走り,後大脳動脈と連絡する.内頸動脈との分岐部は脳動脈瘤好発部位の1つである.

2）椎骨動脈

鎖骨下動脈から起こり,上位6個の頸椎横突孔を通って上行し,大後頭孔から頭蓋腔に入る.頭蓋腔に入ると硬膜,くも膜を貫き,延髄の腹側に向かいつつ上行する.左右の椎骨動脈は橋の下縁で合流し,1本の脳底動脈となる.

＜椎骨動脈の分枝＞

- 硬膜枝：後頭蓋窩硬膜に分布する.
- 後脊髄動脈：細い枝で,脊髄後根の外側を下行する.
- 前脊髄動脈：左右の椎骨動脈から起こり,合流して1本となり,脊髄前正中裂を下行する.
- 後下小脳動脈：椎骨動脈の最大枝で,延髄外側を背側に走り,小脳下面に達する.

椎骨動脈,後下小脳動脈の血行障害による症状は延髄に出やすく,とくに延髄背外側が侵されることが多く,三叉神経核,前庭神経核,迷走神経核,種々の神経路が障害され,特徴的な症状を呈する（延髄外側症候群,ワレンベルグ［Wallenberg］症候群）.

3）脳底動脈

左右の椎骨動脈が橋の下縁で合流してできる.橋の腹側を上行し,中脳と

もう少しくわしく　大脳動脈輪があることのメリット

大脳動脈輪が形成されているおかげで,たとえば,左の内頸動脈が閉塞し,血流が途絶えても,右内頸動脈→右前大脳動脈→前交通動脈→左前大脳動脈→左中大脳動脈,あるいは椎骨動脈→脳底動脈→左後大脳動脈→左後交通動脈→左内頸動脈→左前大脳動脈・左中大脳動脈と他の主幹動脈からの血流が期待できる.しかし,交通動脈は細いことが多く,十分な血流が保てない場合があるため,脳梗塞を発症してしまう可能性は大である.

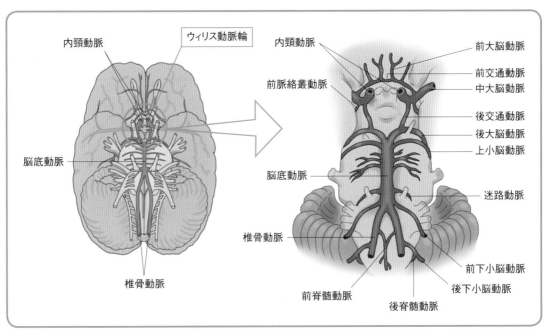

図Ⅰ-2-28 脳動脈輪（ウィリス動脈輪）

橋の境界付近で両側の後大脳動脈に分かれる.

＜脳底動脈の分枝＞
- 前下小脳動脈：小脳下面の前部に分布する.
- 迷路動脈：細い枝で，顔面神経，内耳神経とともに内耳道内に入り，蝸牛・前庭に分布する.
- 上小脳動脈：大脳脚を取り囲むように背側に走り，小脳上面，橋上部，松果体に分布する.
- 後大脳動脈：脳底動脈が左右に分かれて後大脳動脈となる. 大脳脚腹側を外側に走行し，側頭葉内側面と下面，後頭葉の大部分に分布する. 穿通枝は後有孔質から脳内に入り，内包，視床後部に分布する. 後交通動脈により，内頸動脈と交通する.

脳動脈輪（ウィリス動脈輪）

　左右の内頸動脈系（前循環）と椎骨動脈系（後循環）の後大脳動脈は，後交通動脈によって脳底で連絡し，前交通動脈を含めて，全体として動脈輪（ウィリス［Willis］動脈輪）を形成する（図Ⅰ-2-28）. 動脈輪を形成する動脈の分岐部では，動脈壁が比較的弱く，脳動脈瘤の好発部位となる. とくに前交通動脈，後交通動脈の分岐部に生じやすい.

脳各部に分布する動脈

　脳の各部には，以下のような動脈が分布している.

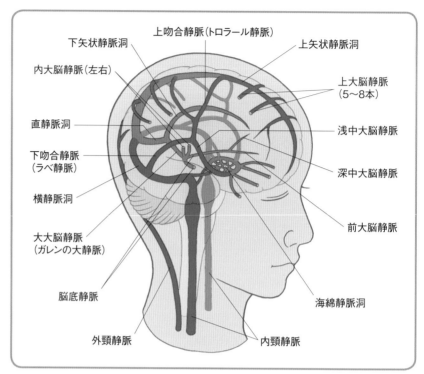

図Ⅰ-2-29　脳の静脈
図Ⅰ-2-26（硬膜静脈洞）も参照.

- 大脳（大脳半球皮質）：前・中・後大脳動脈
- 延髄：椎骨動脈，前・後脊髄動脈，後下小脳動脈，脳底動脈
- 橋：脳底動脈，前下小脳動脈，上小脳動脈
- 中脳：後大脳動脈，上小脳動脈，脳底動脈
- 小脳：上小脳動脈，前下小脳動脈，後下小脳動脈
- 間脳：主として中大脳動脈，後交通動脈，後大脳動脈，脳底動脈

B　静　脈

　静脈については，大脳に分布するもののみ述べる．大脳の静脈は大脳半球外側面にある外静脈系と，大脳半球内側面にある内静脈系に大別する．いずれの静脈系も硬膜静脈洞に注ぎ，内頸静脈にいたる（**図Ⅰ-2-29**）.

外静脈系

1）上大脳静脈

　大脳半球上外側面にある5～8本の静脈で，上行して上矢状静脈洞に注ぐ．

　上大脳静脈がくも膜を貫き，上矢状静脈洞に流入するまでの間は，静脈の支持組織に乏しく，外力により破綻しやすい．外力で脳がくも膜とともに移

動するとき，硬膜は動かないため，硬膜下腔でこれらの静脈が引き延ばされて損傷される．これが硬膜下血腫である（p.58参照）．

2）浅中大脳静脈

外側溝を後上から前下方に向かって走る静脈で，海綿静脈洞に注ぐ．この静脈と上大脳静脈との吻合枝で，上矢状静脈洞に注ぐ静脈を上吻合静脈（トロラール［Trolard］静脈）という．下大脳静脈との吻合枝で，横静脈洞へ注ぐ静脈を下吻合静脈（ラベ［Labbe］静脈）という．

上下の吻合静脈は，静脈還流の側副路として非常に重要である．上吻合静脈には，中心溝の前後にある運動野，感覚野からの静脈が，下吻合静脈には側頭葉後部，頭頂葉下部の静脈が注ぐ．手術時の目印にもなる非常に重要な静脈である．

3）下大脳静脈

大脳半球外側面の下部，大脳半球下面（前頭葉下部，側頭葉，後頭葉）からの静脈を集める．

4）脳底静脈

視交叉の近くで，前大脳静脈と深中大脳静脈が合流してできる．視索の内側面に沿って後走し，大脳脚側面を上行して，大大脳静脈（ガレン［Galen］の大動脈）に注ぐ．

内静脈系

大脳深部（大脳核，内包，脈絡叢など）からの静脈血を集める．

1）内大脳静脈

透明中隔静脈，視床線条体静脈，脈絡叢静脈が合流してできる．脳梁の下を後走し，脳梁膨大部の下で左右が合して，大大脳静脈（ガレンの大静脈）となる．

2）大大脳静脈

左右の内大脳静脈が合してできる短い静脈で，脳梁膨大部を回って上行し，松果体の上方を走り，直静脈洞に注ぐ．大大脳静脈には脳底静脈，小脳上面からの静脈も流入する．

3 末梢神経系

　生体は，末梢神経系を介して外界（**外部環境**）や生体内部（**内部環境**）の状況についての情報を中枢神経系に集め，中枢神経系でそれらの情報を処理・統合し，再び末梢神経系を介して各組織・器官を調節し，環境に応じて生活活動を営み，**恒常性**を維持する．要するに，末梢神経系は，中枢神経系と身体の各部位とを連絡するものであり，脳と末梢を連絡する**脳神経**と，脊髄と末梢を連絡する**脊髄神経**に分けられる．また，主として外部環境からの情報を受け，それに対応するように骨格筋（随意筋）の運動を起こす作用をもつ神経を**体性神経系**といい，これに対して主として心筋，平滑筋（不随意筋）の運動，腺の分泌などいわゆる植物性機能に関与する神経をまとめて**自律神経系**という．

1 脳神経

　脳神経は，脳に出入りする末梢神経で左右**12対**ある（**図I-3-1**，**表I-3-1**）．頭蓋底の孔（管）を通って頭蓋外に出る．

　脳神経の線維には，**知覚性**，**運動性**，**混合性**の3種がある．知覚線維は，神経の走行路の途中にある神経節の神経細胞の胞体突起で末梢性突起が末梢に達し，中枢性突起が脳幹にある終止核（知覚核）に終わる．運動線維は，脳幹にある起始核（運動核）の神経細胞の胞体突起である．運動線維には，頭頸部横紋筋を支配するもののほかに，平滑筋・腺に分布する自律神経線維（副交感線維）がある．副交感線維は，特定の脳神経（動眼神経，舌咽神経，迷走神経）に含まれて脳幹から出る．

　以下，p.22，**図I-2-10**および**図I-2-12**も参照されたい．

1）嗅神経

　嗅覚にかかわる神経で，鼻腔上部の嗅上皮にある嗅細胞の突起が集まってできる，約20本の神経線維束（嗅糸）からなる．鼻腔上壁の篩骨篩板の小孔を通って前頭蓋窩に入り，前頭蓋窩嗅窩にある嗅球に入る．

　嗅神経障害で嗅覚消失のような嗅覚障害が生じるが，前頭蓋底の腫瘍，外傷などでの篩骨篩板の骨折で生じることが多い．ヒトでは嗅覚はかなり退化しているが，嗅覚消失により，味覚の変化が生じ，高血圧症，糖尿病，脂

> **メモ**
> 嗅覚を消失した状態での食事は，鼻をつまんで食べるようなもので，味がわかりにくくなり，結果として濃い味が好きになり，種々の生活習慣病の誘因となる．

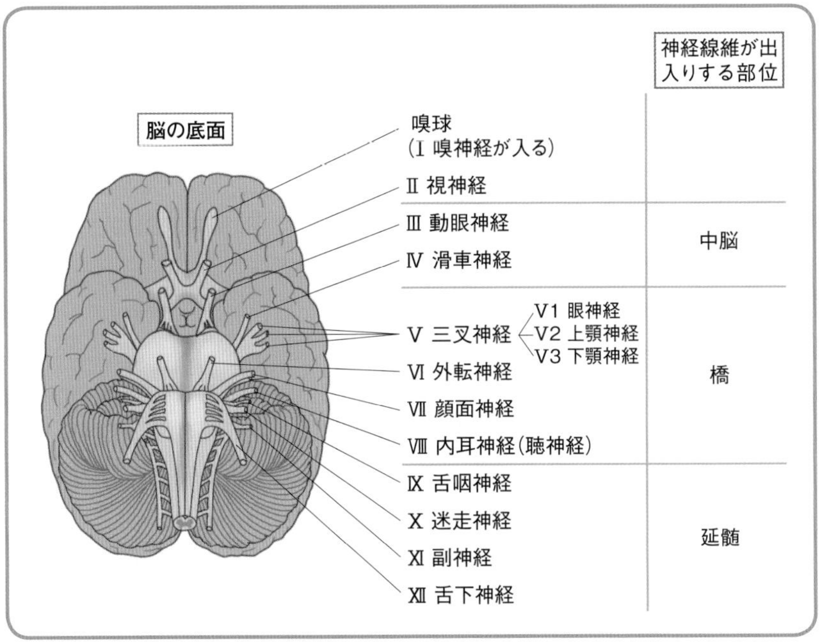

図Ⅰ-3-1 脳神経

表Ⅰ-3-1 各脳神経の特徴

	名称	神経線維が出入りする部位	神経線維の性質	通過する頭蓋底の孔
第1脳神経	Ⅰ 嗅神経	—	知覚性	篩骨篩板
第2脳神経	Ⅱ 視神経	—	知覚性	視神経管
第3脳神経	Ⅲ 動眼神経	中脳	運動性	上眼窩裂
第4脳神経	Ⅳ 滑車神経		運動性	上眼窩裂
第5脳神経	Ⅴ 三叉神経		混合性	
	第1枝（Ⅴ1）：眼神経		知覚性	上眼窩裂
	第2枝（Ⅴ2）：上顎神経		知覚性	正円孔
	第3枝（Ⅴ3）：下顎神経	橋	混合性	卵円孔
第6脳神経	Ⅵ 外転神経		運動性	上眼窩裂
第7脳神経	Ⅶ 顔面神経		混合性	内耳孔，茎乳突孔
第8脳神経	Ⅷ 内耳神経		知覚性	内耳孔
第9脳神経	Ⅸ 舌咽神経		混合性	頸静脈孔
第10脳神経	Ⅹ 迷走神経	延髄	混合性	頸静脈孔
第11脳神経	Ⅺ 副神経		運動性	頸静脈孔
第12脳神経	Ⅻ 舌下神経		運動性	舌下神経管

質異常症など生活習慣病の温床になる．また，副鼻腔炎（とくに篩骨洞炎）では嗅神経にまでにおい刺激が到達せず，結果として嗅神経障害と同様の症状となる．副鼻腔炎の危険因子の1つである喫煙で生じる重要な症状である．

2）視神経

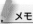

メモ
視神経は，末梢の情報（視覚情報）を脳に伝えるという意味で，末梢神経に含めて扱われる．

発生学的に大脳の一部であり，脳髄膜の続きで覆われる．網膜神経細胞の胞体突起が集まってでき，眼球の後極近くで眼球の強膜を貫き，視神経管を通って眼窩から頭蓋内に入る．左右の視神経は頭蓋内で合して，視（神経）交叉をつくり，再度左右に分かれて視索となり，大脳脚外側を回って，視床外側膝状体に達する．

視神経障害で，視力低下や視力の喪失，視野欠損が生じる．視覚情報は，眼球に入り，視神経によって最終的に後頭葉視覚野に達する．それまでの経路いずれでも障害が生じ，障害部位により特徴的な症状を呈する．

3）動眼神経

中脳にある**動眼神経核**（運動核．主核ともいう）と**副核**（副交感神経核）から起こる．大脳脚内側面から出て前方に向かい，海綿静脈洞の上壁に沿って前進し，上眼窩裂を通って眼窩内に達する．運動線維は，眼窩内で上枝と下枝に分かれ，上枝は上眼瞼挙筋と上直筋に，下枝は内直筋，下直筋，下斜筋に分布する．副交感線維は，副核から出てすぐに運動線維に加わり，同様に走行し眼窩内に入って毛様体神経節に達する．毛様体神経節から出て短毛様体神経として眼球に達し，瞳孔括約筋，毛様体筋に分布する．

動眼神経麻痺では，次のような症状がみられる．

- 上眼瞼挙筋の麻痺により，上眼瞼が垂れ下がる（**眼瞼下垂**）．
- 外眼筋に麻痺が生じるが，上斜筋（滑車神経支配）と外直近（外転神経支配）の麻痺は生じないので，麻痺のない2つの外眼筋の作用により，眼球は外下方に向き，**外斜視**となり**複視**を自覚する．
- 瞳孔括約筋，毛様体筋の麻痺により，瞳孔散大（**散瞳**），**対光反射消失**，**調節反射消失**が生じる．

4）滑車神経

嗅神経に次いで細い神経で，脳幹の背側から出る唯一の神経である．中脳背側部中脳蓋の下丘（かきゅう）のすぐ後方から出て，大脳脚をまわり，側頭骨錐体の尖端で硬膜外に出ると，海綿静脈洞上壁を前進し，上眼窩裂から眼窩内に達する．上斜筋に分布する．

滑車神経麻痺では，上斜筋麻痺が生じ，眼球を内下方に向けることができない（鼻の先が見にくい）．

5）三叉神経

最も太い脳神経で，橋と中小脳脚の移行部から出る．知覚線維と運動線維が混ざった混合性脳神経である．知覚線維は，中頭蓋窩の側頭骨錐体の尖端で大きな「三叉神経節」をつくる．これは半月神経節，ガッセル（Gasserian）

神経節ともよばれる，1×2cm の扁平な大きな神経節で，これより前方に向かい，**眼神経**，**上顎神経**，**下顎神経**の3枝が出る．運動線維は橋にある**三叉神経運動核**に起こり，三叉神経節の下面内側を通り，下顎神経に加わり，咀嚼筋（咬筋，側頭筋，内側・外側翼突筋，顎二腹筋の前腹），顎舌骨筋，鼓膜張筋，口蓋帆張筋に分布する（p.30 参照）．

（p.30 参照）

①眼神経

第1枝（V1）で，三叉神経節から前上方向に向かい，海綿静脈洞外側部で動眼神経，滑車神経の下を前進し，上眼窩裂から眼窩内に達する．眼球など眼窩内構造物，上眼瞼，前頭部，鼻稜から鼻尖部，硬膜に分布し，その知覚を伝える．

②上顎神経

第2枝（V2）で，三叉神経節から前方に向かい，正円孔から頭蓋外（翼口蓋窩）に出る．主に上顎部，頬部，硬膜に分布し，その知覚を伝える．

③下顎神経

第3枝（V3）で，3枝のなかで最も太い．三叉神経節から前下方に向かい，卵円孔から頭蓋外（側頭下窩）に出る．主に下顎，耳介周囲，舌前2/3，硬膜に分布しその知覚を伝える．運動神経線維も混じ，前述の筋群に分布し，運動を支配する．

三叉神経の障害で，3枝それぞれの分布領域の知覚障害と，咀嚼筋などの麻痺が生じる．なかでも眼神経障害による角膜の知覚障害は，角膜損傷の危険因子となる重要な症状であり，角膜反射の低下，消失が認められる．咀嚼筋の麻痺が生じると，開口運動により下顎の偏位が生じる．下顎を前に出すと，オトガイ（下顎の前端部）は麻痺側に偏位する．

三叉神経痛は，極めて激しい痛み（電撃痛）を生じる神経痛で，三叉神経が橋に入る部分での動脈圧迫に起因することが多い．第2枝と第3枝領域に多く，それらの支配領域のある部分（トリガーポイント）を触わっただけでも神経痛が誘発されることが多い．三叉神経痛に併発して，運動線維の過剰刺激による咬筋の痙攣（咬痙）が起こることもある．

6）外転神経

橋と延髄錐体の間から出て，内頸動脈の外側を走り，海綿静脈洞を貫いて上眼窩裂を通り眼窩内に達する．外直筋を支配する．

外転神経麻痺では外直筋の麻痺が生じるため眼球を外側に向けることができない．他の外眼筋の影響で眼球は内側を向き（**内斜視**），非常に強い複視を自覚する．外転神経は，脳底部を長く走行し，さらに海綿静脈洞内を走行するので，頭蓋内圧亢進，髄膜炎などの影響を受けやすい．頭蓋内圧亢進時には寄り目になっていることがあり，これは外転神経麻痺のためである．

7）顔面神経

橋とオリーブの間から出て，内耳神経とともに側頭骨内耳孔から内耳道に

入る．内耳道の底で内耳神経と分かれて顔面神経管に入り，茎乳突孔から頭蓋外に出る．主として顔面筋（表情筋）とあぶみ骨筋を支配する運動線維からなるが，知覚線維（舌前2/3の味覚）と副交感線維（涙腺，顎下腺，舌下腺に分布する分泌線維）も含む．知覚線維と副交感線維は脳幹から出る部で中間神経をつくり，運動線維と区別される．

　顔面神経障害の症状は，**表情筋の麻痺**と舌前2/3の**味覚障害**，涙液や唾液の分泌障害，聴覚過敏である．顔面神経は，内耳道に入り茎乳突孔から頭蓋外に出る間に，分枝として大錐体神経，あぶみ骨筋神経，鼓索神経を出すが，障害の生じる部位によっては，前述のすべての症状が現れる．最も多いのがベル（Bell）**麻痺**とよばれる，顔面神経の急性麻痺である．障害側の顔面筋に麻痺が生じる．

コラム　**ひょっとこ**

ひょっとこは，風呂釜に息を吹き込み火を強くして湯を沸かす「火男」のなまったもの，といわれる．このひょっとこの表情は，実は顔面神経麻痺である．末梢性顔面神経麻痺を前述したが，脳梗塞などで，脳幹部顔面神経核より上位の大脳皮質運動野までの間に障害が生じると，やはり顔面筋の麻痺が生じる．しかしその場合は，前頭筋が麻痺しない（前頭筋は両側支配であり，たとえば，中枢神経系の右側での障害があっても，反対の左側の皮質核路からの線維で動くため）．しかし，脳幹から出た後の末梢性麻痺では，前頭筋が麻痺する．中枢性麻痺か末梢性麻痺かの鑑別には，患者におでこにしわを寄せる動きを指示してみるとよい．左右両側ともおでこにしわが寄せられれば中枢性，片側のおでこにしわが寄らなければ，寄らない側の末梢性顔面神経麻痺となる．

メモ

内耳神経は橋，延髄，小脳の境界部から出るが，この部位を小脳橋角部とよぶ．内耳神経の1つである前庭神経からの腫瘍（聴神経腫瘍）が好発する部位で，臨床的に重要である．

不定愁訴

医学用語であるが，診断名（いわゆる病名）ではない．何となくだるい，めまいがするような気がする，頭が重い，眠れない，イライラする，何となく不安など，漠然とした自覚症状を訴え，種々の検査で有意な陽性所見が認められなかった場合に使われる．本人からの訴えは強いものの，内容は主観的で変わりやすく，他覚所見に乏しいのが特徴．更年期にある女性に多い傾向があるが，男女を問わず高齢者になるほど頻度が多くなる．気のせい，神経質だ，精神疾患だ，などと言われてしまうことが多いが，重大な疾患が隠れていることもあり，それぞれの診療科で可能な検査はすべきである．

8）内耳神経（聴神経）

　橋と延髄の境界の最外側から，上根（前庭枝＝**前庭神経**）と下根（蝸牛枝＝**蝸牛神経**）とをもって出る．顔面神経とともに内耳道に入り，内耳道底で前庭神経と蝸牛神経に分かれ，いずれも内耳に分布する．前庭神経は内耳の平衡覚器（三半規管，球形嚢・卵形嚢の平衡斑）に分布し，**平衡覚**に関与する．蝸牛神経は内耳の蝸牛管コルチ器に分布し，**聴覚**に関与する．

　前庭神経の障害では，平衡覚障害が起こり，回転性めまい，眼振が生じる．蝸牛神経の障害では，聴覚障害が生じ難聴，耳鳴が生じる．

　内耳道内で，ほとんどが前庭神経由来の神経鞘腫（聴神経腫瘍）が生じることがあり中年女性に多い．腫瘍が大きくなると小脳橋角部を占拠するようになり，小脳橋角部腫瘍の大半を占める．前庭神経・蝸牛神経障害の症状，脳幹圧迫による症状など，多彩な症状を呈する．

　聴神経腫瘍は非常に多彩な症状を呈し，中年女性に多くみられることから，更年期症候群を含め，時に不定愁訴として見過ごされることがある．

組織学的にはほぼすべてが良性腫瘍であり，ゆっくりと増殖するため，聴力低下も自覚されないことがある．中年女性で，一側の耳鳴，めまい感，一側顔面のしびれ感，一側の目が乾く，一側の顔がこわばる，頭が重い，歩きにくい，眠れない，など多彩な症状があった場合，鑑別診断として頭に入れておくとよい．聴神経腫瘍は水頭症を合併することが多く，高齢者では歩行障害や認知症症状が初発である場合もある．

9）舌咽神経

延髄オリーブの後方から起こり，頸静脈孔から頭蓋外に出て，舌と咽頭に分布する．主に舌と咽頭の知覚を伝える知覚線維であるが，運動線維，副交感線維を含む．

- 知覚線維：舌の後 1/3 の味覚と知覚を伝え，口蓋扁桃，咽頭，頸動脈洞，頸動脈小体に分布する．
- 運動線維：咽頭の茎突咽頭筋のみを支配する．
- 副交感神経線維：耳下腺の分泌を司る．

舌咽神経が単独で障害されることは極めてまれで，一般には並走する迷走神経，副神経とともに障害される．障害により，舌の後 1/3 の味覚と知覚の障害，咽頭の知覚障害，耳下腺の分泌障害が生じる．

コラム　舌咽神経痛

舌咽神経痛は，三叉神経痛の 1/100 の頻度で起こるといわれ，非常にまれではあるが，時に突然死を起こす怖い病気である．舌の付け根，咽頭に電撃痛が生じ，ちょうど三叉神経痛と同じように，舌咽神経が脳幹に入る部分で，動脈による圧迫により生じる．三叉神経痛同様，かなりの激痛で，発作時に頸動脈洞反射を生じることがあり，この反射による高度の徐脈と，高度徐脈により誘発される不整脈で突然死することがある．舌咽神経痛の手術前の患者にとって，心電図モニターが命綱であるため，電極が外れていないか注意深く観察する必要がある．

10）迷走神経

延髄オリーブの後側から出て，舌咽神経，副神経とともに頸静脈孔を通って頭蓋外に出る．頸部では，内頸動脈，総頸動脈，内頸静脈の間にあり，それら動静脈とともに頸動脈鞘に包まれる．耳介後面，硬膜および頸部，胸部，腹部の内臓に分布し，その知覚，運動，分泌に関与する非常に重要な神経である．知覚線維，運動線維，分泌線維からなるが，主として副交感神経性の神経である．広範囲に様々な枝を出す．

- 知覚線維：胸腹部の内臓の知覚を迷走神経背側知覚核に伝える．頸動脈洞，大動脈小体からの血圧情報も伝える．
- 運動線維：軟口蓋，咽頭，喉頭の筋を支配し，嚥下，発声，構音に関与す

迷走神経の由来

迷走神経はラテン語で Vagus という．英語のワンダーリング（wondering［さまよい歩く］）という意味があり，非常に広い範囲にわたって分布することからこのように名付けられた．

る．その障害は舌咽神経とともに起こることが多く，障害によって軟口蓋麻痺が生じる．脳幹部の血管障害（とくに脳幹梗塞）で多い．一側の麻痺で，軟口蓋と口蓋垂が健側に偏位する（カーテン徴候）．枝の1つである反回神経麻痺では，喉頭麻痺が生じ，発声障害，とくに嗄声*が認められる．甲状腺がん，喉頭がんなどで両側性に障害されると声が出せなくなる（失声）．

＊嗄声 hoarseness
声がれ，しゃがれ声，ハスキーボイス．

- 副交感線維，分泌線維：頸部，胸部，腹部臓器に広く分布する．気管，気管支，食道，胃，小腸と大腸の一部の運動を促進し，消化腺の分泌を促し，心臓に対しては抑制的に作用する（降圧，徐脈）．迷走神経核は頭蓋内圧亢進に対して非常に敏感であり，刺激されると徐脈，嘔吐が生じる．呼吸は緩徐かつ深くなる．

11）副神経

延髄と上位頸髄から，それぞれ延髄根，脊髄根として出る．延髄根は小さく，迷走神経のすぐ下で延髄オリーブの後ろから起こる．脊髄根は大きく，C1〜C5の前根と後根の間から出て脊柱管内を上行し，大後頭孔を通って頭蓋内に入り，延髄根と合して副神経となり舌咽神経，迷走神経とともに頸静脈孔を通って頭蓋外に出る．延髄根由来の線維は，内枝として迷走神経と合し，主に軟口蓋，咽頭の筋に分布する．脊髄根由来の線維は外枝となり，下行して胸鎖乳突筋，僧帽筋に分布する．

副神経延髄根の単独障害はまれで，迷走神経ともに障害される．脊髄根が障害されると（頸部リンパ節郭清などの手術が多い），同側の胸鎖乳突筋，僧帽筋の麻痺・萎縮が生じる．胸鎖乳突筋の麻痺で，反対側への頭部回転障害が生じ，両側胸鎖乳突筋が麻痺すると仰臥位で頭部を持ち上げることができなくなる．僧帽筋麻痺では，麻痺側の肩が下がり，肩甲骨の挙上ができにくくなる．

12）舌下神経

延髄の錐体とオリーブの間から起こり，後頭骨の舌下神経管を通って頭蓋外に出る．迷走神経，内頸動脈，内頸静脈の外側を前下方に走り，舌筋に分布する．舌の運動を支配する．

舌下神経の一側性障害では，舌を前方に突き出したときに，舌尖は麻痺側に偏位する．麻痺側の舌に萎縮が生じ，構音・嚥下障害が生じる．

コラム	**複数の脳神経が障害される病態：ガルサン症候群（Garcin's syndrome）**

ここまで，各脳神経が障害された場合にどのような影響が及ぼされるかについて述べてきたが，単一ではなく複数の脳神経が障害される病態がある．その一つがガルサン症候群といい，半側の複数の脳神経が障害される「片側多発脳神経障害」である．がん性髄膜炎，結核性髄膜炎，外傷（頭蓋底骨折など）などで起こる．なお，両側性の多発脳神経障害も含む．

2 | 脊髄神経

　脊髄に出入りする末梢神経で，左右31対ある（**図Ⅰ-3-2**）．神経が出入りする脊髄の高さにより5群に分ける（**表Ⅰ-3-2**）．

脊髄神経の構造

　脊髄神経は，椎間孔を出るとただちに前枝と後枝に分岐する（**図Ⅰ-3-3**）．

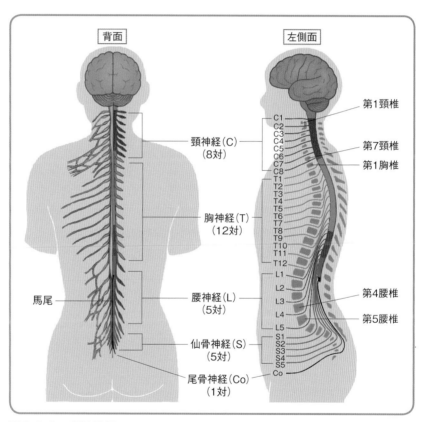

図Ⅰ-3-2　脊髄神経

表Ⅰ-3-2　脊髄神経の種類

種類	数
頸神経（C）	8対：第1～8頸神経（C1～C8）
胸神経（T）	12対：第1～12胸神経（T1～T12）
腰神経（L）	5対：第1～5腰神経（L1～L5）
仙骨神経（S）	5対：第1～5仙骨神経（S1～S5）
尾骨神経（Co）	1対

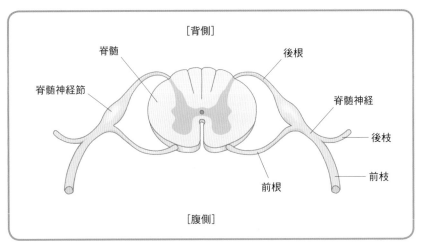

図Ⅰ-3-3　脊髄神経の構造

　前枝は太く，体幹の外側部と腹側部，上下肢に分布する．後枝は細く，体幹背部に分布する．

　頸神経のうち，第1頸神経（C1）は，後頭骨と第1頸椎の間から出る．以下第2～7頸神経（C2～C7）は，順に対応する頸椎とそのすぐ上の頸椎との間から出る．第8頸神経（C8）は，第7頸椎と第1胸椎の間から出る．以下の胸神経，腰神経，仙骨神経は順に，それぞれ対応する椎骨とそのすぐ下の椎骨の間から出る（たとえば第4腰神経［L4］は，第4腰椎と第5腰椎の間から出る）．

　脊髄は，前述のとおり脊柱管より短いため，脊髄から出る脊髄神経の根線維は，上方ではほぼ水平に外側に走って椎間孔に達するが，下方では対応する椎間孔に達するために，下方に斜走する．とくに脊髄下部から出る根神経は脊柱管内を下方に走り，脊髄円錐の下方に下垂し，馬尾とよばれる．

第Ⅱ章 脳・神経疾患の診断・治療

1 神経症状からの診断の進め方

1 意識障害

　脳・神経領域の診察においてまず確認すべき症状は，**意識障害の有無とその程度**である．意識は，**意識レベル（覚醒度）**と認知機能の2つの要素からなり，大脳皮質と上行性網様体賦活系で維持される．意識レベルと認知機能が正常に保たれた状態を「**意識清明**」といい，いずれか一方または両者が障害された場合を「**意識障害**」という．大脳皮質は，認知機能に関する中枢であり，上行性網様体賦活系*からの持続的な刺激を受けて覚醒状態となり，その様々な刺激に対して適切な反応を示す．

> ***上行性網様体賦活系**
> 脳幹網様体，視床，視床下部を含む経路で，末梢からの感覚刺激を受けて，その情報を広く大脳皮質に投射する（p.34「もう少しくわしく/網様体賦活系の働き」参照）．

A 意識レベル（覚醒度）の障害

意識レベルの評価の指標

　臨床では，意識障害の程度と経時的な変化を客観的に評価する必要があり，その指標として用いられるのが以下の2つである．

1）ジャパン・コーマ・スケール（Japan Coma Scale：JCS）

　覚醒の程度によりⅠ（1桁），Ⅱ（2桁），Ⅲ（3桁）の3段階に大別し，それぞれをさらに3段階に分け，合計9段階に分類する（**表Ⅱ-1-1**）ため，「3-3-9度方式」ともよばれる．意識清明は0と表す．たとえば，大きな声で呼びかけると開眼する場合はⅡ-20と表す．JCSは簡便だが，評価する人によってばらつきが多いといわれる．

2）グラスゴー・コーマ・スケール（Glasgow Coma Scale：GCS）

　開眼機能（E），言語機能（V），運動機能（M）の3要素からなり，意識状態を合計点数とその内容により評価する（**表Ⅱ-1-2**）．意識清明で満点の15点（E4V5M6），昏睡で最低の3点（E1V1M1）となる．

　GCSは英国で，頭部外傷患者の意識レベルを評価するために生まれた．覚醒反応，認知機能を確認しやすく，正確性と具体性に優れる．

外傷，バイタルサイン，瞳孔の観察・評価

　意識障害患者を診た場合，生命の危険があるかどうかの判断が重要になる．JCSまたはGCSで意識障害の程度を把握するが「重度であるほど生命

脳・神経領域の診察のプロセスと観察のポイント

患者と接している間は，できるだけ患者から目を離さないように意識することである．患者に触れずとも，診断が可能な場合もある．①意識障害の有無，②頭部，顔面，眼位，四肢末梢異常の有無，③言語・構語障害の有無，④脳神経異常の有無，⑤不随意運動・運動麻痺の有無，⑥小脳症状の有無，⑦知覚障害の有無，⑧歩行障害の有無を観察することで，全身の異常の有無の確認が網羅できる．医師が外来診療で実際に実践している例を記す．

＜患者が名前を呼ばれてから診察室に入ってくるまで＞

名前を呼ぶ前に，問診表の書字に目を通しておく．本人の記入か代筆か．丸などの筆跡で利き手や振戦等の不随意運動の有無が判断できる．仮名・漢字の間違いがないか，字がだんだん小さくなっていないか，筆圧が適切か．そして，主訴が何かを理解しておく．何度も名前を呼ばれているようであれば，聴力低下が疑われる．入室までに時間がかかるようであれば，歩行障害など運動機能の問題がありそう，もしくは入室指示を理解できないのかも，と思考をめぐらせる．

＜患者が診察室に入ってから椅子に座るまで＞

主訴に関連する所見に細心の注意を払う．顔色，顔貌（表情），頭部・顔面の外傷の有無，歩行に問題はないか（杖・車椅子の使用，介助の必要性），運動失調・不随意運動がないか，歩行時の腕の振り方，服装・化粧の様子はどうか．入室と同時にあいさつをし適切な返答があるか，発声異常があるかを確認する．椅子に座ったら，臭気にも注意する（失禁してないか）．ここまでで，前述の⑦以外についておおよその見当がつく．

＜問診，視診＞

問診，視診では次の項目を確認する．顔色，爪の色，甲状腺腫の有無．目が合うかどうか，自身の症状を的確に説明できるか（迂遠の有無），こちらの質問に的確に回答できるか，同伴の家族を頼らないか．頭皮，顔面をよく観察し，発疹，顔面神経麻痺の有無を診る．声の大きさ・抑揚，構語障害の有無．不随意運動があれば，変化の有無．主訴が物忘れであればにおいがわかるか，見当識障害，記銘力障害がないか．主訴がしびれ，疼痛であれば，知覚鈍麻や過敏がないか．

＜診察：順番は自分のやりやすいように＞

瞳孔と眼球運動，対座法で視野，聴力（問診で判断できるが，聴神経腫瘍が疑われれば音叉での評価が必要），咽頭・喉頭，舌の突出を観察する．聴診器で不整脈，心雑音，頸動脈雑音の有無を確認する．手を開いて両腕挙上を指示し，言葉の理解と，筋力低下・関節可動域制限の有無，麻痺の有無を評価する．医療者も同様に両腕を挙上し，真似をするよう指示しながら指折りと指を再度伸ばす運動を繰り返し，空間認識，失調，不随意運動，運動の速度を観察する．手のグーパーの繰り返し，拇指と示指のタップの繰り返しを指示し，巧緻運動を観察する．深部腱反射の観察と，筋萎縮や筋トーヌス（筋緊張）の異常の有無を確認する．めまいがあれば，指鼻試験，変換運動の評価．疼痛，しびれがあれば，当該部位の視診と知覚検査を行う．歩行に問題があれば，椅子からの起立を指示し，廊下を実際に歩行させて観察する．腕の振り，方向転換までしっかりと観察する．つぎあし歩行ののち，立位のままにしておき，ロンベルグ（Romberg）徴候と，立位のまま肩を引いたり押したりして，姿勢反射障害の有無を観察する．

表Ⅱ-1-1　ジャパン・コーマ・スケール

Ⅰ　刺激をしなくても覚醒している
1.　おおよそ清明だが，完全に清明とはいえない．
2.　見当識障害がある．
3.　自分の名前，生年月日が言えない．

Ⅱ　刺激をすると覚醒する（刺激をやめると眠ってしまう）
10.　普通の呼びかけで容易に開眼する．開眼しなくても合目的的運動が可能．言葉も出るが間違いが多い．
20.　大きな声での呼びかけまたは痛み刺激で開眼する．
30.　痛み刺激と大声での呼びかけでかろうじて開眼する．

Ⅲ　刺激しても覚醒しない
100.　痛み刺激に対して払いのける動作をする．
200.　痛み刺激に対し，顔をしかめたり，手足を動かす．
300.　痛み刺激に対して全く反応しない．

不穏のあるときは「R」（restless），失禁のあるときは「I」（incontinence），無動無言のあるときは「A」（apathy）を付記する．例：I-3（R），I-2（I），I-3（A）などと表す．

＊徐皮質硬直

広汎な大脳皮質の障害で生じる．JCS100〜200．除脳硬直で障害される前庭脊髄路，橋網様体脊髄路は保たれる．両側上肢は屈曲位で，両側下肢は除脳硬直同様伸展位で足関節も伸展位となる．

＊除脳硬直

前庭神経核，橋網様体を中枢とする前庭脊髄路と網様体脊髄路の障害で生じると考えられており，中脳から橋上部の障害で生じる重篤な病態．意識状態はJCS200で，四肢伸展位で上下肢ともに内転し，手関節屈曲位，足関節伸展位をとる．体幹も伸展し，後屈となる．

バイタルサイン

バイタルサイン（生命徴候）とは，人間の生きている証のことで，測定・評価項目として体温・呼吸・脈拍・血圧，そして意識状態がある．人間が生きていることを把握するためには，身体から出されるサインの変化を見つけることが必要である．

表Ⅱ-1-2　グラスゴー・コーマ・スケール

E　開眼：eye opening
4.　自発的に開眼
3.　呼びかけで開眼
2.　痛み刺激で開眼
1.　開眼しない

V　言語：verbal response
5.　正確な応答
4.　見当識障害
3.　不適当な言語
2.　意味不明，理解不能な言語
1.　言語を発しない＊

M　運動：best motor response
6.　命令に従う
5.　痛み刺激を払いのける
4.　痛み刺激に対し逃避反応，四肢屈曲
3.　痛み刺激に対し四肢以上屈曲（徐皮質硬直＊）
2.　痛み刺激に対し四肢伸展（除脳硬直＊）
1.　痛み刺激に対し全く動かない

＊挿管，気管切開の場合も1に該当し，「V1（T）」と表す．Tはtube（管）の意味．

に危険がある」と考えてよい．外傷の有無を素早く観察して，バイタルサインと瞳孔を評価する．

＊vital

「必要不可欠に重要」という意味.
Your presence is <u>vital</u> for the survival of this patient !
「この患者が生き残るにはあなたの存在が不可欠です！」

脳死

脳死とは全脳死を意味する．すなわち脳幹部を含む，全脳機能の不可逆的な停止状態である．自発呼吸はなく，人工呼吸器を装着することで心臓は動いていても，やがて心停止に至る．なお，植物状態とは大脳機能の停止のために意識のない状態だが，脳幹機能が残存しており，自発呼吸があることが多い．稀に意識が回復することがある．
脳死の判定は臓器の移植に関する法律（臓器移植法）に基づき，5項目［①深昏睡，②瞳孔散大（両側ともに4mm以上）・固定，③対光反射など脳幹反射消失，④平坦な脳波，⑤自発呼吸停止］で判定する．移植を前提とした脳死判定は，移植に関係のない脳神経外科医などの専門医が2人以上で，6時間（生後12週〜6歳未満の小児では24時間）おいて2回判定する．
日本での一般的な死亡の判断は心臓死である．心停止，自発呼吸停止，瞳孔散大と対光反射消失の3項目を心臓死の三徴候と呼び，これらの確認をもって死亡と判断する．
世界の国々のほとんどで，脳死は人の死とされ，脳死下での臓器移植が通常の医療として確立されている．一方，日本の医療では，臓器提供をする意志がある場合に限って，臓器移植法によって，脳死を人の死としている．

臨床で役立つ知識

意識障害とバイタルサイン（vital＊signs）

意識障害のある患者は，頭痛などの疼痛，悪心といった自覚症状を訴えることができない．しかし，患者に認められる所見（他覚所見）を観察することにより，現在の病態把握と，今後生じるであろう病態の変化を予測することが可能である．その他覚所見の一部がバイタルサインである．頭蓋内圧亢進は，ある一点を超えると致命的になる．頭蓋内圧亢進をきたしうる病態において，ほぼすべての患者に意識障害が生じているため，バイタルサインの観察は，救命が可能かどうかを左右するといえる．生命維持に重要な間脳から脳幹部のどの部位が障害されているかを判断するのに非常に重要である．その際，基本の4つのバイタルサイン（体温，呼吸，脈拍，血圧）に，意識状態と瞳孔，尿量を加えた6つの指標を観察するとよい．頭蓋内圧亢進が生じやすい疾患（とくに脳卒中，脳腫瘍，頭部外傷，髄膜炎，非交通性水頭症，てんかん重積），開頭手術後の患者管理において，必須の観察項目となる．頭蓋内圧亢進の際，間脳，中脳，橋，延髄の順に脳組織が圧迫され，橋から延髄が障害されると，生命維持が困難となる．ケースバイケースではあるが，中脳の軽微な障害であれば，減圧開頭術などで救命可能なことがある．しかし，顕著な鉤ヘルニアで重度の中脳障害が生じると救命は不可能といえる．つまり，間脳の障害が示唆される所見に気付くかどうか，ということになる．このようにそれぞれの部位の圧迫や障害で，バイタルサインに特徴が認められるので，その変化を見逃さないことが肝要である．

＜尿量の観察のポイント＞

頭蓋内圧亢進による死因は，主に次の3つである．①脳ヘルニアでの延髄圧迫による呼吸停止，②視床下部障害による尿崩症での極度の脱水および電解質異常での心停止，③脳虚血による脳死．それぞれ単独ではなく，頭蓋内圧亢進の最終像としてすべてが認められることが多い．視床下部障害での抗利尿ホルモン分泌不全は尿崩症をきたすが，対処法には限界がある．頭蓋内圧亢進時にはD-マンニトールなどの浸透圧利尿薬が投与されていることが多く，通常尿量が多くなっているため気付かれないことが多いが，尿の色が薄くなる（比重が軽くなる）ことと，急な尿量増加に留意する必要がある．

1）外傷の有無の観察

昏睡の患者では外傷の有無，とくに頭部外傷の有無を観察する．

2）バイタルサインの評価

①呼吸

- 呼気の臭気：アルコール臭，腐敗果実臭（糖尿病性昏睡でみられる），尿臭（尿毒症でみられる）
- 呼吸の性状：徐呼吸（頭蓋内圧［intracranial pressure：ICP］亢進［p.59参照］，モルヒネ中毒，CO_2ナルコーシス，感冒などでみられる），深い吸気と緩慢な呼気（クスマウル［Kussmaul］大呼吸ともよばれ，糖尿病性，尿毒症などの中毒に多い），いびきを伴う深い呼吸（脳出血，くも膜下出血，頭部外傷など，頭蓋内疾患が多い），チェーン-ストークス（Cheyne-Stokes）呼吸（浅く遅い呼吸と深く速い呼吸が交互に繰り返される．遅い

相で呼吸停止が認められる．頭蓋内出血，髄膜炎，脳腫瘍などでの頭蓋内圧亢進状態，尿毒症などでの中毒でみられ，延髄の呼吸中枢の障害によるといわれる）

②脈拍

- 高度徐脈（40回/分以下），高度頻脈（150回/分以上）は，心臓の調律異常により，脳の血行障害が生じている可能性が高い．
- 50回/分前後の中等度徐脈は頭蓋内圧亢進時によく認められ，多くの場合は高熱にもかかわらず徐脈であることが多い．

もう少しくわしく　クッシング現象

頭蓋内圧亢進時にみられる，「血圧上昇」「脈圧増大」「徐脈」のこと．頭蓋内圧が上昇すると，脳に分布する動脈が圧迫され，脳血流が低下する（脳虚血）．これを改善するために，交感神経活動が活発になり，心臓の駆出力増大が生じて血圧上昇となり，体部末梢血管の収縮が生じる（四肢末梢は冷たくなる）．しかし，血圧上昇は無制限ではなく，血圧が高くなると，頸動脈洞，大動脈弓にあるセンサー（圧受容器）が働き，アセチルコリン（副交感神経，運動神経の末端から分泌される神経伝達物質）の分泌が多くなり，心臓の房室結節に作用して徐脈となる．脈圧（収縮期血圧と拡張期血圧との差）が増大するのは，高いところにジャンプする様子をイメージするとよい．低くしゃがんで，両下肢に力をためて，一気に高く飛び上がるようなものである．高くなった頭蓋内圧を凌駕して，頭蓋内に血流を送るために，拡張期にしっかり血液をため込んで（拡張期血圧の低下で心臓に入り込む血液を多くする），収縮期に一気に血液を送り出す（収縮期血圧の上昇）．ピョコピョコ何度も飛び上がるより，十分力をためて思いっきり飛び上がったほうが，少ない回数で高いところを飛び越えることができるであろう．

---

③血圧

- 高血圧は，頭蓋内出血，高血圧脳症，尿毒症などでみられる．
- 低血圧は，糖尿病，内臓出血，粘液水腫，極度の脱水，アルコール中毒，睡眠薬中毒などでみられる．

3）瞳孔の観察

瞳孔は，正常では直径約4mmで正円，左右同大である．

- 瞳孔不同（アニソコリア［anisocoria］）：とくにテント切痕ヘルニア（鉤ヘルニア）での中脳圧迫で，動眼神経麻痺が生じるために認められる．頭蓋内出血などで頭蓋内圧亢進を合併していることがほとんどであり，適切な処置がなされなければ，短時間で除脳硬直をきたし，両側の散瞳を認め死にいたることもある．内頸動脈−後交通動脈瘤または脳底動脈−上小脳動脈瘤による動眼神経圧迫や，頭部外傷が視神経管に及んだ際の視神経損傷でも生じる．

- 散瞳：睡眠薬中毒で，両側に中等度の散瞳を認める.
- 縮瞳：針穴瞳孔（ピンホール［pinhole］）とよばれる著明な縮瞳は，橋出血/梗塞，モルヒネ中毒，有機リン剤中毒で認める.

もう少しくわしく　脳ヘルニア

ヘルニア（herniation）は，ラテン語の hernia（脱出の意味）が語源である. 体内の臓器または組織が，本来あるべき正常な位置から突出・脱出した状態をいう. 一般にその状態により症状をきたした場合には臨床的な問題となる. たとえば腰椎椎間板ヘルニアでは，椎間板髄核の脱出のみで無症状であれば，臨床的な意味はさほどでない. しかし，脱出した髄核が神経組織を圧迫すると，強い疼痛，筋力低下という臨床症状が生じて問題となる.

頭蓋は硬い頭蓋骨で覆われているため，頭蓋内の容積は限られている. そこに脳容積の増大（脳浮腫），髄液増加や頭蓋内占拠病変（脳腫瘍，脳出血など）が生じると頭蓋内圧が高くなる（これが頭蓋内圧亢進）. 当初は脳の代償機能により，過換気での血管収縮，抗利尿ホルモン分泌低下での利尿作用で頭蓋内圧亢進の増悪を食い止めようとする. しかし，これを凌駕する病態になると，圧に押された脳の一部が本来あるべき正常な位置からはみ出してしまい，他の脳組織を圧迫してしまう. この状態を脳ヘルニアという. 圧迫された他の脳組織にも浮腫や出血が生じるために，さらに頭蓋内圧が亢進し，それがさらに脳の他の部位にも影響したり，脳血管の圧迫で虚血となって脳浮腫が生じたり，急速に悪循環に陥ってしまい，生命の危機にいたる. 生じる部位により帯状回ヘルニア，蝶形骨縁ヘルニア，鉤ヘルニア（テント切痕ヘルニア），大後頭孔ヘルニア（小脳扁桃ヘルニア），上行性テントヘルニアに分けられる.

周囲の人たちからの病歴聴取

意識障害患者を診るうえで，家族などからの病歴聴取が重要であることはいうまでもない.

B　認知機能障害

認知機能とは，人間の五感（視覚，聴覚，触覚，嗅覚，味覚）を通じて外部から入った情報から，物事や自身の置かれている状況を理解し，いままでの記憶・経験，周囲の状況からどのように行動すべきかを判断し，言葉を操ったり，計算したり，学習したり，深く考えたりして，適切な言動にいたる，いわば人間の知的機能を総称した概念といえる.

認知機能低下の主な症状

認知機能低下の主な症状として，「記憶障害」「見当識障害」「失語」「失行」「失認」「失計算」「失読」「失書」「遂行機能障害」「情動障害」が挙げられる.

1）記憶障害

最近の出来事（今朝の食事，病院までの交通経路，テレビでの話題など）

臨床で役立つ知識　急変を見逃さないための観察ポイント

急変を見逃さないためには，「もしかすると急変？」と常に思うことが重要になる．とくに勤務交代時の申し送りの前後は要注意である．

- 意識状態：最重要の観察項目である．声かけへの反応や不穏状態に敏感でなくてはならない．
- 瞳孔：瞳孔不同だけでなく，大きさにも注意が必要である．昏睡になっている超重症の頭部外傷以外で両側ともに散瞳している場合は，視神経損傷の可能性があり，緊急手術が必要なことがある．両側縮瞳の場合は，びまん性軸索損傷（p.265 参照）や脳幹部出血など，脳幹部の損傷が考えられる．
- バイタルサインの急激な変化：血圧，脈拍の急な上昇，過呼吸，吃逆（しゃっくり）が頻発しているときは，頭蓋内出血が増えたり，脳ヘルニアが切迫していたり，実際に脳ヘルニアになってしまっていたりと，頭蓋内圧亢進が考えられる．頭蓋内圧があまりにも上昇し過ぎて，脳幹部への圧迫が強くなると徐脈になる．また，頭蓋内圧亢進は，尿量の増加や高熱を伴いやすい．

以上の観察点が急激に悪化した場合は，ほぼ 100% 緊急事態であるため，ただちに他の看護師に応援を頼むと同時にドクターコールを行う．

や，数ヵ月から数年前の出来事について尋ねてみて，最近の経験が記憶されていないものを「記銘力障害」という．この場合，比較的古い記憶は保たれている．

「健忘」は，ある限られた期間の追想障害をいう．頭部外傷，てんかんでは，発症時点より前の一定期間の記憶喪失がみられることがある（逆行性健忘）．

任意の名前，数字を告げて，それらを数秒から 30 秒後に復唱させてみると，認知症ではほとんどが復唱できない（記憶保持障害）．

2）見当識障害

見当識とは，現在自分が置かれている時間的・空間的位置，現在対面している人についての理解度をいう．日付，場所を正しく言えず，医師や看護師など医療者だけでなく，家族や身内の同定も困難になる．

3）失語

本節 p.94 参照．

4）失行

運動麻痺（p.84 参照）などの運動障害がないのに，日常生活での普通の行動ができなくなることを失行という．衣服を適切に着られない着衣失行などがある．

5）失認

視覚，聴覚など感覚機能に異常がないのに，物体を認識できなくなることを失認という．

＊演算
数式が示すとおりに計算すること．

6）失計算

大脳の損傷により，計算過程のどこかが障害され，演算＊ができなくなる状態をいう．

7）失読

書字言語（書かれた文字や単語，文章）が理解できないこと．常に音読障害を伴う．大脳の障害で生じ，視力障害はない．

8）失書

文字が書けなくなる状態．手指運動障害，知能障害は除く．失語症ではほとんど常に失書を伴う．

9）遂行機能障害

計画を立てて物事を行うことができない．料理など，複雑な段取りを伴うことができなくなる．

10）情動障害

感情の抑制が利かない「感情失禁」が認められる．前頭葉機能障害では「ふざけ症」が認められ，診察中でも児童的なふざけを認める．脳血管性認知症で認められることが多い．

病的な認知機能低下の評価

認知機能低下の最大の危険因子は**加齢**であり，日常生活に支障がない程度の認知機能低下は臨床的に大きな問題はなく，治療の対象とならないことが多い．

アルツハイマー（Alzheimer）型認知症，レビー（Lewy）小体型認知症，ピック（Pick）病など神経変性疾患や，脳梗塞・脳出血（脳血管性認知症），脳腫瘍，慢性硬膜下血腫，正常圧水頭症，脳炎，クロイツフェルト-ヤコブ（Creutzfeldt-Jakob）病など頭蓋内疾患，また甲状腺機能低下症，ビタミンB不足などの疾患で認知機能低下が認められる．薬剤による認知機能低下も重要であり，抗不安薬，睡眠薬，抗精神病薬，抗うつ薬，抗パーキンソン病薬，抗てんかん薬，抗コリン薬，抗ヒスタミン薬，ステロイド薬などでみられる．

診断には，**改訂長谷川式簡易知能評価スケール（HDS-R）**，**MMSE**（mini-mental state examination）を用いる．MMSEでは見当識障害，記憶障害，失計算，失行，失認，失語の有無を簡単に評価できる．30点満点で23点以下を認知症と診断する．

2 頭蓋内圧亢進症状

頭蓋内圧（ICP）は通常$70 \sim 150 \, mmH_2O$であるが，$200 \, mmH_2O$以上に上昇した場合を**頭蓋内圧亢進**という．「髄液圧亢進」「脳圧亢進」ともいわれる．

＊うっ血乳頭
眼底の視神経乳頭がうっ血している状態．乳頭と周囲の境界がぼやけてしまう．

頭痛，嘔吐，うっ血乳頭＊は，頭蓋内圧亢進症状の三徴候とよばれる．

自覚症状

頭痛，嘔吐，視力障害がみられる．頭痛は局在性に乏しく，頭部全体が痛み，初期は夜間と早朝に多く，次第に一日を通して持続性になる．嘔吐は悪心を伴わず突発し噴水状である．視力障害はうっ血乳頭による症状であり，初期にはあまり自覚されない．長期にわたる頭蓋内圧亢進により視神経萎縮が生じる．

他覚所見

＊脈圧
収縮期血圧と拡張期血圧との差のこと．

意識障害，徐脈，血圧上昇（とくに脈圧＊上昇），外転神経麻痺，うっ血乳頭，髄液圧上昇が認められる．

頭蓋内圧亢進時の対応

頭蓋内圧亢進時にはファウラー（Fowler）位などで頭部を挙上し，酸素を投与する．また浸透圧利尿薬を確実に投与し，輸液速度を厳守する．意識レベル，瞳孔，バイタルサインの厳密な観察も重要である．

なお，症状から頭蓋内圧亢進が疑われる際，頭蓋内圧亢進の状況を確かめるために腰椎穿刺による頭蓋内圧測定や髄液ドレナージによる減圧が検討されるが，臨床症状を呈する場合，頭蓋内圧が 300 mmH$_2$O を超えており，腰椎穿刺を行うと脳ヘルニアを惹起する危険性が高まるため原則禁忌である．

3 ｜ 運動機能の障害

A　運動麻痺

運動麻痺の診察は，「随意運動がどの程度できるか」と「個々の筋の筋力の評価」の2点が重要である．随意運動は，多くの筋の作用が統合されて遂行されるものであり，その障害は，一般的に脊髄・脳幹から大脳皮質の病変により生じる．一方，脊髄・延髄以下の病変では，支配神経の障害で個々の筋に麻痺が生じる．麻痺筋の神経支配をたどることにより，脊髄から延髄の障害部位を診断できることも多い．

たとえば，右上肢を挙上し，それから親指を立てるよう命じたとする．この随意運動すべてが不可能であれば，脳疾患である可能性が高い．一方で，上肢の挙上はできるが，親指が立てられないときは橈骨神経麻痺が考えられ，末梢神経レベルでの損傷が疑われる（**図Ⅱ-1-1**）．

運動麻痺の分類

1）麻痺の程度による分類

- **完全麻痺**：随意運動がまったく不可能なもの．
- **不全麻痺**：ある程度運動可能なもの．

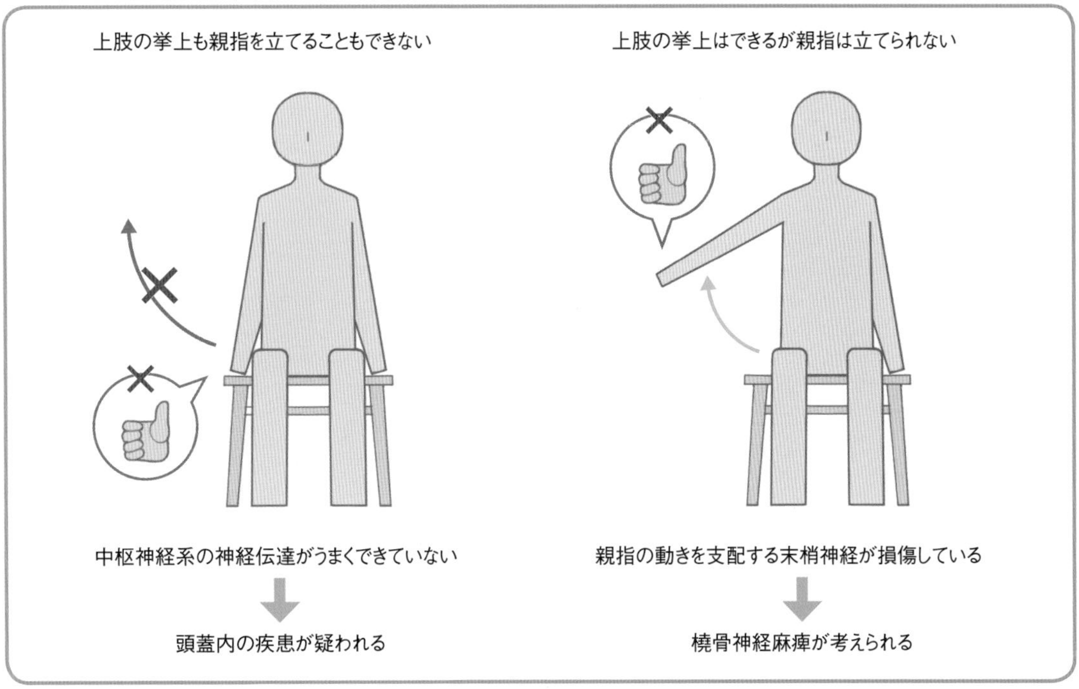

上肢の挙上も親指を立てることもできない　　　　　　上肢の挙上はできるが親指は立てられない

中枢神経系の神経伝達がうまくできていない　　　　　親指の動きを支配する末梢神経が損傷している

⬇　　　　　　　　　　　　　　　　　　　　⬇

頭蓋内の疾患が疑われる　　　　　　　　　　　　　橈骨神経麻痺が考えられる

図Ⅱ-1-1　運動麻痺のアセスメント

2）筋緊張および深部腱反射の状態による分類

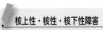

核上性・核性・核下性障害

「核上性障害」は脳幹部の脳神経核より中枢側での障害をいう．また，「核性障害」は脳幹部の脳神経核の障害，「核下性障害（または末梢性障害）」は脳幹部の脳神経核から出た末梢神経の障害をいう．

● **痙性麻痺**：筋緊張と深部腱反射亢進を伴う麻痺．多くは核上性障害で認められる．

● **弛緩性麻痺**：筋緊張および深部腱反射の減弱または消失を伴う麻痺．下位運動ニューロンまたは筋自体の麻痺で生じる．

3）麻痺が現れる部位の違いによる分類（**図Ⅱ-1-2**）

● **単麻痺**：四肢のうち一肢の麻痺を示すもの．痙性単麻痺は大脳運動野の，当該皮質または皮質下の障害が多い．弛緩性単麻痺は脊髄炎後遺症でよく認められる．

● **片麻痺**：身体の一側半身の麻痺．核上性のもので，ほとんどの場合，痙性麻痺となる．大脳皮質から延髄までの錐体路障害で起こる．脳血管障害，脳腫瘍，頭部外傷によることがほとんどである．

● **対麻痺**：主として脊髄の横断性障害による，両側下肢の麻痺をいう．

運動麻痺の考え方

運動麻痺を考える際の要点は以下のとおりである．

● 診察している筋群の名称を覚える
● 当該筋の支配神経と皮膚分節（**図Ⅱ-1-3**）を知る

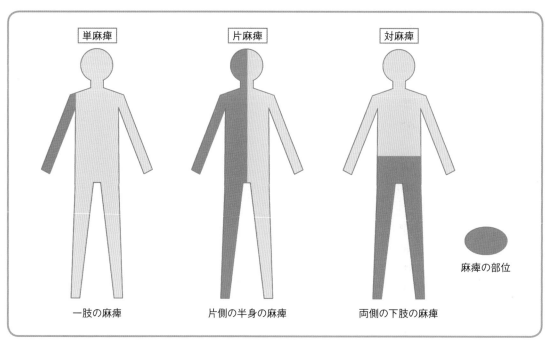

図Ⅱ-1-2 麻痺の分類

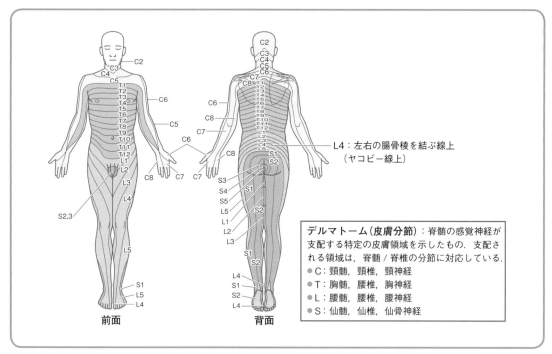

図Ⅱ-1-3 デルマトーム

- 患者の年齢，性別，職業，筋の外観から筋力を推測する
- 対側の筋力と比較する（左右差をみる）
- 筋力低下は一定しているか（検査ごとに毎回同じか），休息で変化するか，日による変化があるか
- 運動が疼痛で妨げられていないか，運動により疼痛が出現するか
- 筋力低下と患者の日常生活に矛盾がないか（本来できるはずの程度の運動ができない，などの矛盾がないか）

意識障害のある患者の運動麻痺の観察

意識障害のある患者の運動麻痺の判定は困難である．この場合は，筋緊張，受動運動に対する抵抗，四肢を持ち上げて自然落下させたときの動き（後述するヒステリー性運動麻痺の際に重要），強い痛覚刺激に対する反応を観察する．

運動麻痺を呈する全身疾患

1）重症筋無力症

神経筋接合部における刺激伝導障害が生じる疾患である．神経から筋への刺激は，神経終末から伝達物質である**アセチルコリン**が出て，筋組織にある**アセチルコリンレセプタ**に結合し，筋収縮が生じる．**重症筋無力症**では，アセチルコリンレセプタに対する自己抗体のためにアセチルコリンがレセプタに結合できず，筋収縮が生じない．早朝や休息時には症状が少なく，筋疲労とともに症状が悪化する．全身の筋群に生じうるが，とくに**眼瞼挙筋**（初発症状が眼瞼下垂であることが多い），**外眼筋，顔面筋，舌筋，咽頭喉頭筋，手の筋群**など，頭頸部，上肢の筋群に生じやすい．

2）周期性四肢運動麻痺

周期性かつ**一過性**の四肢麻痺が特徴である．下腿とくに腓腹筋の緊張・筋肉痛から始まり，四肢筋，体幹筋の麻痺を呈する．カリウム代謝異常，糖質代謝異常，甲状腺機能亢進症が原因であることが多いが，原因不明のこともある．

3）低カリウム性運動麻痺

前述の周期性四肢運動麻痺にも低カリウム性のものが含まれるが，利尿薬過量投与や漢方薬の副作用による医原性のもの，**原発性アルドステロン症**で認められる．

4）ヒステリー性*運動麻痺

*ヒステリー性
変換症/転換性障害（機能性神経症）ともいわれる．

麻痺筋分布の解剖学的矛盾，時間的変化，暗示による変化が大きいのが特徴である．器質的な運動麻痺との鑑別として，患者の上肢をわざと顔の上に落とすと，ヒステリー性運動麻痺では顔に当たらないようによけながら落下させるなど，不自然な動きがみられることが多い．

B　運動失調

運動失調の分類

　筋，関節個々の運動自体には障害を認めないが，各運動間の協調が円滑に行われないための障害を運動失調という．なお，円滑な運動が行われるためには，以下が必要になる．

- 筋肉，関節からの運動覚，位置覚が正確に脊髄を上行し，大脳皮質，小脳に伝えられること
- 脳での統合が行われること（前頭葉と小脳の機能）
- 眼，前庭器官による平衡感覚の関与

　以上より運動失調は，以下のように分けて考えられる．

- 脊髄後索性運動失調（**表Ⅱ-1-3**）
- 小脳性運動失調（**表Ⅱ-1-3**）
- 前頭葉性運動失調：まれである
- 前庭性失調：厳密には平衡感覚障害である（p.33 参照）

運動失調の診察のポイント

1）体位の保持

　坐位と立位での姿勢保持をみる．小脳虫部障害では立位時や歩行時に動揺し，重度の障害では坐位でも上体を保持できなくなる．脊髄後索障害では開眼立位はできるが，閉眼で動揺する（**ロンベルグ徴候陽性**）．これは視覚での体位補正ができなくなるためである．

表Ⅱ-1-3　**脊髄後索性運動失調と小脳性運動失調の違い**

	脊髄後索性運動失調	小脳性運動失調
位置覚・関節覚	消失	侵されない
言語障害	認めず	失調性構音障害を伴うことがある
視覚による矯正	認める	認めず
筋緊張	正常	障害側で低下
前庭小脳機能	正常	障害
眼振	認めず	伴うことが多い
障害部の腱反射	低下	正常または亢進

2）測定障害

閉眼時に自己の身体部分の位置を正確に認識できない．運動が過大または過少になる．

3）測時障害

運動の急激な開始，停止が障害される．運動速度も一定しない．

4）共同運動不能

日常生活で無意識に行われている歩行時の腕の振りや，立位での体幹後屈時の膝屈曲などができなくなる．

5）変換運動障害

前腕の回内・回外，舌の左右への運動が拙劣になる．

6）運動解離

いくつかの筋肉の複合としてなされる運動が，個々の筋肉の単純運動に分解される．たとえば，三角や四角は書けるが，丸が書けないなど．

C 不随意運動

不随意運動とは，自身の意に反して，身体全体あるいは身体の一部が勝手に動いてしまうことで，運動を止めるなど，運動のコントロールが自身ではできない．診察にあたっては，以下の点に留意する．

- 身体のどの部分（筋肉）が不随意運動を呈するか
- 恒常性か，突発性か
- 安静時か，運動時か
- 随意運動に際して，症状が強くなるか，弱くなるか
- 体位・肢位によって変化するか
- 環境（温度，アルコール摂取など），感情の変化によって，症状が変化するか
- 閉眼により変化するか
- 睡眠中に停止するか，持続するか
- 初発時期と初発時の症状
- 同様の症状あるいは他の神経疾患の家族歴

D 歩行障害

歩行障害は，麻痺，運動失調，筋力低下，不随意運動など様々な症状が総合されて現れるものである．そのため，診察の最後に患者に歩いてもらい，歩行の特徴を注意深く観察する必要がある．その際の着目点は，歩行時の姿勢，腕の位置，腕の振りなどの動き，足の運び方・円滑さ，歩幅，足の開き，

規則性，直線歩行が可能か，急停止・急回旋が可能かなどである．

4 知覚障害

　運動機能の障害と同様に重要な症状で，運動機能と同時に障害されることも，知覚のみ単独で障害されることもある．また，ある種の知覚が同一部位で障害されても，他の知覚は正常であることもある．これは神経線維の走行の違いにより生じるため，線維走行を理解することで画像に頼らずとも障害部位を特定できる．

知覚の種類

　知覚は以下の4つに大別できる．

1）表面知覚（外受容器性知覚）

　皮膚・粘膜表層にある感覚受容器からの**温度覚**，**痛覚**，**触覚**をいう．温痛覚と触覚では，脊髄内の走行が異なる（p.46-47参照）．

2）深部知覚（固有知覚）

　位置覚，**運動覚**，**振動覚**をいう．これらは，腱，靱帯，骨膜など深部にある感覚受容器からの知覚である．

3）複合性感覚

　複合性の感覚であり，大脳皮質の機能による．**立体感覚***，**二点識別覚***，**筆跡覚***などがある．

4）内臓知覚（内受容器性知覚）

　内臓からの知覚で，神経疾患では問題になることは少ない．

＊立体感覚
閉眼して物体に触れてその形がわかる感覚．閉眼状態で手に持たせた物体（鉛筆，マッチ，サイコロなど）が何かを答えてもらい検査する．

＊二点識別覚
皮膚の2点を同時に触れた際に識別できる感覚．閉眼状態でコンパスの両脚で皮膚に同時に触れて，2点と感じる最小距離を健側と比較する．

＊筆跡覚
皮膚書字覚ともいわれ，閉眼状態で皮膚に数字やひらがななどを指で書いて，何と書いたかを当ててもらう．

> **コラム　知覚と感覚**
>
> 「知覚」と「感覚」は似た語であるが，厳密には使い分けられる．温度や痛みなどのように，特定の要素を感知するのが知覚で，そうした個々の知覚が統合されたものを感覚という．
> たとえば立体感覚は，目を閉じていても触れた物体が冷たい（温度覚），硬い（触覚），平たい（触覚）など，個々の知覚が合わさり，その物体の様子を複合的に感じ取る．

知覚障害の種類

1）全知覚障害

　全知覚障害とは，表面知覚，深部知覚，複合性感覚すべてが障害された状態をいう．障害される部位により症状に特徴が認められる．

● **末梢性**：末梢神経障害による．

- **単発性**：特定の末梢神経分布領域の皮膚に限局した知覚障害で，末梢神経または神経根の障害による．同時に同一神経による運動麻痺も認める．
- **多発性**：四肢の末梢部に症状が強く，多発性神経炎で認められ，手袋・靴下型の知覚障害を呈する．運動性線維も障害されるため，筋力低下，筋緊張低下，腱反射減弱・消失も認める．
- **脊髄性**：脊髄障害で認められる．とくに横断性脊髄障害時に著明に認める．障害脊髄節以下の両側性の全知覚消失と痙性運動麻痺が認められる．
- **脳性**：大脳皮質感覚野が広範囲に障害されると，反対側半身の全知覚消失が生じる．特徴的なのは，末梢性，脊髄性と比較して表面知覚障害が軽度であり，複合性感覚が著しく障害されることである．

2）分離性知覚障害

触覚と温痛覚のどちらか一方が障害されて，他方が障害されないものをいう．

- **脊髄中心部の障害**：既述のとおり，触覚の大部分は脊髄に入ると同側性に後索を上行するが，温痛覚は，脊髄中心部付近で対側に交叉するため，脊髄中心部の障害（脊髄空洞症，脊髄出血，脊髄髄内腫瘍，中心性脊髄損傷など）では両側の温痛覚のみ障害され触覚が保たれる．同時に脊髄前角も障害されるため，運動麻痺，筋萎縮も認められる．
- **脊髄半側損傷**：ブラウン-セカール（Brown-Sequard）症候群ともよばれる．障害脊髄節の半側性全知覚消失と半側弛緩性運動麻痺，障害側損傷節以下の深部知覚・固有知覚消失，痙性運動麻痺，反対側障害節以下の温痛覚消失をきたす．
- **ワレンベルグ（Wallenberg）症候群**：後下小脳動脈または椎骨動脈循環障害による，延髄外側の梗塞で生じることが多い．障害側の顔面半側と，反対側の半身に温痛覚障害をきたすが，触覚は保たれる．

3）深部知覚障害

脊髄後索の障害により，深部知覚障害と脊髄性運動失調を呈する．

4）皮質性知覚障害

複合性感覚（立体感覚，二点識別覚，筆跡覚）の障害をいう．

5）ヒステリー性知覚障害

器質的障害を伴わずに，または少なくとも解剖学的に知覚障害をきたすような障害なしに，心因的に知覚障害を訴えることがある．しばしば器質疾患と誤診されることがあるのがヒステリー性知覚障害である．障害区域が解剖学的な神経支配領域に一致しない，症状が動揺しやすい（とくに暗示により動揺する），同側の嗅覚，視覚，味覚，聴覚障害を伴うことが多いのが特徴である．

知覚障害と疼痛

疼痛は，神経疾患の主訴として多くみられ，知覚鈍麻，知覚消失に次いで

横断性脊髄障害

脊髄がある部位に限局して障害された病態．症状は障害部位により異なるが，より上位での障害であるほど重篤である．障害部位以下の全知覚消失，運動麻痺のほか失禁も認める．脊髄腫瘍，脊髄炎，脊髄梗塞，多発性硬化症，外傷で生じる．

多い主訴であるため，知覚障害に含めて考察する．しかし，完全な自覚的主訴であり，症状の証明法がないため，問診で詳しく聴き取ることが重要になる．痛覚伝導路のいずれの部位での刺激でも痛み感覚が生じる．

刺激発生部位別にみた疼痛の種類

1）視床痛

主に障害と反対側半身の持続性の自発痛で激烈であり，灼熱性とも穿通性とも披裂性とも何とも形容しがたい不快な痛みを訴える．情動，疲労時には光・音・においで増強される．強くつねるなど，強い痛覚刺激で症状がはなはだしく増強されるのも特徴である．麻薬を含めてすべての鎮痛薬が無効である．視床の血管障害（出血，梗塞），腫瘍などの障害で生じる．

2）脊髄視床路の刺激による疼痛

変形性脊椎症/脊柱管狭窄症による脊髄圧迫，脊髄血管障害，脊髄腫瘍などで脊髄視床路が刺激されることで痛みが生じる．

3）脊髄後角の刺激による疼痛

皮膚表面だけでなく，筋肉・関節・骨の深部も強く痛む．

4）根痛

脊髄後根刺激症状で，障害神経根領域の疼痛以外に，異常知覚，発汗，立毛，筋緊張亢進などを呈する．髄液圧を高めるような，咳嗽，くしゃみ，努責（怒責）で症状が増悪する．

末梢神経障害に伴う疼痛の種類

疼痛のなかでも末梢神経障害によるものは最も多くみられ，3つに大別できる．

1）神経痛

末梢神経障害に伴う疼痛のなかでも最多である．疼痛は神経走行に一致し，激烈で発作性，疼痛持続時間は短く，特徴的な**圧痛点**（トリガーポイント）を有することが多い．後頭神経，三叉神経，肋間神経，坐骨神経に好発する．とくに三叉神経痛は激烈であり，「一瞬の電撃痛」と称される．

2）神経炎

外傷，炎症，中毒，代謝障害で生じることが多く，単発性と多発性があり，知覚障害を伴うことが多い．重症例では運動麻痺も併発する．

3）灼熱痛

カウサルギー（causalgia）ともよばれ，主として正中神経，脛骨神経の外傷により生じる，激しい灼熱感を有する独特の痛みである．外傷後1～2週で徐々に発生し，わずかな刺激で発作的に生じる．血管拡張による薄桃色で光沢のある皮膚の外観が特徴である．

自律神経障害による疼痛

1）レイノー病

手指・足趾の血管攣縮による激しい疼痛で，寒冷時に**冷感**，**皮膚蒼白**また

はチアノーゼを呈する.

2) ヘッド（Head）帯に生じる疼痛

内臓疾患の際，その内臓知覚の脊髄中枢と同レベルの分節により支配される皮膚領域に，知覚過敏，疼痛が生じる．この皮膚領域を**ヘッド帯**という．

3) 肢端紅痛症

発作性に肢端，ことに下肢端に発赤と灼熱性疼痛が生じる．

5 言語障害

「**構音障害（構語障害）**」と「**失語症**」がある．

A 構音障害（構語障害）

言語を発音するための発語器官（舌，口唇，口蓋，顎，咽頭・喉頭の筋群）の異常により生じる．

1) 麻痺性構音障害

構音筋の麻痺によるもので，球（延髄）麻痺の症状として，嚥下障害とともに現れることが多い．麻痺の部位により，核上性麻痺，核性麻痺（球麻痺），核下性麻痺または末梢性麻痺，仮性球麻痺に分ける．麻痺を調べるために，舌（舌下神経），顔面筋（顔面神経），咬筋（三叉神経），軟口蓋（舌咽・迷走神経），咽頭・喉頭（舌咽・迷走神経）の評価が必要である．

- 核上性麻痺：脳血管障害，脳腫瘍，頭部外傷による錐体路の障害時に多くみられる．両側性の麻痺の場合は仮性球麻痺とよぶ．
- 核性麻痺（球麻痺）：筋萎縮性側索硬化症（amyotrophic lateral sclerosis：ALS），延髄空洞症，脳幹梗塞，脳幹部腫瘍などで認める．
- 核下性麻痺または末梢性麻痺：顔面神経障害，舌下神経障害，三叉神経障害，舌咽・迷走神経障害，多発性神経炎（ギラン-バレー［Guillain-Barre］症候群など），重症筋無力症などで認める．
- 仮性球麻痺：両側性に核上性麻痺が生じると，球麻痺に似た症状を呈する．構音障害とともに嚥下障害も著明となる．球麻痺と異なり，下顎反射亢進が認められ，舌筋の萎縮を認めない．脳血管障害（とくに前頭葉の多発性ラクナ梗塞），進行性核上麻痺，多発性硬化症，脳炎，脳腫瘍などが原因となる．

2) 筋けいれん，筋緊張異常，不随意運動による構音障害

- 発語筋のけいれんによる構音障害：破傷風，テタニーによる開口障害が典型である．吃逆によるものも含める．
- 筋緊張異常による構音障害：パーキンソン（Parkinson）病が典型である．

＊チック症
運動チック（まばたき，首を振る，顔をしかめる，白目をむくなど）や音声チック（咳払い，喉を鳴らす，突然声を出す，奇声をあげるなど）といった突発的，不規則的な行動を繰り返しとる，一群の神経精神疾患．

＊アテトーゼ
不規則なゆっくりとした異常運動が指，手根，腕，足に著明に認められる．筋緊張は亢進しているか時間的な変化を示す．くねるような，ねじるような動きで，指は青虫が動くような，腕はタコの足のような動きがみられる．睡眠時には異常運動は消失し，随意運動により症状増悪を認める．大脳基底核，とくに線条体の障害により生じることが多く，胎児期または出産時の無酸素状態に起因することが多い（脳性麻痺）．構音は，筋緊張が強いために唸るような低く太い声で抑揚も少ない．

＊バリスムス
異常運動の中で最も激しい，突発的で粗大な動きで，投げるような，打つような動きを示す．通常一側性（ヘミバリスム）で，近位関節にみられる．筋緊張，深部腱反射亢進を認め，視床下核およびその線維結合の障害で生じ，ほとんどが脳血管障害に起因する．発声の大きさも抑制が利かないことがあり，単音ずつ，大きさがまちまちのとぎれとぎれの発声を示すことが多い．

＊ミオクローヌス
筋群または個々の筋の不規則で突発的かつ迅速な収縮を惹起することは少ない．関節運動を惹起することは少ない．異常運動が一定部位に限局することが多い．発声も特定の音で大きくなったり，声が裏返ったりする．

筋緊張異常のために，舌や口唇の運動が円滑に行われず，発語が緩徐で単調であり，声音量も少なくなり聞き取りにくい．
- 不随意運動による構音障害：舌，口蓋，咽頭・喉頭の筋群の不随意運動による．チック症＊，アテトーゼ＊，バリスムス＊，舌または口蓋ミオクローヌス＊などで生じる．四肢筋の異常運動を伴うことが多い．

3）失調性構音障害

「断綴性構音障害」「爆発性構音障害」ともいう．個々の発声筋に麻痺はないが，協調運動障害によって構音障害が生じる．小脳疾患（出血，梗塞，腫瘍，脊髄小脳変性症，多発性硬化症など）で生じる．とぎれとぎれ，緩徐，努力性，爆発的（声の出し始めが突然噴き出すような大声），唐突でぶっきらぼうにしゃべる．声が急に大きくなったり小さくなったりして不規則である．

B　失語症

　幼児は，耳で言葉を聞き覚え，それを復唱できるようになり，視覚，触覚などの感覚でその概念が与えられ（のちにこれが文字に結び付けられる），思考の発達とともに会話が順調に行えるようになる．これに対応するように，言語を司る中枢である**感覚性言語野**（側頭葉の**ウェルニッケ［Wernicke］野**），**運動性言語野**（前頭葉の**ブローカ［Broca］野**）をはじめ，書字，読書，概念の中枢が発達し，これらが密接に連携するようになる．これらの中枢または中枢間の連絡が障害されたものを失語症といい，以下のように障害部位によって特徴的な障害をきたす（**表Ⅱ-1-4**）．
- 皮質性失語症：運動性または感覚性言語野の障害．
- 皮質下性失語症：聴覚野と感覚性言語野の間または，運動性言語野と発語筋群の運動野の間を結ぶ皮質下神経線維の障害．

表Ⅱ-1-4　各失語症の特徴

		自発言語	模倣言語	言語理解	文字理解	音読	自発書字	書き取り	書写
皮質性失語症		×	×	○	○	×	×	×	○
運動性失語症	皮質下性	×	×	○	○	×	○	×	○
	超皮質性	×	○	○	○	○	困難	○	○
	皮質性	錯語	×	×	×	×	困難	×	○
感覚性失語症	皮質下性	○	×	×	×	○	○	×	○
	超皮質性	困難	○	×	×	無理解	錯書	○	○
伝導性失語症		錯語	×	○	○	錯読	錯書	錯書	○
全失語症		×	×	×	×	×	×	×	○

- 超皮質性失語症：運動性または感覚性言語野と，概念の中枢との間の線維連絡の障害.
- 伝導性失語症：運動性言語野と感覚性言語野の間の線維連絡の障害.
- 全失語症：運動性と感覚性言語野，両者の障害.

コラム

健忘性失語（失名詞失語）

健忘性失語（失名詞失語）とは，自発話は流暢であり，構音，プロソディ（その言語特有の言葉のリズムや抑揚のこと），文法いずれも正常であるが，名詞，とくに物品名の想起が困難であるため，これらの語が「あれ」「これ」「こうして」といった語で置き換えられることが多く，内容的に乏しいものとなる．また，語を想起しようとしてしばしば発話の中断が起こる．言語認識や復唱はとくに障害はない．すなわち，喚語障害が健忘性失語の最も特徴的な症状である．物品の呼称は強く障害され，語性錯語（例：鉛筆→万年筆），まわりくどい言い回し（例：鉛筆→「ほら，字を書くときに使うあれですよ」），身振りによって物品の用途や性状などを説明しようとする，などの症状を呈する．喚語障害は名詞で最も強く，次いで形容詞，副詞と動詞の順となり，助詞，助動詞は障害されない．書字言語は一般にはあまり障害されない．しかし，研究者によっては重度の失書，失読を伴った健忘性失語の存在を指摘している．健忘性失語は，他の失語類型の回復過程においてしばしば出現する．あるいは，脳腫瘍やアルツハイマー型認知症のような進行性疾患の初発症状として生じる．

2 | 脳・神経の検査

1 | 画像検査

A　頭部 X 線検査（図Ⅱ-2-1）

概要・目的

　頭部においては，基本的に骨折をはじめとした頭蓋骨の変化を観察することを主眼において撮影する．金属などの人工物もよく写るので，脳動脈瘤の治療で使ったコイル（p.125 参照）の頭蓋内での形状変化を診たり，頭蓋骨の周囲にあるシャントバルブ*（p.99 参照）などを撮像する目的でも使用する．

方法

　X 線を各種方向から照射し，それに合わせて X 線フィルムを感応させる．最近はデジタル化されている．照射方向は頭蓋骨のどの部分を診たいのかによって異なる．

見方・考え方

　古くからある画像検査方法だが，脳を覆う頭蓋骨は，X 線透過性が低いということから，脳を観察するという目的においてはほとんど役に立たないが，頭蓋骨の観察に用いる．骨折を検索する際は，頭蓋骨に本来ある縫合線

＊シャントバルブ
脳室-腹腔シャント術などでチューブとともに埋設されるバルブ（髄液の圧・流量を調節する弁）のこと．

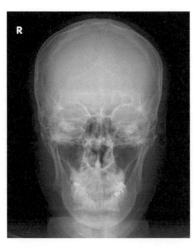

図Ⅱ-2-1　頭部 X 線像の例
・外傷では主に骨折線の有無を観察する．
・縫合線と骨折線との判別が重要である．
・手術の既往（開頭術の既往や，クリップ，コイルなどの人工物の有無）などを確認するのにも役に立つことがある．

との判別に注意する.

侵襲性・副作用・リスク・注意点

　X線を使用する検査であり，**被曝が発生する**が，その被曝量は後述のCT検査や血管造影と比較すると少ない．侵襲性が低い代わりに，得られる情報量も少ない．頭蓋骨骨折を診断する目的で施行しても，小さな骨折は見逃す可能性があるため注意を要する．CT検査でも頭蓋骨の情報は得られるため，単純X線検査の利点は簡便であることに集約される．

B　頭部CT検査（図Ⅱ-2-2）

概要・目的

　「**CT**」は「computed tomography」の略で，X線を使用して**断層撮影**を行う装置である．頭蓋骨や頭蓋内の状態などを観察する目的で施行される．頭蓋内の軟部組織については MRI 検査が注目されがちだが，CT検査はとくに**出血性病変**については感度もよく診断的価値が高い．

方法

　X線を多方向から照射し，透過して検出された信号をコンピュータで処理することによって断層画像を生成する．**造影剤を使用する**ことで，血管のみを描出したり，腫瘍などがより強調された（コントラストの高い）画像を得ることができる．

見方・考え方

　骨の状態や脳の状態を主に診る．脳についての情報も得られるが，後述のMRI検査と比較するとコントラストが弱い傾向があるため，注意深く観察しなければ見落とす可能性がある．**急性期の出血**に関しては明瞭に描出されるため，その観察に適している．また，**石灰化**も明瞭に描出される．

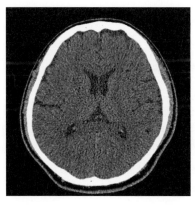

図Ⅱ-2-2　頭部CT像の例
・骨や脳実質の情報が比較的短時間で得られる．
・発症早期の出血の検出に優れる．
・発症早期の脳梗塞が検出できないことが代表的な問題といえるが，ほかに被曝の問題などがある．

侵襲性・副作用・リスク・注意点

被曝による侵襲性はあるが，検査に要する時間は短く，得られる情報量は多い．一般的には第一選択として選びやすい検査である．ただし，金属や強い石灰化などの周辺はアーチファクト*（artifact）により正確な診断ができなくなることがあり，注意を要する．後述の MRI 検査と比較すると禁忌となる体内金属は少ないが，CT 検査の X 線照射によるペースメーカーの動作異常が報告された例があり[1] 注意を要する．また，近年若年者に対する被曝の影響が無視できないのではないか，という議論が出ている[2]．脳梗塞については，発症早期（とくに 3 時間以内）は頭部 CT 画像に病変が写らないことがあり[3] 特別注意を要する．

＊アーチファクト（人工産物）

本来はないもの，自然科学において意図せず人工のものが現れてしまうこと，という意味で，ノイズのようなものを指す．英語の artifact を分解してみると，art（技術）によりつくり出された fact（事実）となる．fact は truth（真実）とは違い，"実際に観察された事物"というニュアンスである．

臨床で役立つ知識　造影剤使用時の注意点

造影 CT 検査や後述の脳血管造影検査に関してはヨード系造影剤を使用することになる．ヨード系造影剤を使用する場合，造影剤アレルギーは軽症の副作用も含めて 3% 程度で発生する[i]といわれており，アナフィラキシーになることもあることから，迅速な対応が必要である．また造影剤腎症の発生率は健康な人で 1% 以下[ii]といわれているが，危険因子のある人を含めると 14.5% 程度[iii]という報告もあり，危険因子次第で大きく異なる．さらに造影剤の皮下漏出などのリスクについても検討する必要がある．一般に，もともと気管支喘息や腎機能障害がある患者では，造影剤の使用について慎重になる必要がある．糖尿病患者に使われるビグアナイド系薬剤も重篤な乳酸アシドーシスを起こすことがあるので，事前に休薬が必要である．

また，軽度造影剤アレルギーや軽度腎機能障害の場合は，前投薬や補液を行って造影検査を行うこともあるため，その確認も必要である．

ⅰ）日本医学放射線学会 医療事故防止委員会：造影剤血管内投与のリスクマネジメント，〔http://www.radiology.jp/content/files/233.pdf〕（最終確認：2019 年 5 月 5 日）

ⅱ）Berg KJ：Nephrotoxicity related to contrast media. Scandinavian Journal of Urology and Nephrology **34**（5）：317-322, 2000

ⅲ）McCullough PA, Wolyn R, Rocher LL et al：Acute renal failure after coronary intervention-incidence, risk factors, and relationship to mortality. The American Journal of Medicine **103**（5）：368-375, 1997

C　頭部 MRI 検査（図Ⅱ-2-3）

概要・目的

「MRI」は「magnetic resonance imaging」の略で，CT 検査同様，断層画像を生成して観察する方法である．ただし，CT 検査では X 線を使用するのに対して，MRI 検査では磁場を用いる点が異なる．CT 検査より軟部組織のコントラストが高く，脳も含めた軟部組織について多くの情報を得ることが

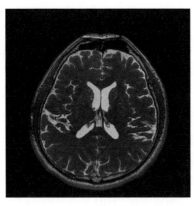

図Ⅱ-2-3　頭部 MRI 像の例
・様々な撮像法があり，得られる脳実質の形態情報は最も多い．
・とくに脳梗塞については早期から検出可能であり，CT 検査より優れている部分である．
・骨の情報が得にくいことと，撮像時間が比較的長いことが難点といえる．

できる．また，**発症早期の脳梗塞をとらえることができる**という意味で，他の画像では代替不能な価値を有する．

方法

　MRI 検査ではいろいろな方向から磁場をかけることに対する生体の反応をセンサーで拾うことによって画像を生成している．その撮像方法（パルスシークエンスという）は目的によって様々であり，それぞれまったく異なる印象の画像となる．

見方・考え方

　撮像方法によってできてくる画像はかなり異なる．それぞれの特性を理解し，注意深く読影する必要がある．逆にいえば，診断したいものを診断するための撮像方法をしていなければ目的は達せられず，撮像方法の選択が重要ともいえる．

侵襲性・副作用・リスク・注意点

1）金属の持ち込み厳禁

　第一に考えなければならないリスクとしては，装置が強力な磁気を使っているため，MRI 検査室内への金属（ヘアピン，ハサミ，ペンなどの比較的小さいものも含む）の持ち込みが検査時に限らず**常時厳禁**なことである．過去には，誤って持ち込んだ酸素ボンベがガントリー*に吸着されたことによる患者の死亡事故なども発生している．同様に，強力な磁気を用いているという理由から，体内に**金属製の医療機器**などが入っている患者では，それらが誤作動したり，熱を発する可能性があるため，MRI 対応のものであることを確認する．**腕時計や磁気カード**などの個人の所有物も誤作動を起こしうるので注意が必要である．

2）シャントバルブ圧の設定

　正常圧水頭症など，シャント術後の患者の場合は，シャントバルブ圧の設定について注意が必要である．近年，MRI 対応のものも開発されているが，対応していないものについては，MRI 撮像によって圧設定が変更されてしま

＊ガントリー
MRI 検査装置の，患者が入る円筒状の部分のこと．

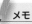**メモ**
ここではシャントバルブそのものが磁気によって動かないという意味ではなく，MRI の磁気で圧設定が変更されない，という意味で「MRI 対応」といっている．

うことがあるので注意を要する.

3）閉所であり長時間を要する

　MRI 検査は, 一般的に 10～30 分程度の検査時間がかかることが多く, 狭いガントリーのなかに長時間閉じ込められることに抵抗を感じる人も少なからず存在する. とくに閉所恐怖症の患者では検査不能のこともあるので, 事前に確認したり, 必要に応じて鎮静薬を使用するなどの配慮が必要となる.

　また, 検査に時間がかかるということはつまり, 患者の状態を十分にモニターできない時間が長く続くということも意味しており, とくに状態の不安定な患者ではこれは致命的になることもある. 脳神経外科の患者では当然のこと, 他の病態であっても, MRI 検査室内での急変に気付かない, などという重大な医療事故にいたらないよう, 十分に注意する必要がある.

　さらに, MRI 検査は総じて動きに弱いので, じっとしていられる患者でなければ撮像が困難である. 小児や認知機能が低下した患者などでは患者の協力が得られないことがあり, その場合は鎮静を行うか, 別の検査方法で代替するかなどを検討する必要がある. 鎮静中は呼吸が困難になるなど急変することもあり, 注意が必要である.

臨床で役立つ知識

MRI 検査での造影剤使用のリスク

　MRI 検査でも造影剤を用いることによって腫瘍などの病変をより観やすくすることができる（造影 MRI 検査という）が, CT 検査の造影剤と同様のリスクと, 根本的に異なるリスクの両面がある. CT 検査と同様のリスクとしては, 造影剤アレルギーの問題などである. 根本的に異なるリスクとしては, 腎性全身性線維症[i,ii] がある. これは腎不全の患者で, MRI 検査用の造影剤を使用したことで起こると報告されているものである. 発症した場合の死亡率は 24～31%/年[iii,iv] といわれており, 腎不全患者への MRI 検査用造影剤使用は禁忌である.

i) Mayr M, Burkhalter F, Bongartz G：Nephrogenic systemic fibrosis-clinical spectrum of disease. Journal of magnetic resonance imaging：an official journal of the International Society for Magnetic Resonance in Medicine **30**(6)：1289-1297, 2009

ii) Girardi M, Kay J, Elston DM et al：Nephrogenic systemic fibrosis：Clinicopathological definition and workup recommendations. Journal of the American Academy of Dermatology **65**(6)：1095-1106, 2011

iii) Swaminathan S, High WA, Ranville J et al：Cardiac and vascular metal deposition with high mortality in nephrogenic systemic fibrosis. Kidney International **73** (12)：1413-1418, 2008

iv) Todd DJ, Kagan A, Chibnik LB et al：Cutaneous changes of nephrogenic systemic fibrosis—predictor of early mortality and association with gadolinium exposure. Arthritis & Rheumatology **56**(10)：3433-3441, 2007

4）アーチファクト

　MRI 検査は, 得られる情報量が非常に多い検査ではあるが, 同時にアーチ

ファクトの多い検査でもある．アーチファクトについて十分な知識をもたず
にこれを評価することはできない．撮像方法によって異なる程度と種類の
アーチファクトが生じ，診断の妨げとなったり，誤診につながることもある．
また，CT 検査とは逆に骨や石灰化は MRI 検査では写りにくく，これらを観
る目的では使用しにくい．

5）人体への直接的な影響

　MRI 検査の磁場そのものの直接的な人体への影響に関しては，現在のとこ
ろ報告されていない．しかし，これは「まだわかっていない」というだけで，
これから長期的な影響が報告されてくる可能性も完全には否定できない．

　多数の注意点がある検査であることに違いはないが，これらをクリアして
得られた画像は他の画像では得難いものが多く，現在の脳神経外科を根底か
ら支える検査方法といえる．

D 脳血管造影（図Ⅱ-2-4）

概要・目的

＊カテーテル
細いチューブ状の医療器
具で，内部に液体を通す
ことができるもの．

　カテーテル＊を動脈内に挿入し，そこから造影剤を注入して連続的に X 線
写真を撮影することで，脳の血管の「影絵」を観察する方法である．長らく
脳血管疾患の診断におけるゴールド・スタンダード＊となってきたが，侵襲
性の高さと他の診断機器の性能向上に伴って，純粋な診断目的で施行される
機会は減ってきている．血管内（カテーテル）治療の一環として同時に施行
される機会は増えてきている．

**＊ゴールド・スタンダー
ド**
標準的な手法として広く
認められているもの．

方法

　鼠径部（**大腿動脈**），手首（**橈骨動脈**），肘（**上腕動脈**）のいずれかを穿刺
し，カテーテルを挿入する．他の部位を穿刺することもあるが，診断目的の
血管造影ではまれである．

　動脈内に挿入されたカテーテルは，X 線透視を観察しながら**ガイドワイ**

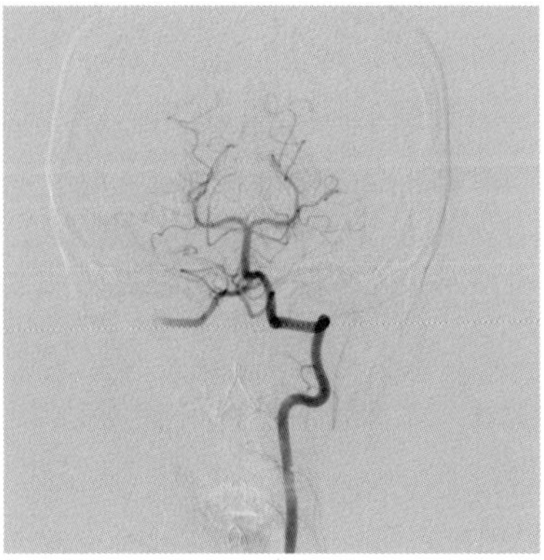

図Ⅱ-2-4　脳血管造影像の例
・血管内に造影剤を注入したのちの状態を観察する
　ことで，血流の情報をリアルタイムに得られる．
・三次元撮影などによって血管の高解像度な情報も
　得られる．

ヤーといわれる柔らかいワイヤーを芯として，カテーテルの先端部を頸部の頸動脈や椎骨動脈などへ誘導する．カテーテルを誘導する場所は，観察したい血管によって変更する．決めた部位から造影剤を注入し，造影剤の流れを連続的なX線写真で撮影する．注入する際に，インジェクターとよばれる撮影装置と同期して注入する装置を使用することもある．デジタル処理で骨の画像をX線写真から「引き算」することで，頭蓋骨にカバーされてわかりにくい部分をなくす，DSA（digital subtraction angiography）とよばれる撮像方法は脳神経外科ではほぼ常識になってきている．透視装置を回転させながら撮像し，電子的に立体画像を再構成する3DRA（three dimensional rotational angiography，三次元回転造影法）という手法も普及している．

　穿刺部位は検査後に止血するが，止血を完成させるためにはその部位の安静が必要であったり，止血のための器具を装着して帰室したりする．これらの止血の方法は，患者によって検査を施行した医師が判断して指示を出すため，よく聞き取って実施することが重要である．止血のために，原則として入院が必要な検査である．

見方・考え方

　血流にのった造影剤をリアルタイムに観察できる，という点が最大の利点である．3DRAがない場合は細かい部分を立体的に評価するのには経験が必要だが，他の画像と比較すると，細かい血流の違いを画像として可視化できる点が群を抜いている．脳動静脈奇形などの細かい血流の変化の観察が必要な病態では検査のゴールド・スタンダードといえる．3DRAの場合は，最大級にコントラストの高い画像が得られ，血管形態をとらえるためのゴールド・スタンダードともいえる．

侵襲性・副作用・リスク・注意点

　リスクが多いゆえに他の検査での代替が進んでいる．一般的には以下のようなリスクがある．

1）造影剤アレルギー，造影剤腎症

　CT検査の項（p.98「臨床で役立つ知識/造影剤使用時の注意点」）を参照．意識がある患者では適宜声かけを行いながら検査を進めることが肝要である．

2）脳梗塞

　最も恐れられる合併症である．動脈内に異物を入れる検査であるため，異物周辺に血栓形成が起こりうる．このようにカテーテル周辺に形成された血栓やカテーテルに入った空気が遊離して造影剤と一緒に頭蓋内血管を閉塞したり，カテーテルの先端やガイドワイヤーによって血管が解離（0.14〜0.30%程度で発症する[4,5]）などを起こす結果として発症するとされる．脳梗塞の発生確率は文献によって差があるが，無症候性も含めて0.03〜0.14%程度[5,6]といわれている．

3）穿刺部トラブル

穿刺部に**血腫**や**動脈瘤**ができたり，穿刺血管が**閉塞**したりするトラブルで，診断用血管造影の 4.2% 程度[6] で発症するといわれている．術前に施行される機会が減ってきている検査ではあるが，手術の大きなリスクを削減するためのリスクとしては正当化される，という考え方もあり，施設によってはかなり積極的に取り入れられている．逆に慣れていない施設ではトラブルも起こりやすい．

E CTA 検査

概要・目的

CTA（computed tomography angiography）検査は，造影剤を経静脈的に投与したのちに頭部 CT 撮影を行う検査である．主に頭蓋内血管（動脈）を観察する目的で行われる．

方法

ヨード系造影剤を経静脈的にインジェクターなどで投与したのちに，所定のタイミングで頭部 CT を撮像する．頭部 CT 検査については p.97 を参照．

見方・考え方

動脈を観察することを目的としており，必要に応じて断面画像から再構成して立体画像（3D-CTA）を作成して観察する．動脈の形態的異常をとらえるのに優れており，かなりの部分，前述の脳血管造影検査を代替できるものである．経静脈的投与から撮像までのタイミングを変更することで，静脈や腫瘍をターゲットにした撮像も可能である．

侵襲性・副作用・リスク・注意点

ヨード系造影剤を使用するリスクについては，CT 検査の項（p.98）を参照．経静脈的投与に特有の問題としては，造影剤の**皮下漏出**がある．皮下に多量に漏出してしまった場合は，施設によって定められたプロトコルに従って対応する．一般には，冷庵法と温庵法があり，これに追加して皮下注射や外用薬などを使用することもある．

F MRA 検査（図Ⅱ-2-5）

概要・目的

MRA（magnetic resonance angiography）検査は，MRI の撮像方法の 1 つであり，主に**頭蓋内血管**（動脈）を観察する目的で行われる．

方法

MRI 検査の項（p.98）を参照．煩雑になるため，ここでは撮像方法の詳細については省略する．詳細は成書に譲る．

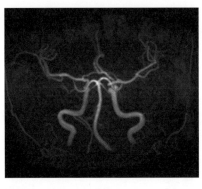

図Ⅱ-2-5　MRA 像の例
・MRI の撮像法の一種.
・造影剤を使用せずに血管を描出することができる.

見方・考え方

造影剤を使用せずに脳の血管を系統的に観察する唯一の方法といってもよい. 一般に画像の精度は限定されるが, スクリーニング目的では十分と考えられていることが多い.

侵襲性・副作用・リスク・注意点

MRI の項（p.98）を参照. ただし造影剤は使用しないので, 造影剤の使用に関するリスクは該当しない.

G　SPECT 検査（図Ⅱ-2-6）

概要・目的

「SPECT」は「single photon emission computed tomography」の略で, 放射性同位元素（ラジオアイソトープ, RI）を静脈内注射して, それを撮影することによって脳内の循環や代謝を診るための検査である. 循環動態に関しては, 後述の PET 検査の代替として比較的多くの施設で利用されている.

類似の検査としてシンチグラフィがあるが, これは撮像原理的にはガンマカメラを使用するという点で SPECT と同様で, 断層画像ではなく平面（透視）画像を出力するという点で異なる.

方法

静脈内に目的に応じた標識化合物*を含む薬剤を注射し, 定められた時間ののちに撮影する. 場合によっては途中で動脈血採血が必要になることもある. 薬剤負荷などを行ってから撮像をすることもある.

見方・考え方

脳での循環動態や代謝の分布を断面像で観察する. 必要に応じて負荷を行い, それに対する脳血流の耐性を調べることもある.

侵襲性・副作用・リスク・注意点

注射する薬剤への反応などが問題となりうる. とくに, 脳循環の負荷への耐性を診るために適応外使用されているアセタゾラミド において, 一定の

＊標識化合物
化合物中の特定の原子が同位体で置換されて目印となっているもの.

アセタゾラミドの適応外使用
アセタゾラミドは, 本来は利尿薬であるが, 脳循環の負荷への耐性を診る検査での使用が国内外のガイドラインに記載されており, 日本で保険診療上も認められている. しかし, 添付文書にはこの用法の記載はなく, また「使用禁忌」ともされておらず,「適応外使用」に相当する用法となっている.

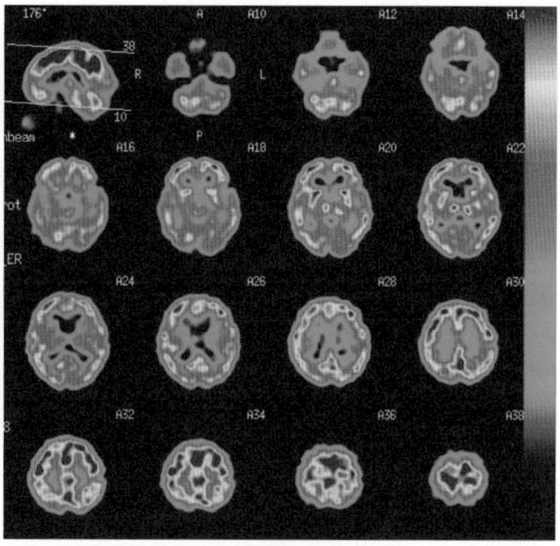

図Ⅱ-2-6　SPECT画像の例
・脳の循環動態や代謝を血管内に注入したRIを追跡することによって観察する.
・核種によって観察できる項目が変わってくる.
・この画像では赤色に近いほうがRIの取り込みが多い（＝血流が多い）.

確率で急性心不全や脳梗塞など重篤な有害事象が認められることが報告され, 注意喚起がなされた[7].

　また, 放射性物質を体内に入れるので, 当然放射線被曝が問題になり, 施行回数は制限される. ただし検査後体内に残った放射性物質は急速に放射能を失い, かつ速やかに尿中に排泄されるため, 後遺症についての心配はない.

H　FDG-PET検査（図Ⅱ-2-7）

概要・目的

　「PET」は「positron emission tomography」の略である. PETを行う場合は標識化合物として, 体内のブドウ糖代謝を診る目的でブドウ糖の類似体であるFDG（fluorodeoxyglucose, この場合, 正確には^{18}F-FDG）を用いる. PETそのものは, 他の標識化合物でも行うことができ, 前述のSPECTと同様, 脳の循環や代謝などを測定する目的で行う.

方法

　サイクロトロンという装置を使って陽電子という物質を放出する原子（この場合^{18}F）を作成し, それを含んだFDGを合成する. これを静脈内注射する. FDGから放出された陽電子と体内の陰電子（電子）との対消滅*によって生じるγ線を検出する. 同時に撮像したCT画像やMRI画像と, 得られた結果とを重ね合わせて表示する.

*対消滅
粒子と反粒子（陽電子と電子など）が対になって消滅し, 残ったエネルギーが光子（γ線やX線など）になること.

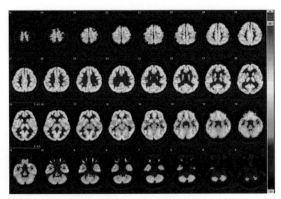

図Ⅱ-2-7　FDG-PET 検査画像の例

見方・考え方

　FDG を用いた場合は，てんかん（p.210「てんかん」参照）の焦点診断や，神経変性疾患や認知症の診断に用いられる．ほかに**悪性腫瘍**の遠隔転移検索の目的でも使用されることがある．酸素原子の同位体である ^{15}O などの標識を使えば（この場合 gas PET などとよぶ），SPECT 検査と同様，脳の循環動態を計測できるが，定量的な検査ができるので客観的に判断しやすい．

侵襲性・副作用・リスク・注意点

　FDG注入のための静脈穿刺などに伴うものが主である．サイクロトロンは大がかりな装置であり，PET を設置することができる施設は限定される．SPECT 検査が代用されていることが多い．FDG-PET の場合は，検査前に絶食が必要なので注意が必要である．

▌ 頸動脈超音波検査

概要・目的

　頸動脈に対して行う超音波検査で，頸部で頸動脈の血管壁や血流を検査する目的で施行する．

方法

　他部位で行う超音波検査と同様で，目的部位に超音波走査用のプローブというデバイスを当てて，組織に反射してきた超音波を可視化することで，内部の様子を観察する．観察項目は施設によって若干異なるが，その施設のプロトコルに従う．

見方・考え方

　主に頸動脈や椎骨動脈の狭窄の程度や閉塞の有無を検査する．狭窄がある場合は，どの程度狭窄しているか，狭窄部位の血管壁の状態は血栓が飛びやすい不安定な状態か，などを確認する．その際，血流の速度（peak systolic velocity：PSV）も測定でき，これが狭窄の程度を示唆する有力な指標となっている．

侵襲性・副作用・リスク・注意点

　他部位の超音波検査と同様だが，検査そのものの侵襲性は低く，リアルタイムの情報が得られる，という意味でも有用な検査である．注意点としては，検査の実施者の技術的な側面に比較的大きく依存する，ということがある．

2 | その他の検査

A 脳脊髄液検査（髄液検査）

概要・目的

　脳や脊髄の周囲（くも膜下腔）に存在する脳脊髄液（髄液）を採取して，その成分を分析する検査である．髄膜炎などの炎症の有無，くも膜下出血が疑われる患者における出血の有無，腫瘍の有無や，各種代謝性疾患・神経変性疾患などの検査でも広く用いられる．

方法

　腰椎穿刺や脳室ドレーン・脳槽ドレーン，シャントシステム*（p.235 参照）などのリザーバーあるいは手術中の術野などから採取した脳脊髄液を検査する．主な検査項目としては，細胞の有無とその種類，グルコース濃度などの生化学項目，細菌などの微生物培養などである．グラム（Gram）染色を直後に行うこともある．

見方・考え方

　圧倒的に多いのが，髄膜炎の有無を調べるという状況である．とくに術後やくも膜下出血後などでは解釈が困難なこともあるが，とりわけ細菌性髄膜炎は，死亡率が 20% 前後といわれる重篤な疾患であり，慎重かつ迅速に検査を進める必要がある．この際，検体の保存時間や温度などを間違えると，誤った検査結果になることがあるため注意する．

侵襲性・副作用・リスク・注意点

　腰椎穿刺などを行うという意味で侵襲的であるだけではなく，脳脊髄液を一定量除去するということが潜在的なリスクである．つまり，脳脊髄液が除去されることに伴って，脳ヘルニア（p.81 参照）などをきたす可能性があるが，脳ヘルニアは生命にかかわる合併症である．ほかには，穿刺によって脳脊髄液に細菌汚染が起こる可能性や，穿刺によって周囲血管を損傷し脊髄の硬膜外血腫が生じること，などが挙げられる．

＊シャントシステム
脳室-腹腔シャント術などに用いるバルブを含んだ装置一式．

リザーバー
一般に余剰なものを確保しておく部分という意味だが，この場合は，脳室内腔やくも膜下腔などの脳脊髄液腔と接続していて，そこに物質を送り込んだり，そこから物質を採取したりするための腔構造をもつ部分という意味．

細胞の有無
本来，脳脊髄液に細胞は存在しない．

B　遺伝子検査

概要・目的

　基本的には，臨床的に疾患を発症していることが明らかな患者の確定診断が目的である．現在，倫理的な問題から幅広く行われていない家族内での検査（発症前診断，保因者診断，出生前診断）も将来的には広く行われるようになるかもしれない．

方法

　検査の利益と限界の説明を行い，十分なインフォームド・コンセント＊を得たうえで（未成年者や同意能力が不十分な患者の場合は代諾者から得る），血液などの検体を採取して，専門的検査機関に指定の方法で送る．具体的な検査に用いる手法についてはここでは割愛する．

見方・考え方

　遺伝子の診断というと，覆(くつがえ)しようのない絶対的な真実，というようなイメージを抱いてしまうかもしれない．しかし遺伝子検査は，疾患にもよるが絶対確実な診断方法ではない．検査結果が陰性だったとしてもその疾患が完全に除外できるわけではないし，陽性だったとしてもその疾患に罹患していることを完全に確定できるわけではない．ましてや，極端な話ではあるが検体をどこかの時点で取り違えれば，間違った結果が返ってくるかもしれない．他の診断方法同様，診断手段の1つであると認識することが重要である．

侵襲性・副作用・リスク・注意点

　遺伝子情報は究極の**個人情報**である．その情報伝達に際しては，すべての段階において細心の注意を払う．とくに神経疾患の場合，確定診断がついたとしても治療法が確立していない疾患も多く，検査に際して，患者からあまり前向きな動機付けが得られないこともある．遺伝カウンセリングなどの導入も積極的に考慮する．

C　脳波検査

概要・目的

　原則として頭皮に置いた電極から脳の**自発的電気活動**を計測し，それに基づいててんかんの診断や代謝性疾患，神経変性疾患などの診断に役立てることを目的としている．

方法

　頭皮に置いた皿電極や刺入した針電極，あるいは手術で脳表に置いた硬膜下電極を脳波測定装置に接続し，得られた電気活動を記録する．基本はてんかんの発作間欠期＊の脳波を観察するが，発作時の脳の電気活動を記録するために，脳波を何日も連続で，患者の様子をとらえたビデオとともに記録す

る終夜脳波という手法もある.

見方・考え方

　解釈が重要となる検査である. 電極間の電位差を様々な組み合わせで表示することができ, それに応じて異なる波形が得られる. 脳波の背景活動と突発性異常波を評価するが, この際, 脳の電気活動を反映しているわけではないアーチファクトを判別することが重要となる. 様々な賦活方法で脳波の異常を誘発したり, 顕在化させたりする. てんかんにおいては, 異常波の検出のみならず, てんかん焦点の部位や発作型の診断にも重要である.

侵襲性・副作用・リスク・注意点

　てんかんの過剰診断などの問題もあるが, 昨今のてんかん患者による車の暴走運転事故などにより, てんかんを見逃してはならないという社会的機運はかつてなく高まっている. いうまでもなく, 針電極や硬膜下電極などは侵襲性が高く, リスクを伴う.

D 筋電図検査

概要・目的

＊神経・筋疾患
末梢神経, 神経筋接合部, 筋の疾患の総称.

　針電極を筋に刺入して, **筋活動電位を計測する**. 神経・筋疾患＊の鑑別で, 神経原性か, 筋原性かを診る目的で行われることが多い. 表面電極というシール状の電極を使用することもある.

方法

　観察したい骨格筋に針電極を刺入し, 安静時と随意収縮時の記録を行う.

見方・考え方

＊運動単位電位
1つの運動ニューロンの活動に伴って同時に活性化される筋線維の集合の電気活動.

　刺入時電位, 安静時電位, 随意収縮時の運動単位電位＊の分析やそれらの重なり合った干渉波形の特徴などを診る.

侵襲性・副作用・リスク・注意点

　針電極を用いる場合は痛みを伴う検査であり, この点について検査前に十分なインフォームド・コンセントが必要である. また, 出血傾向がある患者では皮下血腫などが生じる可能性があり注意が必要である.

E 末梢神経伝導検査

概要・目的

　末梢神経を電気刺激することによって生じた電気活動を記録する. 末梢神経疾患の有無や病態について診断する目的で行われる.

方法

　末梢神経を皮膚の上から電気刺激し, それにより誘発された電気活動を皮膚の上から記録する.

見方・考え方

記録された神経電気活動の伝導速度，振幅，持続時間，遠位潜時などを分析する．脱髄*による病態か，軸索変性による病態かを鑑別するのが主目的だが，幅広く神経のどの部位に異常があるのか，あるいはその上流・下流なのか，といった情報が得られる．

侵襲性・副作用・リスク・注意点

電気刺激に伴う痛みがあるが，検査後持続するものではない．

F　誘発電位検査

概要・目的

生体に刺激を与えた結果として生じる，脳や脊髄の電気的活動を記録するものである．神経伝導路の異常の有無を診断する目的で行われる．

方法

代表的な刺激部位としては，上肢（正中神経，尺骨神経）や下肢（後脛骨神経，総腓骨神経），耳，目などである．上肢と下肢では電気刺激を用い，耳と目ではそれぞれ音と光などの視覚刺激が用いられる．これらの刺激後の脳の電気活動を頭皮から計測する．手術中に行うこともある．

見方・考え方

刺激部位によってそれぞれ特徴的な波形となり，その異常の有無を観察することによって伝導路における異常の有無を推定する．

侵襲性・副作用・リスク・注意点

針電極を使用する場合は，針筋電図と同様，皮下血腫などに注意を払う必要がある．

●引用文献

1) 厚生労働省：医薬品・医療機器等安全情報213号，〔https://www.mhlw.go.jp/houdou/2005/05/h0526-1.html〕（最終確認：2019年12月25日）
2) 日本医学放射線学会，日本放射線技術学会，日本小児放射線学会：小児CTガイドライン―被ばく低減のために，2005年2月21日，〔http://www.radiology.jp/content/files/371.pdf〕（最終確認：2019年12月25日）
3) Tomura N, Uemura K, Inugami A et al：Early CT finding in cerebral infarction-obscuration of the lentiform nucleus. Radiology **168**（2）：463-467, 1988
4) Cloft HJ, Jensen ME, Kallmes DF et al：Arterial dissections complicating cerebral angiography and cerebrovascular interventions. American Journal of Neuroradiology **21**（3）：541-545, 2000
5) Fifi JT, Meyers PM, Lavine SD et al：Complications of modern diagnostic cerebral angiography in an academic medical center. Journal of Vascular and Interventional Radiology **20**（4）：442-447, 2009
6) Kaufmann TJ, Iii JH, Mandrekar JN et al：Complications of diagnostic cerebral angiography：evaluation of 19,826 consecutive patients. Radiology **243**（3）：812-819, 2007
7) 日本脳卒中学会，日本脳神経外科学会，日本神経学会ほか：緊急メッセージ―ダイアモックス注射用による重篤な副作用の発生について，2014年6月18日，〔http://jns.umin.ac.jp/cgi-bin/new/files/2014_06_18.pdf〕（最終確認：2019年12月25日）

3 脳・神経疾患の治療の考え方

　治療にあたっては，脳・神経組織の特殊性を十分理解する必要がある．中枢神経（脳，脊髄）は，一度傷害されると回復することのない臓器であり，傷害されないように治療すること，あるいは傷害の程度がこれ以上増悪しないようにすることが重要である．これはとくに脳に関して重要であるので，ここでは，脳疾患の治療に関して記述する．脊髄においても重要であることに異論はないが，脊髄損傷ではたとえ四肢麻痺に陥っても，基本的に意識は正常に保たれる．一方，脳の損傷では意識障害が認められることが多く，意思の疎通ができなくなるということは，診察，治療において非常に大きな問題となる．

　診断（診察）の項（p.76「神経症状からの診断の進め方」参照）でも述べたが，脳・神経疾患において神経学的所見の最も重要な観察項目は意識状態である．意識を保つ臓器が脳であり，いかにしてその機能を守るかは，脳・神経疾患治療の最重要課題といえる．重要ポイントとして以下の2つがある．

①脳は硬い頭蓋骨内にある＝頭蓋内圧（とうがいないあつ）が重要である
②脳は十分な動脈血流により，酸素，ブドウ糖が絶えず補われなくてはならない＝脳血流が重要である

1 ｜ 脳・神経疾患の治療

A 頭蓋内圧に関する考え方

　脳は外傷による損傷が起こらないよう，硬い頭蓋骨に守られている．ほぼ密閉された状態であり，頭蓋内容物は「脳」「脳脊髄液（髄液）」「血管」「脳脊髄膜（髄膜）」である．髄膜以外はその容積に変化が生じることがあるが，どれかが増えればその他の容積が減少するというホメオスタシス*（homeostasis）の働きによって，頭蓋内圧は一定に保たれる．しかし，ホメオスタシスを凌駕（りょうが）する事態が生じたとき，あるいはホメオスタシスが機能しなくなったとき，頭蓋内圧に大きな変動が生ずる．なお頭蓋内圧は成人の場合，通常，臥位で $60\sim150\,mmH_2O$ である．

*ホメオスタシス
生体の内部環境を一定に保つ仕組みのこと．「恒常性」ともいわれる．

頭蓋内圧の低下

＊医原性の頭蓋内圧低下
医療行為によって頭蓋内圧の低下が引き起こされること（医療行為が原因で起こる疾患を「医原性疾患」とよぶ）.

　　低髄圧症候群や外傷での髄液漏などが原因だが，医原性のもの＊も決して少なくない．腰椎穿刺での髄液の漏出によることが多く，万全を期してもある程度は生じてしまう．しかし腰椎穿刺での髄液の漏出はある一定時間で改善することが多く，基本的に臥位安静，時に輸液を加えることによって自然回復する．ただし，脳室ドレナージ，腰椎ドレナージなどでの持続的な髄液の排液を行っている場合，管理ミスによる急激な頭蓋内圧低下は致命的になることがある．くも膜下出血や水頭症術後の髄液ドレーン（**図Ⅱ-3-1**）の高さ設定や開放・クランプ状態，流出状態の確認など管理は非常に重要であり（p.114参照），サイフォン付きのマノメータの構造にも精通する必要がある．

＜腰椎穿刺後に1～2時間の安静が必要な理由＞

　　髄液はくも膜下腔におよそ150 mL存在し，1日に500 mL産生される．1時間あたりの産生量は，500 mL÷24時間＝20.8 mLとなる．

　　腰椎穿刺後には，1～2時間安静との指示を出すことが多い．たとえば髄膜炎の診断で，髄液の性状をみるための検査に必要な髄液量は約3～5 mLで，さらに細菌培養が加わると約10 mLの髄液を採取する．採取した分の髄液10 mLがつくられるためにかかる時間は，理論的にはおよそ30分だが，穿刺針によって硬膜に穴が開いており，そこからの髄液の漏出も考慮されるため，1～2時間の床上安静の指示となる．腰椎穿刺後に急に起き上がれば，穿刺部位の腰部硬膜の針孔に加わる髄液圧も大きくなり，髄液漏出がさらに増してしまうので，それを避ける意味でも腰椎穿刺後の床上臥位安静が必要である．

　　臨床的に問題となる頭蓋内圧低下はほぼ100％が医原性であるが，少しの

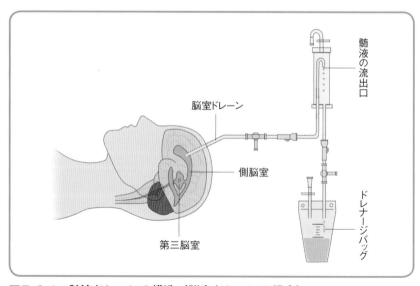

図Ⅱ-3-1　髄液ドレーンの構造（脳室ドレーンの場合）

配慮で予防できることを念頭に置くことが重要である.

頭蓋内圧亢進

臨床的には，頭蓋内圧低下よりも頭蓋内圧亢進のほうがはるかに重要で，死に直結する病態である.

1）頭蓋内圧亢進を招く原因

- 頭蓋内占拠病変：各種頭蓋内出血，脳腫瘍，脳膿瘍，そして二酸化炭素分圧上昇による頭蓋内血管拡張がある.
- 脳浮腫：頭部外傷，脳腫瘍，神経毒がある．手術での脳損傷，静脈損傷による脳浮腫もある.
- 頭蓋内での髄液の増加：過剰分泌（脳腫瘍，髄膜炎など），吸収障害（静脈洞血栓症など），髄液流路の閉塞（脳出血，くも膜下出血，脳腫瘍など）がある．とくに側脳室室間孔（モンロー［Monro］孔）と中脳水道は，脳出血（とくに脳室内出血）や脳腫瘍，脳浮腫による閉塞が生じやすい．小児のシャント機能不全（p.281 参照）もここに含まれる.

コラム　**頭蓋内圧亢進のイメージ**

すし詰め状態の満員電車に乗っているところを想像してみよう．ドアや窓を開けるのもままならない状況だ．そんななかで，仮に硬いゴムでできた大きな風船を一気に膨らませたら，車内はどうなるだろうか．乗客はみな圧迫され，体の小さな子どもはすぐに生命の危機にさらされるかもしれない．手すりや座席などに体が押し付けられ，けがをするかもしれないし，けがをした部分は炎症を起こしてむくみが生じるだろう．これが，脳出血，頭部外傷での脳挫傷でよくみられる頭蓋内圧亢進のメカニズム（血腫ができると血腫周囲に脳浮腫が生じる）のイメージである．皮肉なことに，本来脳を外力から守るべき頭蓋骨があるために，圧の逃げ場がなく，頭蓋内圧亢進が生じるのである.

2）頭蓋内圧亢進による死因

- 脳ヘルニアによる脳幹圧迫・損傷によって呼吸麻痺が生じる.
- 脳ヘルニアによる視床下部圧迫・損傷による尿崩症で，極度の脱水，電解質異常が急激に生じて心停止にいたる.
- 亢進した頭蓋内圧により，頭蓋内動脈の圧迫・閉塞が生じ脳虚血となり，脳死となる.

要するに「頭蓋内圧亢進をきたしうるすべての疾患は，放置すれば必ず致命的になる」ということを決して忘れないことである．そのためにも，以下に述べる頭蓋内圧亢進による自覚症状，他覚的所見に敏感になることが重要である.

3）頭蓋内圧亢進時の症状・所見

①自覚症状

- **頭痛**：意識のある人ではほぼ必発である．夜間就寝時の生理的な呼吸抑制により，二酸化炭素がたまる．したがって，早朝覚醒時に頭痛を自覚する（early morning headache）ことが多い．坐位，立位よりも臥位で頭痛が増悪する．
- **嘔吐**：多くは噴水性に嘔吐する．頭蓋内圧亢進によって，延髄迷走神経核が刺激されるために起こる．
- **視力障害，羞明**(しゅうめい)：視神経障害によって生じる．
- **複視**：くも膜下腔を走行する距離が最も長い外転神経の麻痺によって生じる．

②他覚的所見

- **意識障害**：頭蓋内圧亢進の進行とともに，意識状態も増悪する．
- **瞳孔不同**：とくにテント切痕(せっこん)ヘルニア（鉤(こう)ヘルニア）での中脳圧迫で生じる．中脳から出る動眼神経麻痺により，ヘルニア側の瞳孔が大きくなる．対光反射の消失を伴う．
- **内斜視**：外転神経麻痺の他覚的所見である．寄り目になり，鼻先を見るような眼位になる．
- **徐脈，血圧上昇，体温上昇**：急激な頭蓋内圧亢進で，視床下部，延髄が圧迫・損傷されて生じる．

4）看護のポイント

- **生体情報のモニタリング**：頭蓋内圧亢進を生じうる患者では，**バイタルサイン**（呼吸状態，血圧，心拍数，体温），**意識状態・瞳孔所見**，**心電図モニター所見**，そして**尿量**をとくにこまめに観察する．意識状態のわるい患者，鎮静下の患者では非常に重要である．
- **頭蓋内圧を下げるための援助**：少しでも頭蓋内圧を下げるよう努める．基本的に**頭部挙上**（ベッド背板を 20～30 度上げたセミファウラー位）を保つ．輸液過剰にならないよう，輸液速度の指示を守って行う．**浸透圧利尿薬**（D-マンニトール，グリセリン）与薬の指示を厳守する．酸素投与中や人工呼吸器使用中の場合は，酸素が確実に投与されているか，人工呼吸器が正常に機能しているか，絶えず確認する．とくに人工呼吸器使用中の患者は，気管内吸引が必要になる．吸引時の努責（怒責）が頭蓋内圧をさらに亢進させるので，吸引前後にアンビューバッグなどで過換気にし，二酸化炭素分圧を下げる．体位変換でも努責から頭蓋内圧が亢進するため，ベッドを平らにせず，セミファウラー位での体位変換を推奨する．
- **ドレーンの管理**：脳室または脳槽ドレーンで頭蓋内圧管理をしている場合も多いため，**髄液流出**をよく観察する．ドレナージチューブの圧迫・屈曲による閉塞は短時間でも致命的になりうるので，体位変換時は注意を要す

羞明

光を過度にまぶしく感じること．羞明は英語では「photophobia」といい，「phobia」には（病的な）恐怖という意味があり，光がまぶしく恐怖に感じてしまう状態を表す．

る．ドレーンをクランプし，たとえばCT検査に行って帰室した後などは，ただちにドレーンを開放する（必ず指差し確認をする）．

B　脳血流に関する考え方

脳血流量低下がもたらす影響

　脳は体重の約2%の重さで，脳血流は循環血流量の約20%を占める．肝臓や腎臓も血流豊富な臓器であるが，ことに脳は他臓器の何倍もの**血流が必要**と認識するとよい．「血流が多い＝**酸素消費量が多い**」ということである．いかにして血流を保つか，すなわちいかにして脳の酸素欠乏を防ぐかを絶えず念頭に置くことが重要である．

　脳の重量を成人平均の1,500 gとすると，脳全体の血流は750 mL/分となる．脳組織100 gあたり1分間に50 mLの血流である．この血流量が10〜12 mL/100 g/分に減少すると，脳細胞はただちに死滅（壊死）してしまい，15 mL/100 g/分でも3時間以上続けば脳梗塞になる．

　血流低下は酸素欠乏に直結するが，脳の代謝に必要な栄養素であるブドウ糖の供給も低下する．脳へのブドウ糖供給の低下（低血糖状態）も，重度脳組織傷害の原因になる．

脳・神経領域以外の脳血流量低下をきたす病態とアセスメントのポイント

　脳血流に関しては，とくに脳・神経外科，神経内科以外での看護においても認識してほしい知識である．以下に挙げるように，脳動脈狭窄などの脳・神経領域の疾患以外でも，脳血流低下（脳の酸素欠乏）が生じるからである．

1）心疾患

　心筋虚血（狭心症，心筋梗塞），**不整脈**で，心臓が血流を全身に送るポンプとしての機能を十分に果たせないと，脳血流低下から脳虚血となり，脳機能不全となる．心筋梗塞の初発症状がめまいであったり，失神発作の原因が不整脈であったりすることは，日常臨床でよく経験する．不整脈の1つである**心房細動**では心房内血栓が生じやすく，血流にのって脳動脈に血栓が飛んで閉塞が生じれば，脳梗塞となる（脳塞栓症）．また，人工心肺を用いた循環器系疾患の手術後に，脳虚血が生じうるが，意識状態，瞳孔の変化，眼位（偏視がないかどうか），運動麻痺の観察で早期発見ができるので，簡単な神経学的診察の手技を身に着けておくことが重要である．

2）呼吸器疾患

　呼吸不全（酸素分圧の低下，二酸化炭素分圧の上昇）から**低酸素脳症**をきたす．閉塞性肺疾患（慢性閉塞性肺疾患［COPD］など），拘束性肺疾患（肺線維症など），肺炎など，呼吸器疾患はすべて低酸素脳症をきたしうる．酸素分圧モニターと，とくに**傾眠**から始まる意識状態の変化に敏感になる必要がある．

3）内分泌疾患

糖尿病が重要である．とくに低血糖は致命的になるので，経口血糖降下薬内服者やインスリン使用者での意識障害は絶えず低血糖を意識する．電解質異常では，高・低ナトリウム血症が意識障害に直結する．利尿薬，向精神薬，抗てんかん薬など薬の副作用でも意識障害が生じるので，これらの薬剤を内服中の患者では，傾眠傾向に注意する必要がある．

4）婦人科領域，産科領域

婦人科領域では，経口避妊薬が血栓症の危険因子であり，脳血管（動脈，静脈ともに）にも血栓症が生じるので，内服中の患者への説明と，脱水を避けることの指導が重要になる．

産科領域では，周産期，とくに分娩時の胎児脳虚血を忘れてはならない．低・無酸素脳症となった児には一生重い後遺症が残るので，分娩に携わる看護師は，胎児のバイタルサイン，母体の陣痛モニターに敏感になる必要がある．

5）悪性腫瘍

ほぼすべての診療科領域が含まれる．種類を問わず，悪性腫瘍に関連して血栓症が生じうる．これをトルーソー（Trousseau）症候群という．血液凝固機能が高まるために生じる病態であり，各種のがんや白血病などの治療中に脳梗塞が生じることも，脳・神経領域ではよく経験する．血液検査でのFDP（フィブリン分解産物），Dダイマー高値は，トルーソー症候群が生じる危険因子であるので，血液検査データのチェック，脱水予防が必須となる．

血栓形成の指標

FDPは，出血に伴う血液の凝固・線溶の過程で，血液凝固因子であるフィブリンが溶解される際に産生されるもの．
Dダイマーは，FDPがさらに分解されて産生されるものである．いずれも，血栓が生じている場合に高値を示す．

第Ⅲ章 脳・神経疾患 各論

1 脳血管疾患

transient ischemic
attack（TIA）

卒中（stroke）

本来, 臓器内の大出血を意味する言葉である.

穿通枝

この場合, 正確には深部穿通枝をいう. 脳主幹動脈から直接分枝した細径の動脈で, 分岐部から比較的近い距離で軟膜を貫通して脳実質に入り, 大脳基底核や視床の方向に向かう.

＊巣症状

麻痺, 失語, 知覚障害（視覚障害, 聴覚障害, 感覚障害）など, 脳局所に起こった病変によって生じる神経障害による症状をいう. てんかん発作も含まれる.

脳血管疾患とは, 頭蓋内の血管に起因する疾患の総称である. 日本人の死因の第4位（2018年）[1] となっている. また, 介護が必要になった原因では, 脳血管疾患（脳卒中）が認知症に次いで第2位（2016年）[2] となっている.

脳血管疾患は, **虚血性**の疾患（脳梗塞など）と**出血性**の疾患（脳出血, くも膜下出血など）とに大別される.

1 脳梗塞, 一過性脳虚血発作（TIA）, 慢性脳循環不全症

A 病態

脳梗塞, 一過性脳虚血発作（TIA）, 慢性脳循環不全症とは

いずれも, 脳実質への血流供給が滞ることによって脳の可逆的・不可逆的障害が生じる疾患である.

疫学

脳梗塞の発症率は1年につき, 10万人あたり100〜200人程度といわれている.

発症機序

脳梗塞の病型によって, 以下のような機序で発症する.

- **アテローム性梗塞**：血管内腔に徐々にプラークが蓄積し, 狭窄・閉塞することによる.
- **心原性梗塞**：心房細動などの不整脈や弁膜症などにより心臓にできた血栓が血流とともに流れていって頭蓋内血管に詰まることによる.
- **ラクナ梗塞**：脳の中心部近傍で微細な脳血管の穿通枝が閉塞することによる.

B 診断

どのような症状から疑われるか

構音障害や片麻痺などの巣症状＊が突然発症する, というところが特徴的

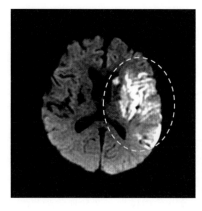

図Ⅲ-1-1 脳梗塞の MRI 画像の例
脳梗塞を起こしている部位は，発症早期から DWI 法*
(diffusion weighted imaging) による拡散強調画像
で高信号となっている．

*DWI 法
拡散強調画像法ともいう．
MRI 撮影法の 1 種で組織
内の水分子の動きである
拡散現象を画像化したも
の．

である．

診察の進め方・確定診断の方法

　病歴や身体所見から本疾患が疑われる場合は，血管と急性期脳梗塞の有無
の情報が得られる MRI 検査を施行する（**図Ⅲ-1-1**）．慢性脳循環障害につい
ては，PET 検査や SPECT 検査による定量的な血流評価が必要になることも
ある．

重症度判定やステージ・臨床分類など

　脳梗塞については NIHSS（National Institutes of Health Storoke Scale
Score），一過性脳虚血発作については $ABCD^2$ スコア，CHADS2-VASc スコ
アなどが使用される．慢性脳循環不全症については，幅広く使用されている
ものは存在しない．

C　治　療

主な治療法

1）脳梗塞の場合

　発症後 4.5 時間以内の（あるいは発症時間不明でも，画像などからそれが
強く疑われる）急性期脳梗塞については，tPA 経静脈与薬による血栓溶解療
法の適応をまず判断する．これが適応とならなかったり，無効の場合は，脳
血管内治療による血栓回収の適否を検討する．これらが適応とならない場合
には，経口か経静脈与薬での抗血栓療法の適応を検討することになる．広範
囲の脳梗塞がある場合は，数日から 2 週間以内に，脳浮腫による脳ヘルニア
予防のための外減圧術を行うことも検討される（外減圧術に内減圧術を加え
て行うこともある）．

2）一過性脳虚血発作の場合

　重症度にもよるが，準脳梗塞として入院か外来での治療が行われ，経口か
経静脈与薬での抗血栓療法の適応を検討することになる．

3）慢性脳循環不全症の場合

　症候性で血流低下が一定の手術適応基準に達する場合は，バイパス手術などを検討する．手術適応でない場合でも，経口抗血栓療法の適応も検討される．

合併症とその治療法

1）脳梗塞の場合

　脳梗塞となった脳組織は継時的に浮腫をきたしてくる．この浮腫により健常な脳組織が圧迫されて症状が出現したり，脳ヘルニアとなって生死にかかわることがある．その場合は外減圧術（内減圧術を加えて行うこともある）の適応を検討する．そのほか，塞栓血管の自然開通や，血栓溶解・血栓回収・抗血栓療法の合併症として頭蓋内出血をきたすことがあり，出血の程度によっては早急に致命的となる可能性があるため注意を要する．脳梗塞となる患者は他の全身合併症などをもっていることも多く，それらが脳梗塞を契機に増悪することもある．嚥下障害の結果として誤嚥性肺炎などになることも多い．

2）一過性脳虚血発作の場合

　最大の合併症は脳梗塞となることである．重症度によるが，発症後24時間以内に脳梗塞となる危険度は7.5〜10％程度といわれている[3]．

3）慢性脳循環不全症の場合

　合併症として留意すべきは，一過性脳虚血発作や脳梗塞となることである．とくに脱水や血圧低下などの循環動態の変化に伴って，一過性脳虚血発作や脳梗塞となることが多い．このような場合は症候性慢性脳循環不全ということになり，手術の適応がより考えやすくなる．

治療経過・予後

1）脳梗塞の場合

　脳梗塞全体の死亡率は1年あたり10万人に49.9人（2017年）[4]である．リハビリテーションの必要程度によって退院時期は様々である．

2）一過性脳虚血発作の場合

　前述のとおり，脳梗塞になるかどうかによる．

3）慢性脳循環不全症の場合

　一過性脳虚血発作や脳梗塞になるかどうかで決まる．

患者教育・退院支援

1）脳梗塞の場合

　治療を開始しても必ずしも症状の改善が期待できるわけではなく，入院後むしろ症状が悪化する可能性があることを，入院時に必ず説明する．根本的な病態に変化がなくても，脳浮腫などの進行に伴って一見病状が悪化するようにみえることは日常的に経験される．残存する症状次第ではリハビリテーションのための転院や，通院リハビリテーションなども必要となる．脳梗塞

は**再発**する可能性もあり，注意喚起が肝要である．一過性脳虚血発作や慢性脳循環不全症でも同様だが，内科的に対処が必要な高血圧，脂質異常症，糖尿病などの全身疾患についてはとくに管理を厳密にする．禁煙も重要である．

2）一過性脳虚血発作の場合

一過性脳虚血発作を繰り返すようならば，症状が一時的なものであってもすぐに医療機関を受診するように注意喚起が必要である．

3）慢性脳循環不全症の場合

脱水や血圧低下を避けるように注意喚起が必要である．

2 | 脳出血

A 病態

脳出血とは

頭蓋内（主に脳実質内）の血管が破れて脳実質内に出血することである．出血で生じた血腫によって周囲に圧迫をきたす．出血部位によって名称が異なる．主な出血部位として，被殻，視床，大脳皮質下，小脳，脳幹，尾状核，脳室内などがある．脳内出血ともよぶ．

疫学

日本国民における脳出血の発症率は，1年あたり10万人に100人程度と考えられている[5]．

発症機序

高血圧性とそれ以外がある．前者では血圧が高いことによって穿通枝などの血管が損傷し出血をきたす．それ以外では，多様な原因が考えられるが，高齢者ではアミロイド沈着による**血管病変**（脳アミロイド血管症*）によって出血をきたしやすくなったり，脳動脈瘤も含む血管奇形やもやもや病（いずれも後述）のような血管の異常によって出血を起こすこともある．

＊脳アミロイド血管症
脳の小動脈の壁にアミロイドが沈着することで脆弱化し，主に高齢者で皮質下出血をきたしやすくなる病態．

B 診断

どのような症状から疑われるか

多くの面で脳梗塞と共通する．ただし，直後から意識障害をきたすような重篤な症例は脳出血のほうが多い．そして，脳梗塞と比較すると発症後の血圧が高いことが多い．頭痛や悪心はないこともあるが，ある場合は，麻痺が起こりにくい小脳出血や脳室内出血などで，身体所見のみでは後述のくも膜下出血と判別が困難なことがある．

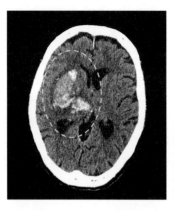

図Ⅲ-1-2　脳出血の CT 画像の例
発症早期の脳内出血は頭部 CT 画像で mass effect[1] を伴う高吸収域として認められる．本症例でも midline shift[2] が認められる．
[1] 占拠性病変によって周囲構造が圧排されること．
[2] 脳組織が mass effect によって左右に偏位すること．

診察の進め方・確定診断の方法

　脳梗塞とは異なり，脳出血の診断は基本的に頭部CT検査で十分である（**図Ⅲ-1-2**）．ただし，異常血管が発症にかかわっているかどうかの診断については，血管の情報が必須であるため，MRI 検査や CTA 検査や脳血管造影などの検査が検討される．

重症度判定やステージ・臨床分類など

　被殻出血と視床出血については，CT 検査による画像分類が提唱されている．他部位も手術適応に関連して重症度をある程度判定する基準は存在するが，詳細はここでは省く．

C　治 療

主な治療法

　出血の量・部位や症状（とくに意識レベル）によって手術適応が判断される．手術適応となった場合は，**開頭血腫除去術**や**内視鏡的血腫除去術**を行うが，異常血管によるものである場合は，そちらの処置も必要になることがある．脳室内に血腫が貯留するなどして水頭症（すいとうしょう）を起こす場合は，脳室ドレナージ術なども考慮される．

　保存的に経過をみる場合も，さらなる出血を予防するために降圧加療や，止血薬や浸透圧利尿薬の投与が検討される．

合併症とその治療法

　水頭症が持続する場合は**シャント術**などを検討する．てんかんを発症することがあるが，通常は抗てんかん薬によってコントロール可能である．脳梗塞と同様，もともと全身疾患をもっている症例が多く，その増悪などが生じることがある．また，嚥下障害や意識障害などによって誤嚥性肺炎が生じることも多い．意識障害が遷延（せんえん）し，経口摂取が困難な場合は胃瘻や腸瘻（ろう）などが検討されることもある．とくに重症な例では消化管潰瘍（クッシング潰瘍）

の合併が多く，抗潰瘍薬などの投与を検討する．他の麻痺や意識障害が生じる疾患一般にもいえることだが，下肢の深部静脈血栓症とそれによる肺塞栓症の予防のために間欠的空気圧迫などが検討される．

治療経過・予後

脳（内）出血による死亡率は，1年あたり10万人に対して26.2人（2017年）[4]である．ADL自立となるのは20％前後だという報告もある．後遺障害に応じて，回復期リハビリテーション病院への転院などが必要になることもある．

患者教育・退院支援

基本的には脳梗塞と同様である．残存する症状次第では，リハビリテーションのための転院や通院リハビリテーションなども必要となる．脳出血も，とくに脳アミロイド血管症（p.121参照）が疑われるような皮質下出血や出血源となる病変が残存した状態で退院する場合では，再発する可能性が高く，注意喚起が必要である．

3 くも膜下出血

A 病態

くも膜下出血とは

脳動脈瘤の破裂などによってくも膜下腔に出血をきたす疾患である．頭部外傷によって生じるものは**外傷性くも膜下出血**（p.262参照）とよんで区別している．

疫学

くも膜下出血の発症率は，1年あたり10万人に20人程度といわれている[6,7]．そして主要な原因である脳動脈瘤の一般人口における有病率は3〜4％程度といわれている．

発症機序

脳動脈瘤が破裂することが主たる原因（85％[8]）だが，他に後述する脳動静脈奇形や脳動脈解離，もやもや病などもある．

B 診断

どのような症状から疑われるか

突然発症でいままでに経験したことのない激しい頭痛であれば，くも膜下出血を疑うべきである．直後から意識障害をきたすこともあるため，病歴を十分聴取できない場合もある．高齢者や糖尿病患者では典型的な症状は現

突然発症と急性発症

突然発症は，何時何分何秒と特定できるほど突然に発症すること．比較として，急性発症は対象となる疾患によっていろいろな考え方があるが，数分から数日以内に発症してくるような発症形式を指すことが多い．

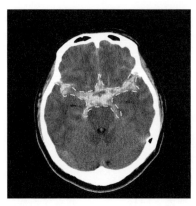

図Ⅲ-1-3　くも膜下出血の CT 画像の例
- 発症早期のくも膜下出血は, 典型的には五芒星 (☆) のようにみえる高吸収域が認められる.
- 発症時期・機序や重症度によって見え方は様々である.

れないこともあり留意する. 動脈瘤の部位によっては動脈瘤の急速な増大に伴い, **動眼神経麻痺** (複視や眼瞼下垂) などの巣症状が生じる場合もあり, 破裂が切迫した状態とみなされることもある.

診察の進め方・確定診断の方法

　頭部 CT 検査 (**図Ⅲ-1-3**) で出血の有無を判断する. 時間が経っていたり, 出血量が少なかったりする場合は見逃しやすいので注意が必要である. 出血があったり, 病歴から疑わしい場合は MRI 検査や CTA 検査などで動脈瘤や他の出血源の有無を確認する. 出血がない場合も, 病歴から疑わしい場合は, 腰椎穿刺により脳脊髄液を採取してその性状から判断することもある.

重症度判定やステージ・臨床分類など

　WFNS (World Federation of Neurological Surgeons, 世界脳神経外科連合) による分類, Hunt & Kosnik 分類, Hunt & Hess 分類などの臨床分類がある. 現在, 国内で最も一般的なものは WFNS による分類と思われる. 画像分類としては, フィッシャー (Fisher) の CT 分類が存在する.

C　治 療

主な治療法

　動脈瘤が認められた場合は, 鎮痛・鎮静や血圧コントロールなど対症療法を行ったうえで, 原則発症 72 時間以内に根治的治療を検討する[9]. 動脈瘤の部位や施設によって, 開頭術か血管内治療が根治的治療方法として選択される. 前者では**脳動脈瘤頸部クリッピング術** (ネッククリッピング術, **図Ⅲ-1-4**) が, 後者では**脳動脈瘤コイリング術** (コイル塞栓術, **図Ⅲ-1-5**) が代表的である. 動脈瘤が認められず, 他の血管異常が認められる場合は, そちらの処置を行う. 明らかな出血源が認められない場合は, 経過観察し, 再検査を検討する.

クリップで動脈瘤の
根元(頸部,ネック)を
挟む
脳動脈瘤

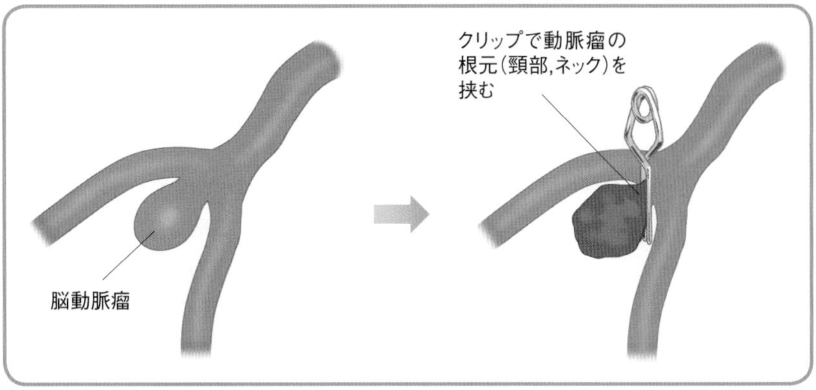

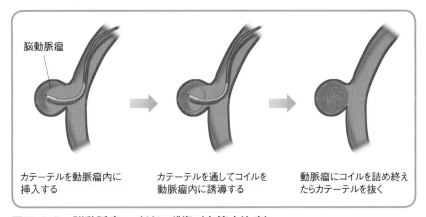

図Ⅲ-1-4　**脳動脈瘤頸部クリッピング術（開頭術）**

脳動脈瘤
カテーテルを動脈瘤内に
挿入する
カテーテルを通してコイルを
動脈瘤内に誘導する
動脈瘤にコイルを詰め終え
たらカテーテルを抜く

図Ⅲ-1-5　**脳動脈瘤コイリング術（血管内治療）**

合併症とその治療法

くも膜下出血には3種類の代表的な合併症が存在する．発症時期順に**再出血**，**脳血管攣縮**（れんしゅく），**水頭症**である．

1）再出血

動脈瘤などの出血源から再度出血が起こるものであり，動脈瘤の場合，未処置では24時間以内に9～17%で起こるといわれている．この予防のために，前述の再出血予防措置がとられる．直達（ちょくたつ）手術で治療した場合は脳槽（のうそう）ドレーンや脳室ドレーンなどが留置されていることがある．これらを用いて脳（のう）脊髄腔（せきずいくう）内の血液を洗い流すために術後ウロキナーゼ灌流（かんりゅう）療法などを行うこともある．

直達手術
血管内治療との対比で，直接病変部に触れて行う手術方法をこのようによぶ．

2）脳血管攣縮

くも膜下出血後に必発する合併症である．脳主幹動脈の可逆的狭窄で，脳梗塞の原因になる．くも膜下出血の術後管理においては，脳血管攣縮の観察が最重要であり，血圧のモニタリング，ドレーン管理，神経学的所見の細か

な観察が求められる.

　脳表の動脈周囲の血腫が原因となり,くも膜下出血後,第4〜14病日頃に発生することが多い.そこで,できるだけ早く血腫を洗い流すために,出血後第1〜4日にドレーン管理(ドレーンを介したウロキナーゼ灌流など)が必要となる.治療のため血管内治療や服薬加療が行われる(予防目的でも行われる).予後に大きく影響する病態である.また,同時期に中枢性塩類喪失症候群やADH分泌過剰症(SIADH)などが発症しやすく,**低ナトリウム血症**などの電解質異常や体液量管理にも留意する必要がある.

3) 水頭症 (p.232 参照)

　頭蓋内を循環する脳脊髄液が過剰になった結果,歩行障害,認知症,失禁などの症状が生じてくる.くも膜下出血後の慢性期に10〜37%で生じるといわれている.治療には脳脊髄腔と他の体腔をつなぐシャント手術などが選択される.

治療経過・予後

　くも膜下出血による死亡率は,人口10万人に対して1年あたり9.9人(2017年)[4] である.なお,くも膜下出血を発症した人では,死亡率は10〜67%といわれており,発症すると高い割合で死亡する病気といえる.

患者教育・退院支援

　発症時の重症度と治療経過次第では,ほぼ発病前と変わらない状態で社会復帰できる.しかし,高次脳機能障害などは,仕事などの負荷のもとでしか顕在化しないこともあり留意する.重症例などでは意識障害が遷延することもあり,リハビリテーションや療養のための転院も視野に入れた退院調整が必要になる.また,合併する脳出血や脳血管攣縮などによる脳梗塞によって巣症状が残存した場合にも,リハビリテーションなどが必要になる.複数の(潜在的)出血源がある場合は,患者の全身状態などを勘案して残存病変の治療計画を立てる.動脈瘤の再開通や新規動脈瘤発生の監視のため,画像のフォローアップが通常必要になる.家族性発症もあるため,血縁者(2親等以内)には脳動脈瘤検索を勧めてもよい.

> **メモ**
> くも膜下出血では,出血源の位置によって脳実質内に血腫をつくることがある.

4 ｜ もやもや病

A 病 態

もやもや病とは

　両側内頸動脈終末部を中心とした脳血管に狭窄や閉塞をきたし,それに伴って異常血管(もやもや血管)の増生をみる疾患である.

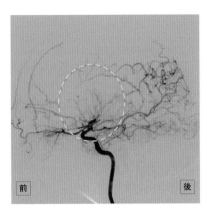

図Ⅲ-1-6　もやもや病の脳血管造影画像の例
内頚動脈終末部が途絶しており，周囲からもやもや血管が増生している．前後から側副血行としてleptomeningeal anastomosis※が発達している．
※脳表の血管の生理的吻合

疫 学

　日本国民における有病率は，10万人に6.0人とされている．このうち家族性発症のものは12.1%といわれている．若年性脳卒中の原因として重要である．

発症機序

　原因は不明であるが，遺伝性の因子も認められており，現在判明している主な遺伝子として *RNF213* がある．

B　診 断

どのような症状から疑われるか

　若年性の脳梗塞や一過性脳虚血発作，脳出血を契機に発見されることが多い．典型的なエピソードとして，子どもの頃に熱いものを食べたり，笛を吹いたり，激しい運動をしたとき（つまり過呼吸の状態になったとき）に虚血症状が出た，というものがある．

診察の進め方・確定診断の方法

　病歴や動脈硬化性の危険因子が乏しい若年者における脳卒中ということで，まずは疑うことが重要である．疑ったら，MRA検査（**図Ⅲ-1-6**）やCTA検査で確定診断を試みる．手術の適応が考えられる症例では，側副血行*などの評価のため，脳血管造影も検討する．なお，もやもや病に類似した病態で，類もやもや病や片側もやもや病など各種病態が提唱されている．

重症度判定やステージ・臨床分類など

　広く知られた病期分類として，脳血管造影による鈴木の分類がある．重症度については，SPECT検査やPET検査による脳循環動態評価と，脳梗塞の既往や一過性脳虚血発作の有無に基づいて判断し，手術加療の適応などを検討する．一般の脳虚血と異なるのは，SPECT検査やPET検査などによる客観的評価基準がやや曖昧な点である．

メモ
もやもや病は，成人では一般に出血が多いのに対し，小児では虚血が多い（第Ⅲ章13節，p.278参照）．

メモ
造影剤は浸透圧によって虚血を増悪させることがあるため，MRA検査などで代替できるかの検討は必要である．

***側副血行**
主な血行ではないが，副次的に発達した血行のこと．

C　治療

主な治療法

　まずは抗血小板薬の服薬などが考えられるが，手術加療としては，成人でSTA-MCAバイパス術*をはじめとした直接血行再建術を検討し，小児ではEMS*をはじめとした間接血行再建術（直接血行再建術と複合して行うこともある）の適応について検討する．出血で発症したもやもや病に対しても，これらの手術が有効であるというエビデンスが蓄積されつつある．

合併症とその治療法

　虚血と出血の両方が起こりうる病態であるという点が，もやもや病においては重要である（**図Ⅲ-1-7**）．以下，術後の合併症について主に述べる．

　脆弱な血管が多数存在しており，抗血小板薬などを服薬している状態での手術である場合が多いことからも，出血の危険性は通常より高い．また，術後の急激な血流の増加に伴って過灌流症候群*になり，脳出血を起こしたり，一過性脳虚血発作に類似した巣症状や意識障害を起こすことがある．これらを防ぐためにも，適切な手術が行われたのちは血圧や体液量管理が重要となる．また，症状が起きたときの対応の迅速さが，予後に大きくかかわりうる．それと同時に，諸般の理由によりバイパスが機能しない，あるいは途中で機能しなくなる，ということがありうる．この場合は，侵襲が加わっている分，術前より虚血の程度が増悪する可能性がある．いずれにせよ，手術後の急性期（基本的には1週間以内）は問題が起こりやすい時期でもあり，細かく観察・報告していくことが重要である．これらの合併症と比較すると重症度は低いが，皮膚を支える軟部組織を一部頭蓋内に移植する手術であり，創部にとってみれば支持組織が減る分，通常の手術より創部不全の危険性が高い手術であることも重要な点である．創部の観察において，通常の手術より

*STA-MCA（superficial temporal artery-middle cerebral artery）バイパス術

頭皮を栄養する浅側頭動脈を剥離し，大脳を主に栄養する中大脳動脈につなぐ手術．

*EMS（encephalo-myo-synangiosis）

側頭筋を脳表に固定することにより，長期的に側副血行の形成を図る手術．

*過灌流症候群

脆弱で順応性に乏しい血管に過大な血流が流入することにより起こる症候群．

創部不全

創縁離開や創部感染などが生じ，術後の創傷治癒を遅延させる．

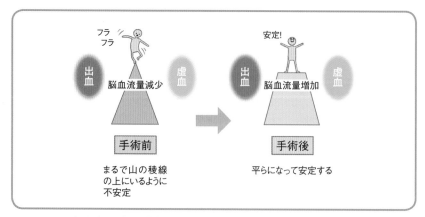

図Ⅲ-1-7　もやもや病の病態

いっそう注意が必要である．

治療経過・予後

　虚血例への手術であれば，徐々に側副血行が発達してきて虚血症状が寛解^{かんかい}することが期待されるが，周術期の合併症がなければ，抜糸の時期（術後1週間から10日頃）に退院することが多い．治療によって80%程度の患者で症状の寛解が得られると報告されている．術後評価のために脳血管造影をはじめとした検査を行ってから退院することもある．出血例では次の出血が起こらないことが一番の目標となるが，手術によっておよそ再出血率は3分の1になることが示されている．再出血をした場合は死亡率が6.8%から28.6%に悪化すると報告されている．

患者教育・退院支援

　もやもや病においては，両側の病変が存在しているのが原則であるが，両側を同時に手術することはない．そのため，最初の手術を行ったのちに反対側に症状が出現する可能性がある．術後も巣症状など脳卒中を疑わせる症状がある場合には，早期に受診してもらうよう指導が必要である．また術後の患者では，手術操作を加えた部分をぶつけたりすると頭蓋内に影響が及びやすいと想定されるため，頭部外傷の回避についての注意喚起が必要である．

5 ｜ 血管奇形

A 病態

血管奇形とは

　血管に生じる奇形^{きけい}の総称であり，脳においては大きく脳動静脈奇形，静脈奇形（静脈性血管腫），海綿状血管奇形^{かいめんじょう}（海綿状血管腫），硬膜動静脈瘻^{こうまくどうじょうみゃくろう}（毛細血管拡張）がある．

1）脳動静脈奇形

　AVM（arterio-venous malformation）ともよばれ，動脈と静脈が毛細血管を介さずにナイダスという脳実質組織を内包した異常血管網でつながっているものである．

2）静脈奇形（静脈性血管腫）

　DVA（developmental venous anomaly）ともよばれ，静脈が異常拡張したりしているもので，正常静脈還流に合流する．

3）海綿状血管奇形（海綿状血管腫）

　CM（cavernous malformation）ともよばれる．異常血管の集簇^{しゅうぞく}（集まり）で，脳実質組織を内包せず，内部の血流は遅く，血栓化・石灰化などを内包することが多い．

4）硬膜動静脈瘻

　dural AVF（areterio-venous fistula）ともよばれ，硬膜において動脈と静脈が毛細血管を介さずに直接つながるものである．静脈洞狭窄や閉塞を伴うことがある．

疫 学

1）脳動静脈奇形

　有病率は，10万人につき15人程度とされている．出血率は3.0%/年といわれている．

2）静脈奇形（静脈性血管腫）

　頭蓋内血管奇形の50〜63%を占めると報告されている．出血率は0.15〜0.68%/年[10]といわれる．

3）海綿状血管奇形（海綿状血管腫）

　頭蓋内血管奇形の10〜15%を占めるといわれている．出血率は0.7〜6%/年とされ，家族性発症も報告されている．

4）硬膜動静脈瘻

　頭蓋内血管奇形の15%程度を占めると報告されている．出血率は1.7〜1.8%/年といわれている．いずれも若年性脳卒中の原因として重要である．

発症機序

　いずれの疾患もはっきりした発症機序は特定されていない．胎生期に発症すると考えられているものもあるが，出生後に新規に出現するものも確認されている．とくに硬膜動静脈瘻では後天性の要素が強いと考えられている．海綿状血管奇形（海綿状血管腫）の家族発症例については，*CCM1，CCM2，CCM3* という遺伝子が原因遺伝子として同定されている．

B　診 断

どのような症状から疑われるか

　いずれも出血を起こすことや他の理由で精査してたまたま発見されることが多いが，それ以外では，脳動静脈奇形の場合は盗血現象＊による巣症状，硬膜動静脈瘻の場合は静脈還流障害や静脈性梗塞による頭痛や高次脳機能障害や巣症状など，部位によっては拍動性の耳鳴りなども特徴的である．ほかにてんかん発作から発見されることもある．

診察の進め方・確定診断の方法

　CT検査，MRI検査などで診断する．脳動静脈奇形については小さいものは脳血管造影を行わないと見つからないこともある．いずれも疑わなければ発見が困難なケースがあり，まずは疑うことが重要である．

重症度判定やステージ・臨床分類など

　脳動静脈奇形ではスペッツラー–マーチン（Spetzler-Martin）分類，硬膜

＊盗血現象
動脈血が早期に静脈に流入してしまうことにより，本来流れるべき部位に血流が届かなくなってしまう現象．

動静脈瘻ではボーデン（Borden）分類，コニャール（Cognard）分類などが代表的である．いずれも基本的に脳血管造影結果を前提にした分類である．

C　治　療

主な治療法

外科的切除，血管内治療，（定位）放射線治療が検討される．

1）脳動静脈奇形

スペッツラー–マーチン分類などから判断し，いずれの治療法も適応となりうる．組み合わせた治療もしばしば行われる．

2）静脈奇形（静脈性血管腫）

無症候の場合は経過観察が選択されることが多い．放射線治療は推奨されない．

3）海綿状血管奇形（海綿状血管腫）

無症候の場合はやはり経過観察が勧められるが，部位や出血・てんかんの有無に応じていずれかの方法で治療されることもある．脳幹部の病変の場合は出血率が高いことが報告されているが，治療も困難であり，とくに慎重な判断が必要である．

4）硬膜動静脈瘻

分類は様々であるが，症候性や脳表静脈の逆流や静脈瘤が認められる場合は治療適応となりやすい．部位によって第一選択となる治療法は異なる．

合併症とその治療法

それぞれの病変本体の破裂による脳内出血やくも膜下出血，病変に伴ってできた動脈瘤（脳動静脈奇形に多い）や静脈瘤（硬膜動静脈瘻に多い）などの破裂に伴うもの，ほかにてんかん発作などが考えられる．出血では血腫の処置に加えて病変本体や動脈瘤や静脈瘤の治療が原則だが，病態に応じて本体の根本治療法を熟慮する．出血に伴う合併症については脳（内）出血とくも膜下出血の項（p.121-126）を参照されたい．

脳動静脈奇形に関しては，とくに大きな病変治療後に起こる激しい血流の変化に伴い，周囲脳組織の浮腫や出血をきたす NPPB（normal perfusion pressure breakthrough）という病態に陥ることがあり，術後の管理も重要である．また，長時間の血管内治療などに伴う被曝の問題や，造影剤腎症（p.98参照）などにも十分に注意が必要である．

治療経過・予後

1）脳動静脈奇形

脳動静脈奇形患者の年間死亡率は 0.68％ と報告されている．

2）静脈奇形（静脈性血管腫）

単独では，予後良好疾患とみなされている．

3）海綿状血管奇形（海綿状血管腫）

多くは出血量も少なく生命にかかわることはまれだが，脳幹部病変では年間死亡率は 17% にも及ぶといわれている．

4）硬膜動静脈瘻

ボーデン分類の Type Ⅱ とⅢに限定すると，年間死亡率は 4% という報告もある．

❘ 患者教育・退院支援

血管奇形のいずれの疾患についてもいえることだが，根本的な治療ができていないまま，あるいはすぐに効果が出ない治療法（放射線治療など）を行ったうえで退院する場合は，症状の再発が起こる可能性があることを注意喚起する．後遺症に応じてリハビリテーション転院などの退院支援を検討する．

6 ┃ 脳静脈・脳静脈洞血栓症

A 病 態

❘ 脳静脈・脳静脈洞血栓症とは

CVT（cerebral venous thrombosis）あるいは CVST（cerebral venous sinus thrombosis）ともよばれ，脳の静脈で血栓が生じることにより脳に血液のうっ滞が起こる病態である．

硬膜動静脈瘻における静脈閉塞と類似しており，（亜）急性閉塞（CVST）と慢性閉塞（dural AVF）という本質的な違いがあるものの，合併例も少なからず報告されている．

❘ 疫 学

発症率は，年間 10 万人あたり 39〜80 人といわれている．若年性脳卒中の原因として重要である．

❘ 発症機序

非常に多彩な発症機序が考えられているが，原則としては血栓傾向となることが原因である．経口避妊薬使用や周産期，抗リン脂質抗体症候群やプロテイン C 欠損症などの凝固異常，感染性疾患や炎症性腸疾患（潰瘍性大腸炎など）などの高度な炎症，発作性夜間ヘモグロビン尿症や鎌状赤血球症などの血液疾患，悪性腫瘍（トルーソー［Trousseau］症候群など），甲状腺機能亢進症，膠原病，外傷などを契機として発症する．脳の手術や放射線治療後にも生じうる（医原性）．

B 診断

どのような症状から疑われるか

非特異的で多彩な症状をきたす．静脈圧が亢進することにより，頭蓋内圧が亢進し，頭痛や嘔吐，うっ血乳頭を生じる．ほかに麻痺などの巣症状，てんかん発作，意識障害，微熱なども代表的な症状といえる．

診察の進め方・確定診断の方法

本疾患はまれであるうえに多彩な症状・経過・背景疾患・画像所見であるため，まず疑わなければ診断することが困難である．まれだが致死的になりうる疾患であり，重症化する前に発見したい．CTV検査（computed tomographic venography），MRI検査（MRV［magnetic resonance venography］検査），脳血管造影において静脈洞の閉塞・狭窄を診断する．

重症度判定やステージ・臨床分類など

広く使用されているものは存在しない．

C 治療

主な治療法

抗凝固療法✎が原則である．出血を伴う症例でも推奨されることが多い．抵抗性の場合は，血管内治療などが検討される．静脈性梗塞にいたり，脳出血や浮腫などで脳ヘルニアをきたす場合は，開頭血腫除去術や減圧開頭術の適応となることもある．ヘパリン起因性血小板減少症（heparin induced thrombocytopenia：HIT）*の場合は，ヘパリンを中止して別の抗凝固療法に切り替える必要がある．他方，原因となる疾患がある場合は，その治療を同時に進めないかぎり，根本的な解決とはならないため，この検索と治療を並行して行う必要がある．

合併症とその治療法

出血など不可逆的な病態となった場合は，脳出血などと同様の合併症が考えられる．ほかには原因疾患による合併症が起こる可能性がある．

治療経過・予後

かつては死亡率が30〜50%といわれていたが，近年では4.39%程度といわれるまでになっている．急性期の頭蓋内圧亢進を乗り越えられれば，比較的，機能予後は良好ともいわれる．

患者教育・退院支援

血栓傾向がある患者の場合は，他の血栓症をきたす可能性があり，注意喚起が必要である．原因疾患が同定されていない場合や治癒していない場合，再発も懸念されるため，経過観察が重要である．後遺障害に応じ，リハビリテーションのための転院などを考慮する．

抗凝固薬と抗血小板薬の違い

抗凝固薬（ヘパリン，ワルファリンなど）も抗血小板薬（アスピリンなど）も，血液を固まりにくくする作用をもつが，その機序が異なる．抗凝固薬は，血液凝固の過程における凝固因子の作用を阻害することで血栓の形成を防ぐ．一方，抗血小板薬は，血小板の働き（血小板血栓の形成＝一次止血）を抑制することで血栓の形成を防ぐ．

＊HIT

抗凝固薬であるヘパリンを与薬することによって，血小板減少と血栓症をきたす病態．重症化するものでは自己免疫性の機序が関与していることが多い．

7　脳動脈解離

A　病態

脳動脈解離とは

　脳の動脈の内弾性板が損傷することによって，血流が中膜平滑筋層内に流入し，偽腔（ぎくう）を形成する病態．血管に対して内向きに進展するか外向きに進展するかで，虚血と出血の双方が起こりうる．

疫学

　年間発症率は，10 万人あたり 2.6 人といわれている若年性脳卒中の原因として重要である．欧米では頭蓋外の頸動脈解離が多いのに対して，日本では頭蓋内の椎骨脳底動脈解離が多い．なお，日本では椎骨脳底動脈（8 割が頭蓋内）が 83%，頸動脈（およそ半数が頭蓋内）が 17% とされている．

発症機序

　外傷性と非外傷性があり，前者では明らかな外傷が契機となって生じる一方，後者でははっきりした原因がないことが多いが，スポーツやカイロプラクティックなどでの頸部回転などで生じることや片頭痛との関連についての報告もある．ほかに線維筋形成不全やエーラース-ダンロス（Ehlers-Danlos）症候群などの基礎疾患が関連することもある．

B　診断

どのような症状から疑われるか

　突然発症の一側の頭痛や頸部痛とそれに伴う巣症状や意識障害などから疑われる．

診察の進め方・確定診断の方法

　CT 検査，MRI 検査，脳血管造影などを用いて解離部を証明することによって診断する．血管の pearl and string sign *や血管内部の intimal flap *，double lumen *などが特徴的所見といわれている．解離部は，経時的に形態変化をきたしやすく，頻回の画像評価が必須である．

重症度判定やステージ・臨床分類など

　広く使用されているものは存在しない．

*pearl and string sign
数珠状に拡張と狭窄を繰り返す所見．

*intimal flap
偽腔との隔壁を示す所見．

*double lumen
真腔と偽腔の 2 つの血管内腔を示す所見．

C　治療

主な治療法

　虚血発症例については抗血栓療法を考慮してもよいが，その有効性につい

ての十分な科学的根拠は得られていない．行う場合は，出血をきたすリスク
も考慮して慎重に行う必要がある．とくに拡張変化している症例については
注意が必要である．くも膜下出血症例については，再出血予防のため根本的
治療を検討する．外科的治療としては，拡張変化している病変（解離性脳動
脈瘤ともいわれる）に対して，クリッピング術やコイリング術（p.124 参照）
ではなく，トラッピング*を検討する（バイパス術を加えて行うこともある）．
トラッピングについては血管内治療で行うこともある．今後，血管内ステン
ト治療などが有力になってくる可能性がある．

*トラッピング
病変部の上流・下流の双
方を閉塞する手技

合併症とその治療法

　くも膜下出血や脳梗塞にいたった症例については，それらの合併症を参照
されたい（p.120, 125 参照）．

治療経過・予後

　頭蓋内椎骨脳底動脈解離については，死亡率は脳梗塞例の 8%，くも膜下
出血例の 23% といわれている．再出血をきたした症例と脳底動脈に及ぶ例は
予後不良とされている．

患者教育・退院支援

　血管内腔が完全に正常化しないまま退院する症例では，虚血例が出血例に
転化することや，その逆もありうることを説明する必要がある．完全な寛解
か病態の安定化を得るまで綿密な経過観察が必要である．後遺障害に応じて
転院リハビリテーションなどを検討する．

8　静脈性梗塞

A　病態

　脳の静脈の閉塞に伴って脳実質の血流がうっ滞し，それによって脳の可逆
的・不可逆的障害が生じる病態をいう．疾患単位として明確に独立しておら
ず，発症率などの正確な統計は明らかではない．

　発症機序としては，脳静脈洞血栓症や種々の血管奇形などの結果として発
症するものと，医原性のものが考えられる．前者については，前述の脳静脈
洞血栓症（p.132）を参照．後者は手術の際にやむを得ず静脈を切断し手術の
目的となる部位への操作を行ったり，手術操作で静脈が傷んでしまった場合
などに発生する．

B　診断

　本疾患を疑う症状や，診察の進め方・確定診断の方法は，脳静脈洞血栓症

などの場合と同様である（p.132「脳静脈洞血栓症」参照）．

　ただし，静脈性梗塞をきたした脳実質部分に特徴的な所見として，脳挫傷と同様（p.255「頭部外傷」参照），出血を伴う浮腫がある．動脈の閉塞が原因となる脳梗塞との鑑別点としては，浮腫がより早期から著明となること，出血を伴いやすいこと（出血が発生する部位は浮腫の中心部位からが多いという報告もある），動脈の灌流領域に一致しないこと（両側性など），などが挙げられる．

　なお，重症度判定やステージ・臨床分類などは広く使用されているものは存在しない．

C　治　療

　主な治療法は，脳静脈洞血栓症などの場合と同様である（p.132「脳静脈洞血栓症」参照）．原因があって対応可能であれば対応する．合併症とその治療法，治療経過・予後，患者教育・退院支援に関しても，脳静脈洞血栓症などの場合と同様である（p.132「脳静脈洞血栓症」参照）．

　静脈性梗塞とはいうものの，病理学的には必ずしも「梗塞」を起こして組織を構成する細胞が死滅するわけではなく，浮腫の要素が強いものである．不可逆性の変化が少なければ，浮腫の軽減とともに画像所見からは想像できないほどの回復をみることもまれではない．

●引用文献

1) 厚生労働省：平成 29 年 (2017) 人口動態統計月報年計（概数）の概況　結果の概要，〔https://www.mhlw.go.jp/toukei/saikin/hw/jinkou/geppo/nengai17/dl/kekka.pdf〕（最終確認：2019年 12 月 25 日）
2) 厚生労働省：平成 28 年国民生活基礎調査の概況　Ⅳ介護の状況，〔https://www.mhlw.go.jp/toukei/saikin/hw/k-tyosa/k-tyosa16/dl/05.pdf〕（最終確認：2019 年 12 月 25 日）
3) Chandratheva A, Mehta Z, Geraghty OC et al：Population-based study of risk and predictors of stroke in the first few hours after a TIA. Neurology **72**（22）：1941-1947, 2009
4) 厚生労働省：平成 29 年 (2017) 人口動態統計月報年計（概数）の概況　第 6 表「死亡数・死亡率(人口 10 万対)，死因簡単分類別」，〔https://www.mhlw.go.jp/toukei/saikin/hw/jinkou/geppo/nengai17/dl/h6.pdf〕（最終確認 2019 年 12 月 25 日）
5) Gotoh S, Hata J, Ninomiya T et al：Trends in the incidence and survival of intracerebral hemorrhage by its location in a Japanese community. Circulation journal **78**（2）：403-409, 2014
6) de Rooij NK, Linn FH, van der Plas JA et al：Incidence of subarachnoid haemorrhage：a systematic review with emphasis on region, age, gender and time trends. Journal of Neurology, Neurosurgery, and Psychiatry **78**（12）：1365-1372, 2007
7) Kita Y, Okayama A, Ueshima H et al：Stroke incidence and case fatality in Shiga, Japan 1989-1993. International Journal of Epidemiology **28**（6）：1059-1065, 1999
8) 日本脳卒中学会　脳卒中合同ガイドライン委員会編：脳卒中治療ガイドライン 2015, p.184, 協和企画，2015
9) 前掲 8)，p.194
10) 前掲 8)，p.171

2 脳腫瘍

脳腫瘍とは，一般的には頭蓋内に発生した腫瘍を意味する．腫瘍発生部位により，脳実質内にできる腫瘍と，脳実質外にできる腫瘍とに分類する（**図Ⅲ-2-1**）ことができ，一般的に脳実質内腫瘍は悪性の脳腫瘍が多く，脳実質外腫瘍は良性腫瘍が多いという特徴がある．

●脳腫瘍の分類と頻度

脳腫瘍の分類は，「WHO 分類 2016」に基づいており，腫瘍のグレードはⅠ〜Ⅳに分類されている（**表Ⅲ-2-1**）．グレードが大きいほど予後は不良とされている．

脳腫瘍の種類別の頻度は，日本では神経膠腫（グリオーマ［glioma］）が 28.3% と最多で，次いで髄膜腫（メニンジオーマ［meningioma］）が 24.2%，下垂体腺腫（pituitary adenoma）が 19.3%，神経鞘腫（schwannoma）が 10.1% となる[1]．これらの脳で発生する腫瘍（原発性脳腫瘍）に対し，他部位のがんの転移による転移性脳腫瘍も脳腫瘍に含める．転移性脳腫瘍自体の

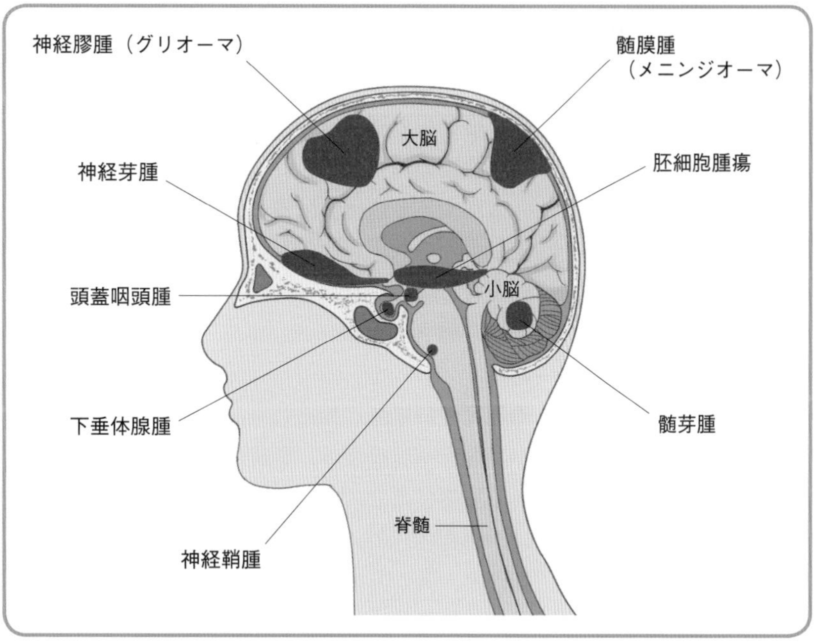

脳腫瘍のグレードと悪性/良性の関係

一般的にグレードⅠの脳腫瘍は悪性に含めない．グレードⅡは，神経膠腫であれば悪性と表現することが多いが，髄膜腫では悪性とはいわない（悪性髄膜腫はグレードⅢのものを指す）．また，たとえば仮にグレードⅠの毛様細胞性星細胞腫を「良性腫瘍」に分類するというのは脳神経外科医としては強い違和感を覚える．このように脳腫瘍の悪性/良性には，グレードだけではなくその腫瘍がどういう腫瘍かという点も関係していると思われる．

図Ⅲ-2-1 脳腫瘍の主な発生部位

表Ⅲ-2-1　「WHO 分類 2016」に基づく原発性脳腫瘍の主な種類とグレード

発生部位	分類	グレード
脳実質	神経膠腫（グリオーマ）	
	びまん性星細胞腫	Ⅱ
	退形成性星細胞腫	Ⅲ
	神経膠芽腫	Ⅳ
	上衣腫	Ⅱ
	毛様細胞性星細胞腫	Ⅰ
	髄芽腫	Ⅳ
脳実質外	胚細胞腫瘍	Ⅳ
	髄膜腫（メニンジオーマ）	Ⅰ〜Ⅲ
	神経鞘腫	
	下垂体腺腫	Ⅰ
	頭蓋咽頭腫	Ⅰ

正確な頻度は不明であるが，がん患者の増加に伴い転移性脳腫瘍患者も増加している．

●脳腫瘍の発生原因

　多くは不明であるが，遺伝的に発生する脳腫瘍は，神経線維腫症（neurofibromatosis，フォン・レックリングハウゼン病「Von Recklinghausen disease]），フォン・ヒッペル-リンドウ病（Von Hippel-Lindau disease），結節性硬化症などの母斑症*が有名である．それ以外に放射線照射後の 2 次性脳腫瘍発生の報告は多く，主に髄膜腫や神経膠腫の報告がある．

●脳腫瘍の増殖様式

　大別すると圧排性発育と浸潤性発育がある．圧排性発育とは，脳組織を圧迫しながら大きくなるもので，主に良性腫瘍における進展方法である．浸潤性発育とは，脳組織を破壊しながら発育するもので，神経膠芽腫（glioblastoma）や髄芽腫（medulloblastoma），脳の悪性リンパ腫などの悪性腫瘍に特徴的である．

●原発性脳腫瘍と転移性脳腫瘍

　原発性脳腫瘍とは，脳細胞，神経，硬膜，髄膜など頭蓋内構造物から発生する腫瘍であり，神経膠腫，神経鞘腫，髄膜腫などを指す．転移性脳腫瘍とは，頭蓋内以外の部位のがんが頭蓋内に転移したものを指し，頻度としては肺がん，乳がんの転移が多い．

●部位的悪性

　脳腫瘍は，病理学的に良性と分類されていても，近接する神経や脳組織を

*母斑症
皮膚病変（母斑）とともに，全身の様々な臓器の病変を伴う病態のこと．

圧迫することによる症状で患者に大きな影響を与える．たとえば運動野近傍
であれば麻痺，視神経近傍であれば視力・視野障害などをきたす．そのため
病理学的に良性であっても，上記神経症状を防ぐために手術などを含めた積
極的な治療を必要とする場合も多い．

1 悪性腫瘍

A 病態

悪性脳腫瘍の特徴

悪性脳腫瘍のうち多くを占めるのが神経膠腫である．原発性脳腫瘍の
28.3% が神経膠腫であり，そのうち約73% が星細胞由来腫瘍である[1]．腫瘍
の種類も多く，WHO分類のグレードⅠの毛様細胞性星細胞腫からグレード
Ⅳの神経膠芽腫まで，それぞれが多彩な臨床像を示す．一般的に悪性度の低
い腫瘍は，脳実質への浸潤傾向が低いと考えられる．悪性腫瘍のほとんどは
浸潤性発育を示す．

疫学

神経膠腫の多くは大脳半球にできることが多く，成人に多い．一方で髄芽
腫や上衣腫（ependymoma）は，第四脳室や小脳近傍の小脳テント下とよば
れる部位に多く発生し，小児での発生が多い．そのため腫瘍発生部位，年齢
因子を考慮すると術前に脳腫瘍の種類の見当をつけることが可能である．

転移性脳腫瘍の原発巣としては肺（51.9%）が圧倒的に多く，ほかには乳腺
（9.3%），腎・膀胱（5.3%），胃（4.8%），大腸（4.7%）となっている[1]．

発症機序

悪性脳腫瘍に関しては，昨今の遺伝子検査の発達により，原因となる遺伝
子変異，染色体異常などがわかってきている．とくに重要なものが *IDH* 遺
伝子変異，染色体1p/19q共欠失，*TP53* 遺伝子変異，*ATRX* 遺伝子変異な
どである．

悪性脳腫瘍と遺伝的背景
「WHO分類2016」では，
これらの遺伝的な背景が
診断基準に含まれたこと
がトピックである．

症状

症状は一般的に，頭蓋内圧亢進症状と巣症状に分けて考える必要がある．
頭蓋内圧亢進症状は，脳腫瘍が発生することにより脳内の圧が高まり，それ
により頭痛，嘔吐，意識障害，てんかん発作などを呈するものである（p.83
「頭蓋内圧亢進症状」参照）．一方で巣症状は，脳腫瘍発生に伴い，脳組織の
破壊や，局所的な圧迫により，腫瘍発生部位に応じた局所神経症状をきたす
ことである．たとえば，運動野近傍に発生した腫瘍により麻痺が生じる，言
語野近傍に発生した腫瘍により失語症状をきたすといったことが挙げられる
（p.118「巣症状」参照）．

B 診断

診察の進め方・確定診断の方法

上記症状で脳腫瘍が疑われる場合には，詳細な神経診察を行い，頭蓋内圧亢進症状や巣症状の有無を評価する．また遺伝的疾患や，がんや放射線治療の既往を確認することも必要である．画像診断としてはMRI検査が重要であり，脳腫瘍の部位の診断はもとより，周囲の脳浮腫の程度の評価や，腫瘍の広がり，造影効果の有無などを検討し，腫瘍の鑑別や手術での摘出範囲の決定を行う．またCT検査では腫瘍石灰化や出血の有無を確認し，必要であれば脳血管造影検査を行い，腫瘍と周囲の重要血管の関係をみる場合もある．

C 治療

主な治療法

基本的には手術にてできるかぎりの摘出および病理診断を行う．腫瘍の種類によっては，術後に放射線治療や化学療法を追加する．ただし，運動野や言語野，また脳の深部に腫瘍が存在する場合には手術による摘出は難しく，生検を行って診断を確定したのちに放射線治療，化学療法などの後療法を行う場合もある．現在では運動野や言語野の近傍であっても，術中のモニタリングや，時には覚醒下手術*により術中に摘出範囲を正確に判断する場合も多くなってきている．

転移性脳腫瘍では，原発のがんが進行している場合には原則として手術適応はない．原発巣がコントロールされている少数の転移性脳腫瘍に関しては，手術による摘出を行う．また，原発巣がコントロールされていなくても，転移性脳腫瘍の摘出により明らかにADLが改善することが期待される場合には手術での摘出を行う場合もある．

> *覚醒下手術
> 手術中に患者を麻酔から覚醒させ，手足の動きや会話などをとおして脳の機能を実際に確認しながら腫瘍摘出を進めることで，機能温存を図る手術方法．

合併症とその治療法

術前，術後にてんかんを発症している，または発症する可能性が高い患者には抗てんかん薬の与薬を行う．また術前に腫瘍の圧迫や脳浮腫が強い場合には浸透圧利尿薬やステロイド薬の与薬を行い，症状の一時的な改善を期待する．あくまでも効果は一時的であり，必要な検査などを速やかに施行し，早期の手術加療が必要である．

治療経過・予後

悪性脳腫瘍は浸潤性発育のため，手術で肉眼的に全摘出できたとしても，腫瘍細胞は残存している可能性があり，再発や腫瘍死*は避けられない．代表的な腫瘍として，最も悪性度が高い神経膠芽腫での5年生存率は9.9%，比較的予後良好とされる星細胞腫（astrocytoma）での5年生存率は，びまん性星細胞腫で73.4%，退形成性星細胞腫で41.1%であり[1]，胃がんや大腸が

> *腫瘍死
> 腫瘍が原因で死亡すること．

ん等と比べてもわるい.

腫瘍の種類や摘出度などに応じて術後の放射線治療や化学療法を追加する場合も多い. 神経膠芽腫を例に挙げると, 手術での摘出度が予後に大きくかかわるとされているが, 術後に放射線治療と抗がん薬であるテモゾロミドの併用療法を行うことが標準治療である. 分子標的治療薬*であるベバシズマブの与薬は ADL 維持が期待できるとされ, 使用される場合もある. また, 遺伝子的な知見を背景とした分子標的治療薬の治験が広く行われている.

患者教育・退院支援

治療後でも, 腫瘍そのものや手術により, 神経症状が残存している患者も多く, 術後リハビリテーションが重要となる. また患者は腫瘍再発の恐怖を常にもっており, 精神的なサポートも必要である. また, 長期生存が難しい腫瘍の場合には, 残された時間を有意義に生活できるように考慮することも, 治療を選択するうえで重要である.

＊分子標的治療薬
疾患に関連する特定の分子 (タンパク質, 遺伝子など) に作用する薬のこと. 標的となる分子をもつがん細胞にはとくに高い有効性を示す.

2 ｜ 良性腫瘍

A 病態

良性脳腫瘍の特徴

腫瘍の摘出が不完全な場合は残存腫瘍の**再増大**は避けられないと考えられるが, 良性脳腫瘍の場合は再発まで 10 年以上かかる例もある. 良性脳腫瘍のなかで頻度の多いものとして, **髄膜腫**, **神経鞘腫**, **下垂体腺腫**, **頭蓋咽頭腫** (craniopharyngioma) が挙げられる.

疫学

1) 髄膜腫

円蓋部とよばれる大脳半球の底面以外の部位に接する部分や, 頭蓋底, 側脳室内なども含め頭蓋内の髄膜の様々な部分から発生する. 髄膜腫のうち約 90% がグレード I, 8% がグレード II, 2% がグレード III (悪性髄膜腫) である.

2) 神経鞘腫

脳神経より発生し, 頻度としては聴神経腫瘍が多いが, その他三叉神経鞘腫や頸静脈孔神経鞘腫, 舌下神経鞘腫なども存在する. また脊髄神経や末梢神経に発生する場合もある. 40～50 歳代の女性に多い.

3) 下垂体腺腫

多くは成人期に発症する. ホルモン産生を行わない**非機能性**の腺腫が 44.8%, 機能性の腺腫では**成長ホルモン産生腺腫**が 29.5%, **プロラクチン産生腺腫**が 25.5%, **副腎皮質刺激ホルモン産生腺腫** [**クッシング** (Cushing) **病**＊]

＊クッシング病
副腎皮質ホルモンの 1 つのコルチゾールが過剰に分泌されることが原因となる. 満月様顔貌, 中心性肥満など, ホルモン過剰による多彩な症状をきたす.

メモ

成長ホルモン，プロラクチン，副腎皮質刺激ホルモンは，いずれも下垂体前葉から分泌されるホルモンである．

が 5.5% である[1]🖊．

4）頭蓋咽頭腫

原発性脳腫瘍の約 4% 程度であり，小児脳腫瘍（p.146 参照）のうち約 10% 程度とされる．

発症機序

髄膜腫はくも膜細胞から発生する腫瘍であり，神経鞘腫は主に**シュワン（Schwann）細胞**から発生する．また，下垂体腺腫は下垂体前葉の**腺細胞**から発生し，成長ホルモンやプロラクチン，副腎皮質刺激ホルモン，甲状腺刺激ホルモンなどのホルモンを分泌するものもある．頭蓋咽頭腫も下垂体近傍ではあるが，主に下垂体柄に発生し，**胎生期の頭蓋咽頭管が消えずに残った**ものから発生するとされている．

症状

1）髄膜腫

頭蓋内圧亢進による症状，または**巣症状**をきたす．腫瘍が大きく，頭蓋内圧が亢進した場合には頭痛，嘔吐，意識障害，てんかん発作などをきたす．腫瘍が運動野や言語野の近傍にあり，同部位を圧迫すると麻痺や失語症状をきたすこともある．また頭蓋底に発生すると，視神経圧迫による視力低下や，脳神経圧迫による眼球運動障害，複視，三叉神経圧迫による顔面の痛みなど，症状は多岐にわたる．

2）神経鞘腫

最も多い聴神経腫瘍では，**聴力の低下**や**耳鳴**，めまい，ふらつきなどの症状が多い．腫瘍が増大すると**三叉神経**圧迫による顔面の痛みや，顔神経圧迫による顔面神経麻痺，下位脳神経の圧迫による**嗄声**，**嚥下障害**などの症状や，**脳幹**の圧迫によるめまい，歩行障害などもきたす．

3）下垂体腺腫

腺腫の増大や出血（下垂体卒中）による頭痛，嘔吐，視野障害（**両耳側半盲***）などの症状と，下垂体腺腫より分泌されるホルモンによる症状に大別される．

主なものとして，たとえば成長ホルモン産生腺腫の場合，**先端巨大症***をきたし，顔貌の変化などに加え糖尿病，高血圧，脂質異常症，心疾患，悪性疾患などを合併し，死亡率は健常者の 2〜3 倍となる．

また，プロラクチン産生腺腫では，女性では乳汁分泌，無月経が主な症状である．副腎皮質刺激ホルモンでは**クッシング病**をきたし中心性の肥満や高血圧，月経異常，多毛，糖尿病などの症状を認める．

甲状腺刺激ホルモン産生腺腫では，**甲状腺機能亢進症**を呈するため動悸，頻脈，発汗増加，体重減少などを認める．

4）頭蓋咽頭腫

腫瘍の進展により**閉塞性水頭症**をきたし，**頭蓋内圧亢進症状**としての頭

＊両耳側半盲

両方の眼の外側（耳側）の視野障害のこと．視交叉の圧迫が原因となることが多い．

＊先端巨大症

骨端線閉鎖後に下垂体から成長ホルモンが長期間，過剰に分泌されることが原因となる．手足の肥大，顔貌の変化に加え，糖尿病や心肥大などをきたす．

痛，嘔吐，意識障害，てんかん発作などをきたすことがある．また視神経圧迫による**視力・視野障害**や，下垂体圧迫による**下垂体機能不全**（成長ホルモン分泌不全，性腺ホルモン分泌不全）や，視床下部障害による低体温，尿崩症*，意識障害などの症状を認める．

＊（中枢性）尿崩症
下垂体後葉ホルモンである抗利尿ホルモン（バゾプレシン）の産生・分泌が抑制され，尿が多量に排泄される病態．

B 診断

どのような症状から疑われるか

1）髄膜腫

近年の脳ドックの進歩により**無症候性**で発見される例も多い．上記に挙げた腫瘍の脳実質圧迫による症状や，腫瘍局在に応じた圧迫症状が主となる．あらゆる脳腫瘍の鑑別疾患として挙がってくる．

2）神経鞘腫

腫瘍発生の原因となった脳神経症状が初発症状として最も多い．

3）下垂体腺腫

腫瘍が視神経などの周囲組織を圧迫することによる，頭痛，悪心，視力・視野障害で病院を受診することも多い．また，女性のプロラクチン産生腺腫では，乳汁分泌，無月経を主訴に婦人科を受診し，そこから脳神経外科を紹介受診するケースも多い．

4）頭蓋咽頭腫

頭蓋内圧亢進症状で病院を受診することが多く，水頭症をきたしている症例もまれではない．

診察の進め方・確定診断の方法

いずれの良性腫瘍でも，頭蓋内圧亢進症状や，腫瘍による神経圧迫症状を認めれば画像検査を行い精査する．**造影 MRI 検査**が最も重要である．

1）髄膜腫

腫瘍は強く造影され，周囲の脳組織に脳浮腫が認められることもある．また硬膜の肥厚が特徴的な所見である．

2）神経鞘腫

腫瘍は強く造影されるが，一部嚢胞（のうほう）を伴う場合もある．また周囲の骨破壊をきたす場合も多い．

3）下垂体腺腫

下垂体そのものは造影されるものの，腺腫の造影効果は弱い．正常の下垂体が腺腫により上方へ圧迫されていることが多い．

4）頭蓋咽頭腫

腫瘍内部に石灰化や嚢胞を認めることが多く，腫瘍そのものや嚢胞壁は強く造影される．また水頭症を合併していることも多い．

メモ
通常は，血流の関係で正常組織よりも腫瘍のほうが強く造影されるが，正常下垂体は血流が豊富であるため，相対的に下垂体腺腫の造影効果は弱くなる．

C　治療

主な治療法

1）髄膜腫

　無症候性で見つかったものに関しては，定期的な画像検査を行い**経過観察**とする．症状を有するものや，若年で腫瘍増大を認めるもの，視神経管近傍であり視神経圧迫をきたす可能性が高いものは**手術適応**となる．なかでも比較的グレードの高いもの（グレードⅡ，グレードⅢ）に対しては，術後に放射線治療，ガンマナイフやサイバーナイフでの治療を追加することもある．化学療法は効果が証明されているものはない．

2）神経鞘腫

　無症候性のものでは**経過観察**することも多く，また3cm以下の腫瘍では，ガンマナイフやサイバーナイフのよい適応となる．腫瘍が大きい，若年性，脳幹圧迫症状があるなどの場合には**開頭腫瘍摘出術**の適応となる．

3）下垂体腺腫

　手術の適応を考える場合には，ホルモン検査が非常に重要である．プロラクチン産生腺腫では，ブロモクリプチン，ドパミンアゴニスト（カベルゴリン）による**薬物療法**が第一選択となる．与薬によりプロラクチン値が改善すると，腫瘍そのものも縮小する．一方で成長ホルモン産生腺腫，副腎皮質刺激ホルモン産生腺腫，甲状腺刺激ホルモン産生腺腫では**手術**での摘出を行い，ホルモン値をコントロールする必要がある．ホルモン分泌をしていない非機能性下垂体腺腫では，症状の有無により手術の適応を考慮するが，おおむねの目安として，腫瘍の大きさが2cm以上とすることもある．また下垂体腺腫の腫瘍内に出血をきたす下垂体卒中で発症した場合には，視神経保護のため緊急で腫瘍摘出術が必要となることも多い．手術方法は，現在は**経蝶形骨洞的下垂体腫瘍摘出術（経鼻手術，神経内視鏡）**が行われている．

4）頭蓋咽頭腫

　第一選択は**手術的全摘出**である．全摘出が困難なものでは術後の放射線治療を併用することもある．

合併症とその治療法

1）髄膜腫

　腫瘍局在により大きく異なるが，手術での摘出による周囲組織の損傷や，術後のてんかん発作などに注意が必要である．頭蓋底腫瘍などで腫瘍全摘出が困難だった症例に関しては，術後に放射線治療を加えるべきか，経過観察とするか，慎重な判断が必要である．

2）神経鞘腫

　手術での摘出後の神経損傷があるが，聴神経腫瘍の場合には**聴力障害**の増悪や顔面麻痺などが起こりうる．

ガンマナイフ，サイバーナイフ
治療名に「ナイフ」と付いているが，実際にナイフで病変を切るわけではないものの，あたかもナイフで切ったかのように，狙った部位のみを正確に治療できるために「ナイフ」という語が使われている．

＊髄液漏
脳脊髄液が，硬膜や頭蓋骨の欠損部を通じて鼻腔や外耳道から流出する状態．外傷や手術操作が原因となる．髄膜炎や脳炎などの感染症の原因となりうる．

3）下垂体腺腫

手術後に**下垂体前葉機能低下，尿崩症，髄液漏**＊が問題となる．下垂体前葉の機能低下には，ステロイド薬や甲状腺ホルモンが補充され，尿崩症に対してはバゾプレシンの補充が行われる．副腎皮質ホルモンの低下では，急性副腎不全をきたし致命的となることもあるため注意が必要である．術後の髄液漏に関しては，明らかな鼻腔からの髄液漏が確認される場合には，再手術により髄液漏出部の閉鎖が必要となる．髄液漏を起こす場合には，その後に髄膜炎をきたし，重篤な状態となることがあるため，早期発見が重要である．

治療経過・予後

1）髄膜腫

手術での腫瘍の摘出の程度により再発率が異なるとされている．全摘出，発生部位の硬膜の摘出も行えた場合には再発率は約9%であり，追加治療は必要ないとされる．グレードⅠの髄膜腫の5年生存率は97.5%と良好であるが，グレードⅢの悪性髄膜腫の5年生存率は放射線治療なども併用したうえで86.1%である[1]．

2）神経鞘腫

全摘後の腫瘍再発は極めて少なく0〜4%程度とされるが，大型腫瘍や，周囲の神経への浸潤などがあった場合には部分摘出にとどまらざるを得ず，その際の再発率は13〜28%と高くなる[2,3]．部分摘出の場合には，残存腫瘍にガンマナイフやサイバーナイフの治療を追加する．

3）下垂体腺腫

5年生存率は98%[1]と良好であるが，手術による摘出後は下垂体ホルモンの分泌機能が低下するため，ステロイド薬や甲状腺ホルモン，抗利尿ホルモンの補充療法などが必要となることも多い．

4）頭蓋咽頭腫

腫瘍摘出が良好であれば5年生存率は96.6%[1]ではあるが，腫瘍が下垂体，視床下部近傍にできるため，術後の下垂体機能廃絶は高率であり，ホルモン補充療法が重要である．

患者教育・退院支援

髄膜腫，神経鞘腫では，腫瘍摘出ができれば再発率は低く抑えることが可能であるが，もともとの腫瘍局在や手術による合併症で術後のリハビリテーションが必要となるケースも多い．また下垂体腺腫，頭蓋咽頭腫では，術後にホルモン補充を行うケースも多く，とくにステロイド薬を補充している患者では退院後の**副腎クリーゼ**＊を防ぐように，家庭での注意点などを教育しておく必要がある．

＊副腎クリーゼ
急性副腎不全症のこと．急激な糖質コルチコイドホルモンの欠乏が原因となり，全身倦怠感や発熱，脱水症状，呼吸困難，意識障害などもきたし，致死的となる場合もある．

表Ⅲ-2-2 **小児脳腫瘍の種類と頻度**

	小児期腫瘍における発生頻度（%）	年齢別にみた発生頻度（%）			
		1歳未満	1〜4歳	5〜9歳	10〜14歳
星細胞腫	21.8	4.5	26.0	34.4	35.1
胚細胞腫瘍	16.8	2.6	4.2	24.7	68.5
髄芽腫	13.2	4.4	31.3	40.1	24.2
悪性星細胞腫	10.8	6.3	15.4	39.7	8.6
頭蓋咽頭腫	9.7	2.5	18.2	43.2	36.1
上衣腫	6.9	10.2	42.9	30.3	16.6
髄膜腫	2.3	14.5	10.2	30.4	44.9
脈絡叢上皮腫	2.1	42.9	41.3	9.5	6.3
その他	16.4	—	—	—	—

［脳腫瘍全国統計委員会編：全国脳腫瘍集計調査報告（vol.10 1984-1993）を参考に作成］

3 │ 小児脳腫瘍

A 病 態

小児脳腫瘍の特徴

　小児脳腫瘍（15歳未満発症）は，脳腫瘍全体の約8%程度だが，小児がんのなかでは白血病に次いで第2位であり，また小児がんによる死亡原因の第1位であるため非常に重要である．成人脳腫瘍とは異なる特徴をもつ．

　なお，小児脳腫瘍のうち，生後4週以内に発生した腫瘍を新生児脳腫瘍（先天性脳腫瘍）とする．

疫 学

　原発性の小児脳腫瘍の発生頻度は，人口10万人につき年間約4人である．腫瘍は多い順に星細胞腫，胚細胞腫瘍（germ cell tumor），髄芽腫，頭蓋咽頭腫，上衣腫であり，これらが全体の約79%を占める[4]．5歳未満での発生が多いものとして，脈絡叢乳頭腫（choroid plexus papilloma），上衣腫，髄芽腫が挙げられる．年齢別にみた腫瘍の発生頻度は**表Ⅲ-2-2**のとおりである．

　生後1年以内に診断される脳腫瘍は，小児脳腫瘍のうち約13.9%であり，このうち先天性脳腫瘍は約1%程度で，出生100万人あたり0.34人とまれである[4]．腫瘍の種類としては，奇形腫（teratoma），星細胞腫，脈絡叢乳頭腫，未分化神経外胚葉性腫瘍（PNET）などがある．また増殖性の性格をもたない過誤腫（hamartoma）などを認めることもある．

発症機序

　ほとんどの小児脳腫瘍の発生要因は明らかではなく，ほとんどの症例が遺伝的あるいは環境的要因なく発生すると考えられている．唯一，髄芽腫では妊娠中のビタミン，鉄摂取不足やウイルス感染が発がんの要因の1つとして指摘されたことがあり，栄養，衛生環境の整備が現在の発生数減少の要因の1つと推測されている．

症状

　成人と同様であるが，腫瘍による頭蓋内圧の亢進による**頭蓋内圧亢進症状**と，腫瘍発生部位に応じた脳機能低下による**局所神経症状**に大別される．頭蓋内圧亢進症状としては頭痛，嘔吐，てんかん発作，意識障害が，局所神経症状としては運動麻痺，失語，記憶障害や眼球運動障害，小脳性失調などが挙げられる．新生児〜乳児にかけてはさらに症状が外部からはわかりづらく，大泉門の腫脹，嘔吐，不機嫌，ぐったりしている，眼球運動などを主訴に発見されるケースも多い．

> **大泉門と小泉門(小児の頭蓋骨癒合)**
> 大泉門とは，左右の前頭骨および左右の頭頂骨の間の菱形の隙間のことで，生後12〜18ヵ月で閉鎖する．小泉門は左右の頭頂骨と左右の後頭骨の間の三角形の隙間のことで生後2〜3ヵ月で閉鎖する．

B　診断

診察の進め方・確定診断の方法

　前述の頭蓋内圧亢進症状や局所神経症状から脳腫瘍を疑う．その際にはMRI検査，可能であれば造影MRI検査が望ましい．MRI検査をすぐに施行できない場合には，まずはCT検査を行い，粗大な腫瘤，合併する水頭症などの評価を行う．

C　治療

主な治療法

　腫瘍発生数も多くなく，発生年齢も異なることから髄芽腫，胚細胞腫瘍などを除いて標準治療は確立していない．ただし基本的な考え方としては，まずは手術で可能な限り多量に腫瘍の摘出を行う．病理診断によってはその後の**放射線治療**や**化学療法**の追加を検討する．

1) 3歳未満児の治療

　脳組織への障害，発達遅滞が高率に発生するため，現在は放射線治療を避け化学療法を行うことが多い．ただし，現時点では放射線治療のほうが化学療法よりも腫瘍コントロール性にすぐれているため，腫瘍の悪性度や化学療法の治療成績，児の年齢なども考慮したうえで総合的に追加治療を検討する必要がある．

2) 胚芽腫，脳幹部神経膠腫の治療

　手術での摘出を多く行わない腫瘍として胚芽腫(ジャーミノーマ[germinoma］），脳幹部神経膠腫（brain stem glioma）がある．胚芽腫は予後良好であり，放射線治療，化学療法の併用で治療成績がよい．一方，脳幹部神経膠腫の場合は大半が悪性であり，予後は極めてわるい．脳幹内の腫瘍であり，手術による腫瘍の切除は困難であるため，生検や場合によっては画像診断のみで診断を行い，治療としては放射線治療が中心となる．

3）閉塞性水頭症が生じている場合の治療

脳神経外科手術のうち，最も緊急度が高い手術である．閉塞性水頭症が生じている患者からは，決して目を離してはいけない．

腫瘍によっては髄液流路を閉塞させ，発症時に水頭症により頭蓋内圧亢進を認める場合がある．このような高度な閉塞性水頭症は脳幹機能低下による**呼吸停止**へといたることもあり，準緊急（24時間以内）で開頭腫瘍摘出術や，タイミング的に困難な場合には脳室ドレナージ術や第三脳室底開窓術により，速やかに閉塞性水頭症を解除する必要がある．

4）遺伝子解析と治療薬の開発

腫瘍によっては，腫瘍発生に関連する遺伝子解析なども進んできており，新規の**分子標的治療薬**の開発が進行中のものもある．

合併症

1）腫瘍摘出術後の合併症

小児脳腫瘍摘出後の有名な合併症として**小脳性無言症**（cerebellar mutism syndrome）がある．原因は明らかではないが，小脳虫部の損傷，脳幹の血流不全によるものとされている．

2）放射線治療後の合併症

小児脳腫瘍に対する放射線治療で問題となる合併症としては，発達遅滞，二次がん*，ホルモン異常（卵巣機能障害など），脳血管障害，聴力障害などが挙げられる．

3）化学療法後の合併症

化学療法に共通する副作用としては**骨髄抑制**による貧血，出血傾向，易感染性のほか，悪心・嘔吐，脱毛がある．また薬剤特有のものとして腎障害，聴力障害，末梢神経障害，出血性膀胱炎，心筋障害などがある．

治療経過・予後

腫瘍によって治療成績は当然異なるが，小児特有の腫瘍としてたとえば髄芽腫の場合，手術でできるかぎり摘出したのちに放射線治療，化学療法を併用することで5年生存率は74.2%になるとされる．上衣腫での5年生存率は約50%，脳幹部神経膠腫の予後は非常にわるく，中央値で1年以下，2年以上生存できる例はほとんどない[5,6]．

患者教育・退院支援

患児と両親にとって，脳腫瘍の宣告は，人生におけるこれ以上ないといっても過言ではないほど大きな悲しみを与えるものである．医師，看護師，社

会福祉士，薬剤師，臨床心理士，理学・作業療法士などのチームで治療にあたり，患児やその家族を取り巻く環境を整えながら，闘病を支える必要がある．真摯に治療に携わることで，患者・家族からの信頼を得たうえで長期的に治療を行っていく．しかし悪性脳腫瘍では，病期が進行するにつれて状態が変化する．治癒の可能性が低くなるにつれて，緩和ケアの治療に占める割合が多くなることも予想される．このように集学的治療*を行いながらも，長期成績が望めない腫瘍の場合には，徐々に進行し悪化することを患児や家族がゆっくりと受容していけるように環境を整えることも重要である．

＊集学的治療
手術治療，化学療法，放射線治療，免疫療法などの様々な種類を組み合わせて行うことで，より高い効果を期待する治療のこと．

●引用文献

1) Committee of Brain Tumor Registry of Japan：Report of Brain Tumor Registry of Japan (2001-2004) 13th Edition. Neurol Med Chir (Tokyo) **54** (Suppl 1)：1-102, 2014［脳腫瘍全国集計調査報告 2014 (BTRJ 2014)］

2) Seol HJ, Kim CH, Park CK et al：Optimal extent of resection in vestibular schwannoma surgery：relationship to recurrence and facial nerve preservation. Neurologia medico-chirurgica (Tokyo) **46** (4)：176-180, 2006

3) Haque R, Wojtasiewicz TJ, Gigante PR et al：Efficacy of facial nerve-sparing approach in patients with vestibular schwannomas. Journal of Neurosurgery **115** (5)：917-923, 2011

4) 脳腫瘍全国統計委員会編：全国脳腫瘍集計調査報告 (vol.10 1984-1993)

5) Massimino M, Spreafico F, Biassoni V et al：Diffuse pontine gliomas in children：changing strategies, changing results? A mono-institutional 20-year experience. Journal of Neuro-Oncology **87** (3)：355-361, 2008

6) Wolff JE, Rvtting M, Vats T et al：Induction treatment for diffuse intrinsic pontine glioma, experience of M.D. Anderson Cancer Center. Anticancer Research **31** (6)：2265-2269, 2011

3　脊椎・脊髄疾患

　脊椎・脊髄疾患は，脊椎変性疾患，脊髄血管障害，脊髄腫瘍，感染性疾患，先天奇形，外傷など多岐にわたる．症状は脊髄のどの部位（横断面），どの高位が障害されるかによって大きく異なるため，詳細な**神経診察**が必要である．また，急激に症状が進行する疾患もある一方で，徐々に増悪していく疾患もあり，疾患ごとに緊急性が異なるため，各種画像検査等による病態の把握も重要である．

1　頸椎変性疾患（頸椎症），腰椎変性疾患（腰椎症）

A　病態

頸椎変性疾患（頸椎症），腰椎変性疾患（腰椎症）とは

　頸椎変性疾患，腰椎変性疾患は，加齢や外傷によるものが大半であり，「脊椎変性疾患」と総称されるものである．脊椎の変性により椎間板ヘルニア，骨棘の形成，靱帯の肥厚などが起こり，脊髄やそこから分岐する神経根を圧迫することで症状をきたす（図Ⅲ-3-1）．

疫学

　脊椎変性疾患は，日常臨床において最も遭遇する機会が多く，人口の高齢化に伴い変性疾患の患者数は増加している．正確な統計は不明だが，日本において数百万人〜数千万人程度の患者がいると考えられている．

発症機序

1）頸椎変性疾患（頸椎症）

　頸椎椎間板ヘルニア，頸部脊椎症，頸椎後縦靱帯骨化症，頸椎黄色靱帯石灰化症，頸部脊柱管狭窄症などが重要である．

　頸椎椎間板ヘルニアは，若年（30〜40歳代）の男性に多く，外傷やスポーツを契機に発症する症例が含まれるが，原因不明な症例が大半である．椎間板が変性，脱出し，周囲の脊髄や神経根を圧迫することで症状を呈する．

　一方で頸部脊椎症は，中高年に多く発症し，加齢に伴う脊椎の変性による骨棘形成，椎間関節の肥厚などによる脊髄および神経根の圧迫が主な機序である．

脊椎

「脊柱（いわゆる背骨のこと）」，あるいは脊柱を構成する「椎骨」を指す．頸椎（7個），胸椎（12個），腰椎（5個），仙椎（仙骨，5個），尾椎（尾骨，3〜5個）から構成される．なお，脊椎（椎骨）にある椎孔が連なり形成される脊柱管には，脊髄が通っている（p.44参照）．

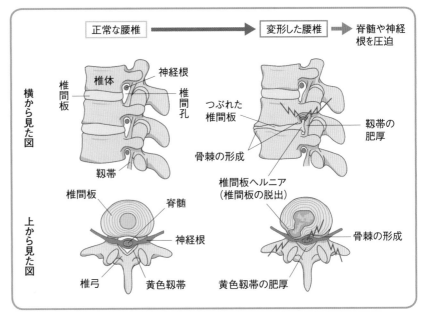

図Ⅲ-3-1 **腰椎変性疾患の症状の現れかた**

脊髄損傷時の機能障害

脊髄損傷時は障害高位（レベル）に応じて機能が障害される．そのため，神経診察により，どの筋肉（どの神経）が障害されているかを確認し，障害高位を予測することが重要である．

＊放散痛

障害を受けている部位にとどまらず，その神経の支配領域に対応するような部位に広がる痛みのこと．たとえば頸椎変性疾患では，頸椎の付近だけでなく障害側の上肢に痛みが生じる．

＊膀胱直腸障害

脊髄損傷により，膀胱や直腸の機能が障害され，排尿や排便に支障をきたすこと．便秘，便失禁，排尿困難，尿失禁などの症状を呈し，排尿困難が増悪すると水腎症や尿路感染，腎不全をきたすこともある．

＊間欠性跛行

歩行により下肢に負荷をかけると，しだいに下肢の疼痛・しびれをきたすが，一時休息することにより症状が軽減し，再び運動が可能となること．腰部脊柱管狭窄症や下肢の閉塞性動脈硬化症（arteriosclerosis obliterans：ASO）が原因となる．

2）腰椎変性疾患（腰椎症）

腰椎椎間板ヘルニア，腰部脊柱管狭窄症，腰椎分離症・すべり症が重要である．

腰椎椎間板ヘルニアの機序は，基本的には頸椎と同様であるが，30〜60歳代の男性に多く，比較的若年でみられる．

腰部脊柱管狭窄症は，50歳以上の中高齢者に多くみられ，脊柱管を構成する靱帯，椎間板，関節の肥厚などの変性により脊柱管が狭窄することにより発症する．

腰椎分離症・すべり症は「不安定腰椎」とよばれ，スポーツや加齢性変化により腰椎が不安定となることが原因と考えられている．

症状

頸椎変性疾患の神経根圧迫症状としては，障害高位に応じた，筋力低下，筋萎縮，腱反射低下がみられる．感覚系としては，同部位の放散痛＊や感覚低下が起こる．この放散痛は，頸部の後屈（スパーリングテスト）あるいは回旋によって誘発される．脊髄症としては，下肢および体幹の筋力低下を認め，腱反射は亢進する．また下肢から始まり上行する感覚障害を呈する．さらには，障害が強くなれば膀胱直腸障害＊が加わる．

腰椎変性疾患の症状としては，腰背部痛，下肢への放散痛，歩行障害（間欠性跛行＊）が特徴的である．下肢への放散痛の部位は，障害高位によって異なる．

B　診断

診察の進め方・確定診断の方法

　上記症状から頸椎変性疾患，腰椎変性疾患を疑った場合には，疼痛，筋力低下，感覚障害，腱反射の減弱・亢進の部位などから，脊髄のどの部位（横断面）の，どの高位が障害されているのかを診断することが非常に重要である．そのために詳細な神経診察が必要である．そのうえで，単純Ｘ線検査，CT検査，MRI検査等の画像診断を行う．

　Ｘ線検査では椎間孔の狭小化，椎体の骨棘形成，前後屈による不安定性の評価を行う．CT検査では主に骨病変の描出を確認し，MRI検査では脊髄圧迫の程度を評価する．

　脊髄造影検査（ミエログラフィ），脊椎造影CT検査は患者への負担も大きく，CT検査やMRI検査で代用可能なことも多いため症例を選んで施行する．また，障害部位の同定や，術後の神経機能の評価のために電気生理学的検査（筋電図など）を併用する場合もある．

C　治療

主な治療法

1）頸椎変性疾患

　まずは早期発見・診断とそれに基づく保存的加療が中心となる．具体的には，筋弛緩薬や鎮痛薬の服用，頸椎カラー装着による安静，頸部前屈の禁止などである．一方で手術加療が必要となるのは，脊髄の圧迫症状があり，症状が進行性のもので，その場合は早期に減圧術が勧められる．手術は前方到達法と後方到達法に大きく分けられる（図Ⅲ-3-2）が，脊髄圧迫の範囲などによって決定する．

2）腰椎変性疾患

　腰椎椎間板ヘルニアのほとんどは自然経過あるいは保存的療法で軽快すると考えられる．まずは安静にして休むこと，そのほか筋弛緩薬，鎮痛薬，ビタミン剤などの内服や，マッサージなどの理学療法を行う場合もある．これらの治療が無効な場合や疼痛が強い場合，下肢の麻痺が著明な場合などには減圧およびヘルニア塊の切除術（ラブ法）が行われる．

　一方，腰部脊柱管狭窄症の場合は，圧迫の原因が骨や黄色靱帯であり，自然退縮が望めないため，原則として減圧術を検討する．

合併症とその治療法

　頸椎変性疾患に対する減圧術後には一過性の上肢麻痺，しびれなどをきたすいわゆる「C5麻痺*」とよばれる合併症が従来から報告されており，頸椎手術後の約5〜8%程度に出現するとされている．

＊C5麻痺
頸椎手術後に第5頸椎神経根領域の上肢に出現する麻痺やしびれのこと．症状としては肘や肩が動きにくくなることが多いが，いまだに正確な発生メカニズムはわかっていない．

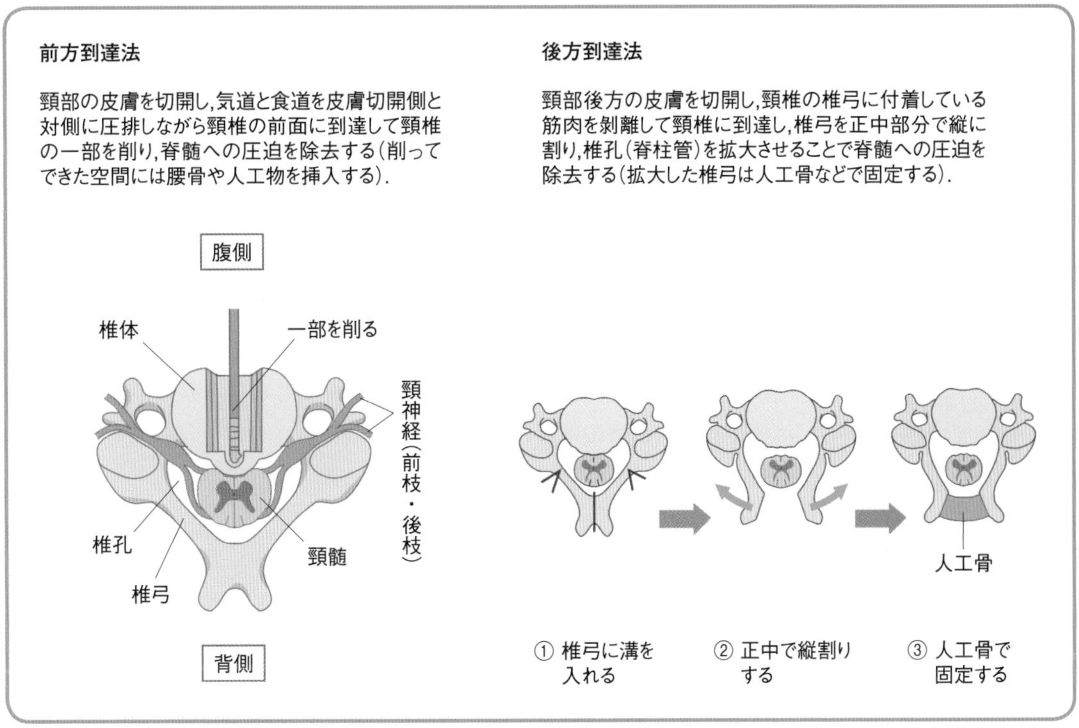
前方到達法
頸部の皮膚を切開し,気道と食道を皮膚切開側と対側に圧排しながら頸椎の前面に到達して頸椎の一部を削り,脊髄への圧迫を除去する(削ってできた空間には腰骨や人工物を挿入する).
後方到達法
頸部後方の皮膚を切開し,頸椎の椎弓に付着している筋肉を剝離して頸椎に到達し,椎弓を正中部分で縦に割り,椎孔(脊柱管)を拡大させることで脊髄への圧迫を除去する(拡大した椎弓は人工骨などで固定する).
腹側
椎体
一部を削る
頸神経(前枝・後枝)
椎孔
頸髄
椎弓
背側
人工骨
① 椎弓に溝を入れる
② 正中で縦割りする
③ 人工骨で固定する

図Ⅲ-3-2 脊椎変性疾患に対する手術法（前方到達法，後方到達法）
［日本脊髄外科学会：頸椎症（頸部脊椎症），〔http://www.neurospine.jp/original23.html〕（最終確認：2019年12月18日）を参考に作成］

また，手術の際の腹臥位が原因と考えられる**深部静脈血栓症**は最も注意が必要な合併症といえる．**弾性ストッキング**の着用や**フットポンプ**の使用，術後の**早期の離床**が推奨される．

> **深部静脈血栓症の予防**
> 弾性ストッキングもフットポンプ（間欠的空気圧迫）も，下肢の静脈還流を補助し，静脈血のうっ滞を予防する．長時間に及ぶ手術で同一体位をとり続けた際など，下肢の深部静脈に血栓が形成され，肺血栓塞栓症につながる危険性があるため，術前から予防的にこうしたケアを実施する．また，術後は早期の離床が望ましい．

治療経過・予後

頸椎変性疾患，腰椎変性疾患の術後は，上記に述べたように早期の離床が推奨されている．頸椎カラーや腰椎コルセットを使用する場合もあるが，多くは翌日から歩行を開始する．術前の症状に応じて必要があればリハビリテーションは数週間〜数ヵ月行う．カラーやコルセットは手術部位の安静のために使用する場合もあるが，廃用性筋萎縮の予防のために長期間の使用は望ましくない．

患者教育・退院支援

術後の通院は3〜12ヵ月程度必要になることが多いが，仕事や学業への復帰は1〜2ヵ月後，スポーツは3ヵ月後程度を目安に，徐々に再開可能となることが多い．

2 脊髄血管障害，脊髄動静脈奇形

A 病態

脊髄血管障害とは

　脳血管疾患（障害）と同様に**出血性障害**と**虚血性障害**に大別される．脊髄血管は脳血管と比べ加齢変化の影響を受けにくく，脊髄血管障害の発生頻度は少ない．しかし，脊髄には狭い空間に多彩な機能が凝縮されており，微細な出血や梗塞でも重篤で不可逆的*な損傷を生じることが多い．また血管内治療や放射線治療の進歩により，脊髄血管障害への治療選択肢も多くなってきた．

＊可逆的／不可逆的
可逆的は元の状態に戻ることができるという意味．一方，不可逆的は元の状態に戻ることができないという意味．

疫学

　脊髄血管障害の頻度は脳血管障害の1〜2%程度と，比較的まれな疾患であるといわれている．

発症機序

1）出血性脊髄血管障害

　出血部位により**硬膜外血腫**，**硬膜下血腫**，**くも膜下出血**，**脊髄髄内出血**に分類される．共通する危険因子としては，脊髄動静脈奇形，抗凝固薬服用・血液凝固異常，外傷，腫瘍が挙げられる．硬膜外血腫は，硬膜外腔に存在する動脈や静脈からの出血である．一方，硬膜下血腫は，腰椎穿刺や外傷に由来するものが多い．脊髄髄内出血は，海綿状血管腫，血管芽腫，脊髄髄内腫瘍なども原因となる．

2）虚血性脊髄血管障害

　脊髄梗塞は，**動脈硬化**に由来するものが約1/3程度といわれているが，それ以外の機序として，大動脈病変（**解離性大動脈瘤**など）や，それに対する**手術操作**によるもの，または心停止や血圧の低下などの**全身因子**で急性に発症する．また，まれな病態として頸椎の回旋により椎骨動脈が狭窄することによる生じる bow-hunter's stroke が有名である．

bow-hunter's stroke
bow-hunter は「弓を射る人」という意味で，アーチェリーの練習中（弓を射る構えをとると，頸部を回旋させた姿勢となる）に脳梗塞を生じた症例から名付けられた．stroke は「脳卒中」という意味．

3）脊髄動静脈奇形による脊髄血管障害

　出血，静脈還流障害，静脈瘤による**脊髄の圧迫**，**盗血現象**などの病態が関与している．出血性のものでは，上記の出血性脊髄血管障害と同様に急速な症状の出現を認めるが，それ以外では緩徐に症状が進行する場合もある．

症状

1）出血性脊髄血管障害

　急激な後頸部痛，背部痛，腰痛などをきたし，数時間の経過で脊髄症状としての進行性の運動・感覚障害，膀胱直腸障害をきたす．脊髄髄内出血では，出血が強い場合には自律神経障害の症状が出現し，脈拍，血圧の変化により

ショック状態に陥ることもある.

2) 虚血性脊髄血管障害

　脊髄梗塞の場合の症状は，脊髄の障害高位や閉塞血管によるが，典型的な前脊髄動脈の閉塞では，障害高位以下の温痛覚障害，膀胱直腸障害，痙性対麻痺（けいせいつい まひ）を呈する.

B 診断

診察の進め方・確定診断の方法

　脊髄のどの高位，どの部位に障害が生じているのかをチェックするために詳細な神経診察を行う. また症状が急激に進行しているのか，緩徐な進行なのかを聴取すること，加えて原因となりうる外傷，腰椎穿刺（せんし）の有無や，抗凝固薬の服用・血液凝固異常の有無，家族歴などの聴取も必要である.

　画像検査としては，罹患部位のCT検査，MRI検査が有用である. 出血の場合にはCT検査，MRI検査で描出可能であり，梗塞の場合にはMRI検査で病変を描出できることが多い. また脊髄動静脈奇形を疑う場合にはMRI検査に加え，血管の描出のためにMRA検査や造影CT検査が有用であるが，確定診断のためには脊髄血管造影検査が不可欠といえる.

C 治療

主な治療法

　出血性病変のなかでも，硬膜外血腫，硬膜下血腫の症状が重篤または進行性の場合には，血腫を摘出し早急な減圧術が必要となる. 一方，脊髄髄内血腫の場合には，血腫の摘出は侵襲が大きく，治療効果の確証もないため，浮腫などによる2次損傷予防の保存的治療が優先される. ただし，出血の原因が脊髄動静脈奇形や腫瘍の場合には，次のような治療を考慮する必要がある. 脊髄動静脈奇形に対しては，血管内塞栓術，観血的手術（シャント遮断術）や放射線治療が選択肢となる.

合併症とその治療法

　病変の部位に応じて，術後に麻痺やしびれなどの神経症状をきたすことがある. 手術操作が原因の合併症であれば，基本的には全身管理が治療の主体である.

治療経過・予後

　脊髄血管障害では，発症時の脊髄への障害の程度がその後の神経の機能予後に大きく影響を与える. また，硬膜外血腫や硬膜下血腫の場合には，神経症状が出現したのちに速やかに減圧がなされれば回復も速やかである場合も多いが，圧迫症状が強く，また長期にわたる場合には，回復にも時間がかか

るケースが多い.

患者教育・退院支援

障害を受けた高位によって症状は患者ごとに大きく異なる.上肢,下肢の麻痺や,さらには膀胱直腸障害をきたす場合もある.脊髄血管障害の場合には突然,症状が出現するため患者の精神的ケアも必要である.また,早期からのリハビリテーションが機能改善には必須であるため,リハビリテーションを促し,今後の生活に向けて生活環境なども含めて整えていく必要がある.

3 | 脊髄損傷

A 病 態

脊髄損傷とは

外傷により脊髄に損傷を負った状態を指す.外力による脊髄の組織的損傷を一次損傷(primary injury)という.外傷後,数時間~3週間後に起こる出血,脊髄のむくみ(浮腫),炎症などを二次損傷(secondary injury)という.最終的には損傷部位は萎縮,空洞化する.

疫 学

1990~1992年の3年間の郵送によるアンケート調査では,人口100万人あたり年間40.2人と推定された.平均年齢48.6歳で男性が約80%を占め,20歳と60歳に二峰性のピークがみられるのが特徴であった.受傷原因は交通事故が約44%と最多,転落,転倒と続いた.損傷部位は頸髄が約75%と最多であった[1].その後2005年の調査では,二峰性であったピークのうち20歳のピークが下がり,70歳代にピークのある一峰性となり,頸髄損傷の割合が約80%と増加した[2].

症 状

脊柱近傍の痛みや圧痛,四肢の脱力,知覚障害を訴える場合が多い.またそれら以外に重篤な症状として呼吸障害,循環障害,脊髄ショック(spinal shock)をきたす場合がある.頸髄損傷(C3~5)では,肋間筋や横隔膜の麻痺による重篤な呼吸障害をきたす.また重症頸髄損傷では脊髄内の交感神経の障害により低血圧,徐脈を呈し,治療を要する場合がある.脊髄ショックは,脊髄損傷直後に損傷レベル以下のすべての反射,脊髄の機能が消失する状態である.運動・知覚麻痺,腱反射消失,自律神経障害をきたし,受傷後2~3週間続く.脊髄損傷の重症度は,フランケル(Frankel)分類またはASIA(American Spinal Injury Association)分類で評価される.これらは運動・知覚障害の程度で5段階に評価する.

B 診断

診察の進め方・確定診断の方法

　頭部外傷，多発外傷では，常に脊髄損傷を合併している可能性を念頭に置く必要がある．脊髄損傷を疑う場合には頸部を動かしてはいけない．固定した状態で，呼吸，循環，四肢運動麻痺，感覚障害などの神経学的診察を行う．X線検査やCT検査では主に骨折，脱臼などの骨損傷を評価し，MRI検査では脊髄の異常や，椎間板の脱出，血腫などを評価する．とくにMRI検査のT2強調画像で脊髄の高信号がみられた場合には脊髄損傷，さらに低信号が混在する場合には壊死を意味し，神経機能予後は不良とされる．以前は腰椎穿刺を行い，造影剤を注入したうえでX線検査やCT検査を行うミエログラフィが行われていたが，MRI検査が普及したため現在はあまり行われない．

C 治療

主な治療法

1）手術加療

　脊椎の骨折や脱臼を伴う場合には，脊髄損傷の悪化を防ぐために脊椎固定術および減圧術を必要とする場合がある．また脱臼が高度であり，椎骨動脈の損傷を疑う場合には，症例に応じて抗血小板療法や抗凝固，椎骨動脈塞栓術が考慮される．

2）薬物治療

　損傷した脊髄の保護および神経症状の回復を促すために，ステロイド（メチルプレドニゾロン）の大量療法を受傷8時間以内に開始することが多い．ただし，ステロイドの副作用で呼吸器合併症や消化器合併症をきたすことがあるため，高齢者，糖尿病や胃・十二指腸潰瘍合併患者には注意が必要である．

3）全身管理

　呼吸障害が重度の場合には，気管挿管や気管切開が行われることがある．また，神経原性ショックに対してはカテコラミン与薬で循環動態の維持を行う．

4）リハビリテーション

　神経症状の回復を促すために，極力早期からリハビリテーションを行うのが望ましい．

5）神経再生療法

　現時点ではまだ実験段階ではあるが，ES細胞やiPS細胞を用いた脊髄・神経再生療法が期待されている．

治療経過・予後

　現段階では損傷した脊髄は再生しないため，受傷時の脊髄損傷の程度や傷害高位でその後の神経機能予後がおおむね規定される．神経症状の回復のために可及的速やかにリハビリテーションを開始することが望ましい．

患者教育・退院支援

　突然の外傷により四肢の麻痺をはじめとした様々な神経症状をきたすため，患者が障害を受容するのには時間がかかる．そのため，徐々に受容ができるように精神的なサポートは必須である．また障害をかかえたまま退院後社会復帰を果たすためには，精神的サポートのみならず，ソーシャルワーカーやリハビリテーション専門職のチームなどとも協力し障害に応じた社会復帰をスムースにするための支援が必要である．

4　脊髄腫瘍

A　病態

脊髄腫瘍とは

　厳密には脊髄そのものにできる腫瘍のことを指すが，一般的には脊椎にできる腫瘍や，硬膜内・外といった脊髄周囲にできる腫瘍も含めることが多い．腫瘍の分類やグレード分類は，脳腫瘍と同じく「WHO分類2016」に基づいている．

分類

　腫瘍発生部位で，脊髄髄内腫瘍，硬膜内髄外腫瘍，硬膜外腫瘍に分類される（図Ⅲ-3-3）．

疫学

　発生頻度は10万人あたり1〜3人程度と考えられ，脳腫瘍のおよそ5〜10分の1の発生頻度である．そのうち約60%が硬膜内髄外腫瘍，約25%が髄内腫瘍である[3]．発生頻度では神経鞘腫（47.8%），髄膜腫（11.7%），上衣腫（7.1%），血管性腫瘍（6.6%），星状細胞腫（5.6%），神経線維腫（5.1%）である[3]．これらの報告には転移性腫瘍は含まれておらず，転移性のものを含めるとさらに多くなると思われる．転移性脊髄腫瘍の原発がんとしては乳がん，肺がん，前立腺がん，腎がん，甲状腺がん，消化器がんが多い．

症状

　脊髄腫瘍に特徴的な症状はなく，変性疾患と同様の症状を呈することも多い．背部痛や神経性の疼痛，感覚・運動障害などをきたす．症状進行のスピードが比較的速いこと，痛みが強いことなどは腫瘍を示唆する所見といえる．

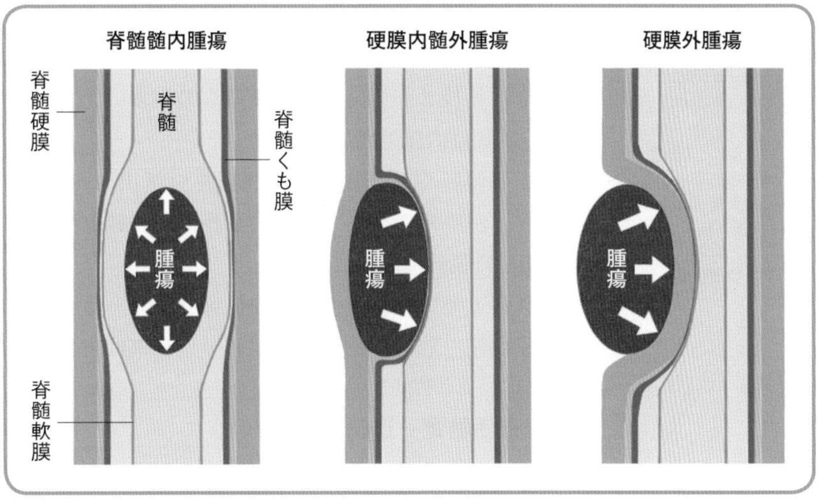

図Ⅲ-3-3 **脊髄腫瘍の分類**

B 診 断

診察の進め方・確定診断の方法

変性疾患と同様に，障害されている脊髄高位や部位を特定するために詳細な神経診察が必要である．また，症状の性質，進行スピードなどを考慮し，各種画像検査により病態を把握する．画像検査としては単純X線検査，CT検査，MRI検査（造影含む）が有用である．さらに必要な症例に対しては脊髄造影検査や血管造影検査などを追加する必要がある．

C 治 療

主な治療法

脊髄腫瘍の治療原則は，手術による腫瘍の摘出である．顕微鏡下手術により脊髄を愛護的に操作し，また腫瘍摘出後の脊柱の不安定性を考慮して術式を選択する．また，それ以外の治療として，転移性腫瘍や残存した上衣腫に対して放射線治療が行われる場合がある．ただし，放射線治療による脊髄の放射線壊死や放射線脊髄症＊などの合併症が生じる危険性がある．化学療法は限定的に使用される場合があるが，治療効果は証明されていない．

治療経過・予後

予後は，腫瘍発生部位（髄内，硬膜内，硬膜外）や腫瘍の病理診断によって大きく異なる．

1）脊髄髄内腫瘍

なかでも上衣腫や血管芽腫を全摘出した例では予後良好であり，長期生存

＊**放射線脊髄症**
脊髄近傍に放射線治療を行った場合に，数ヵ月〜数年経過したのちに症状をきたす晩期遅発性放射線障害のこと．障害部位に応じて筋力低下や感覚障害などをきたし，多くは改善しない．

が期待できる．一方で，星細胞腫は腫瘍の境界が不明瞭であり全摘出は困難であり，そのなかでもグレードⅢ以上のものはとくに生命予後 * が不良であり，術後2年以内に死亡するものが多い．

2）硬膜内髄外腫瘍

髄膜腫や神経鞘腫は，腫瘍を全摘出したものに関しては予後良好であるが，腫瘍残存がある場合には長期的に残存する例も多い．

3）硬膜外腫瘍

最も多いのは悪性腫瘍の転移であり，原発巣の治療も含めて手術療法，化学療法，放射線治療を併用し，生存率は上昇傾向ではあるが根治は困難である．

患者教育・退院支援

患者の症状，全身状態，腫瘍の因子，脊椎の不安定性なども考慮したうえで治療方針を決定していくことが必要である．また患者の状態に応じて松葉杖や車椅子，下肢装具などを用いてADL（日常生活動作）をできる限り維持することが，退院後生活を自立するうえで重要である．

> **生命予後と機能予後**
> 予後（疾患や治療経過の見通し）は一般的に，「生命予後」と「機能予後」に分けられる．生命予後は生命を維持できるかの見通しをいい，機能予後は臓器・身体の機能についての見通しをいう．

5　その他の脊椎・脊髄疾患：脊髄炎，脊椎炎

A　病態

脊髄炎，脊椎炎とは

1）脊髄炎

脊髄のいずれかの部位に急性に炎症が生じ，筋力低下，感覚障害，膀胱直腸障害などをきたすものを脊髄炎とよぶ．脊髄炎の原因はウイルスや細菌などによる感染性のもの，全身性エリテマトーデス（systemic lupus erythematosus：SLE），多発性硬化症，アトピー性脊髄炎，急性散在性脳脊髄炎（p.178参照）など免疫に関連するものや，原因不明の特発性脊髄炎がある．

2）脊椎炎

一方，脊椎に急性に炎症を生じ，腰痛，背部痛，発熱などをきたすものを脊椎炎とよぶ．主に，細菌感染による化膿性脊椎炎と，非化膿性脊椎炎として結核性脊椎炎（脊椎カリエス）に大別される．

疫学

1）脊髄炎

まれな疾患であり，頻度は100万人あたり約5人とされている．10歳代，30歳代に多く，とくに脊髄炎のうち約20%は18歳以下にみられる[4]．また，女性は多発性硬化症（p.175参照）によるものが多いとされる．胸髄が好発部位である．

2）脊椎炎

化膿性脊椎炎は50〜60歳代に多く，約10万人に2人とされる[5]．胸椎や腰椎が好発部位である．強直性脊椎炎は若年男性に多い．

発症機序

1）脊髄炎

30〜60％は，先行する呼吸器，消化器，全身性の感染が存在しており，感染そのものが脊髄に波及する機序と，感染に対して全身の免疫が反応することにより起こる機序が考えられている．ウイルス感染や，ワクチン接種後数日から数週間後に急性に発症する急性散在性脳脊髄炎が有名である．また，それ以外の原因として多発性硬化症，視神経脊髄炎，血管炎，全身性エリテマトーデスなどの脱髄疾患や自己免疫性疾患によるものが挙げられる．

2）脊椎炎

化膿性脊椎炎の原因は，膀胱炎・腎盂腎炎などからの血行感染が多数であるが，そのほかの原因として脊椎術後感染，周囲からの膿瘍の波及が挙げられる．結核性脊椎炎は，肺結核からの血行感染に加え，糖尿病や免疫抑制薬など，免疫機能低下による発症が増加している．

症 状

1）脊髄炎

頸部および背部に疼痛をきたし，その後，下肢の筋力低下，排尿・排便困難などの膀胱直腸障害，両下肢の感覚障害などを数時間〜数日の経過できたすことが多い．

2）脊椎炎

発熱や，背部痛や体を動かしたときの痛み，傍脊柱筋の緊張などをきたす．症状が進行すると，脊椎の変形をきたすこともある．また結核性脊椎炎により椎体が破壊され脊髄を圧迫し麻痺（ポット［Pott］麻痺という）を呈することがある．

B 診 断

診察の進め方・確定診断の方法

1）脊髄炎

画像診断としては**MRI検査**が有用である．また**神経診察**により，前述したような基礎疾患が疑われる場合には，髄液検査や自己抗体検査，X線検査，頭部MRI検査などで精査を進める．

2）脊椎炎

血液検査で白血球数の増加，CRP（C反応性タンパク）の上昇や赤血球沈降速度（赤沈）の亢進を認めることも多い．画像検査としては**MRI検査**が有用であり，脊椎炎の早期診断や，転移性脊髄腫瘍との鑑別が確実に行える

白血球，CRP，赤沈

白血球数の増加，CRPの上昇，赤沈亢進はいずれも炎症や感染徴候を示唆する指標である．

ようになった．X線検査では，脊椎の変形や，骨の破壊像などを認める場合もある．また一部の症例では骨シンチグラフィにより炎症の広がり，治療効果の判定を行う場合がある．

C　治　療

主な治療法

1）脊髄炎

　原因疾患の治療および脊髄保護，炎症の鎮静化を目的とした**高用量ステロイド治療**が行われる．免疫性が疑われる場合には，血漿交換を行う場合もあるが治療効果は証明されていない．

2）脊椎炎

　化膿性脊椎炎，結核性脊椎炎の場合には，いずれも抗菌薬，抗結核薬の服用による**保存的治療**が基本となる．1〜3ヵ月間の服用が推奨される．ただし，麻痺などの神経症状を有する場合や，膿瘍を形成する場合，抗菌薬治療に反応せず増悪する場合には外科治療が行われる．とくに麻痺症状が新たに出現した場合には早期の除圧が必要である．また議論があるところではあるが，脊椎の破壊により不安定性が強い場合には固定術を行う場合もある．

治療経過・予後，患者教育・退院支援

1）脊髄炎

　多くは1〜3ヵ月の経過で症状改善を認めるが，永続的な症状を残すことも多い．とくに発症時に麻痺症状の強い症例では症状が強く残存する可能性が高い．そのため退院後も長期的なリハビリテーションが必要になることも多い．

2）脊椎炎

　症状の軽快や，血液検査データの改善などが治療効果の判定に有用である．症状が改善次第できるだけ早期の離床が望ましい．

●引用文献

1) Shingu H, Ohama M, Ikata T et al：A nationwide epideminological survey of spinal cord injuries in Japan from 1990 to December 1992. Paraplegia **33**（4）：183-188, 1995
2) 柴崎啓一：全国脊髄損傷登録統計2002年1月-12月．日本脊髄障害医学会雑誌**18**：271-274, 2005
3) 柳下　章, 石亀慶一：脊髄腫瘍の最新動向 脊髄腫瘍の画像診断（解説/特集）．脊椎脊髄ジャーナル**22**（1）：29-40, 2009
4) 玉腰暁子：全国疫学調査によるNMO患者の臨床像．免疫性神経疾患に関する調査研究．平成25年度総括・分担報告書：80-89, 2014
5) Zimmerli W：Clinical practice Vertebral Osteomyelitis. New England Journal of Medicine **362**（11）：1022-1029, 2010

神経変性疾患，脱髄疾患

4

本節で扱う**神経変性疾患，脱髄疾患**は，神経難病の代表格といえる．神経難病患者に対しては，家族も含め，生涯を見据えた全人的ケアを行わなければならない．

難病とは，発病の機構が明らかでなく，治療法が確立していない希少な疾病で，長期にわたり療養が必要となるもの，と法律で定められている．難病のうち，厚生労働省が指定する「指定難病」に占める神経・筋疾患の割合は大きい．

1 | 神経変性疾患

変性とは，代謝障害により生理的物質が異常になる，あるいは異常物質が出現することで，細胞や組織の形態変化が起こったものと定義される．中枢神経系の神経細胞（ニューロン）は，ほとんど再生することのない組織であり，変性疾患が目立ちやすい．神経変性疾患の多くは，神経細胞内に異常な構造をもつタンパク凝集体が蓄積し，封入体*を形成している．疾患ごとに異なる蓄積物質を調べることで，変性の原因追究，治療法の開発が試みられている．これらの疾患は，患者の死後に行う剖検（病理解剖）で得られる病理所見をもって確定診断とするため，生前の診断は困難なことも多い．

＊封入体
細胞質内や核内で異常な物質が集積し，周囲と染色態度が異なる病理所見を示す細胞の領域のこと．

1-1 | パーキンソン病（PD）

Parkinson's disease（PD）

A 病態

｜パーキンソン病とは

脳や自律神経系など広範囲の神経細胞が，α-シヌクレインというタンパクの凝集・蓄積により変性する疾患である．特徴的な運動症状を呈するが，近年では多彩な非運動症状も注目されている．

｜疫学

有病率は人口10万人あたり150人程度であるが，60歳代以降急激に増加し，70歳以上では10万人あたり800～1,000人と考えられる[1]．

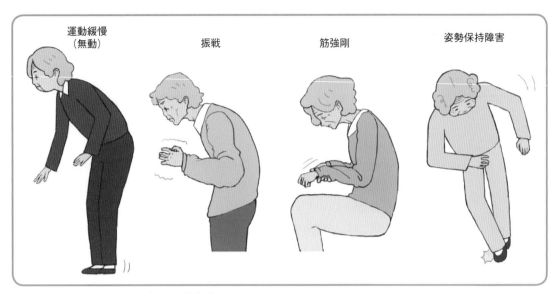

図Ⅲ-4-1　パーキンソン病の運動症状

表Ⅲ-4-1　ホーン-ヤールの重症度分類

重症度	症状の特徴
Ⅰ度	●片側に振戦や筋強剛がみられる
Ⅱ度	●両側に振戦，筋強剛，運動緩慢などがみられる ●日常生活に不便を感じる
Ⅲ度	●明らかな歩行障害，姿勢保持障害がみられる ●日常生活は自立できる
Ⅳ度	●起立や歩行などの日常生活動作が著しく低下する ●日常生活になんらかの介助を要する
Ⅴ度	●移動に車椅子が必要，または寝たきり状態となる ●日常生活に全面的な介助を要する

症状

1）運動症状

　運動症状は，大脳基底核の線条体でドパミンが欠乏することで生ずる**錐体外路症状**が主体で，**パーキンソニズム**とよばれる．運動緩慢（無動），振戦，筋強剛が早期からみられる三大徴候であり，進行すると姿勢保持障害も出現する（**図Ⅲ-4-1**）．これらの症状に対してホーン-ヤール（Hoehn-Yahr）の重症度分類（**表Ⅲ-4-1**）がよく使われる．

①運動緩慢（無動）

　表情が乏しくなる**仮面様顔貌**，抑揚のない**小声**で早口な話し方，書字が小さくなる**小字症**，小刻み歩行を認める．

②振戦

1秒間に4〜6回の速さで起こるふるえで，**静止時に出現することが多い**．全身に起こりうるが，手指にみられる丸薬を丸めるような動き（ピルローリング）が特徴的である．

③筋強剛

他動的に関節を屈伸する際に持続的に**抵抗**がみられるもので，運動の開始から終わりまで一様のものを鉛管様強剛，振戦が混在し断続的なものを歯車様強剛とよぶ．

なお，振戦，筋強剛とも一側から始まり，進行して両側にみられるようになっても，発症した側が優位であり続ける．

④姿勢保持障害

患者が立位をとっているときに身体を押すと倒れそうになるもので，**突進現象**を伴う．

⑤そのほかの運動症状

あらゆる動作にすくみ現象がみられ，歩行開始時や方向転換の際に足が出なくなるが，床の線や階段等の目印があると容易に足を出せる奇異性歩行が特徴的である．前傾姿勢，腰曲がり，首下がり等の**姿勢異常**もみられ，日常生活において転倒・転落の危険性が高い．このほか嚥下障害も起こり，低栄養状態，誤嚥性肺炎の危険性が高く生命予後に影響する．

2）非運動症状

非運動症状として，多くの症例で嗅覚の障害がみられる．睡眠の異常も多く，不眠や睡眠の分断化，覚醒障害，日中の眠気，**レム睡眠行動異常症**（REM sleep behavior disorder：RBD），レストレスレッグス症候群（restless legs syndrome：RLS）がみられ，幻視も睡眠異常と関連すると考えられる．

気分障害として，取り越し苦労をする，喜びを経験できない，意欲の喪失などが知られ，うつ症状と表現されるが，内因性うつ病とは異なり高度の不安や希死念慮はみられない．

経過中に認知機能障害を伴うことが多く，遂行機能障害，手続き記憶*障害，注意障害，視空間認知障害などが知られている．これらが運動症状の出現から1年以上のちにみられる場合を「認知症を伴うパーキンソン病（dementia associated with Parkinson's disease：PDD）」，それ以前の場合を「レビー（Lewy）小体型認知症（dementia with Lewy bodies：DLB）」とよんでいる．

自律神経障害として，便秘，過活動膀胱（頻尿），血圧異常（起立性低血圧，食事性低血圧），発汗障害，脂ぎった顔，流涎などがみられる．

病理所見の特徴

病理所見では，中脳の黒質のドパミン性神経細胞の左右非対称な変性，脱落がみられる．残存した神経細胞にはレビー小体（α-シヌクレインが凝集した封

レム睡眠行動異常症

レム睡眠時に筋活動が十分に抑制されず，鮮明な夢体験とともに手足を動かしたり大きな寝言を叫ぶなどの動作が生じ，時に激しい行動となって自身やベッドパートナーに外傷をきたす睡眠時随伴症である．レム睡眠を制御する青斑核などの脳幹神経核の機能障害と考えられる．治療には少量のクロナゼパムが有効である．

レストレスレッグス症候群

むずむず脚症候群，下肢静止不能症候群ともよばれ，下肢のむずむず感，ほてりなどの不快な異常感覚により脚を動かしたいという強い欲求が生じる疾患である．夕方，夜間に増強し，運動により緩和する．多くは睡眠時周期性四肢運動を伴う．脳内ドパミン神経の機能低下，鉄利用障害が関連すると推測される．治療にはドパミンアゴニストや抗てんかん薬が有効である．

＊手続き記憶

自転車に乗る，楽器を演奏するなど，繰り返し経験することによって獲得される記憶のこと．いったん形成されると長期間保存され，意識せずとも機能する．

入体）がみられ，同様の変化は脳全体，自律神経系にも認められることから，病変の分布により運動症状や認知症などの様々な臨床像を呈すると考えられる．

B 診断

診察の進め方・確定診断の方法

病理診断をもって確定診断とするが，前述のような特徴的な臨床像をとらえることがまず重要である．補助検査として画像検査を用いる．頭部CT検査，頭部MRI検査（**図Ⅲ-4-2**）では，萎縮などの異常はみられない．MIBG（meta-iodobenzylguanidine）心筋シンチグラフィ（**図Ⅲ-4-3**）での集積低下，DAT（dopamine transporter）シンチグラフィ（**図Ⅲ-4-4**）での集積低下を組み合わせることが診断に有用である．脳血流シンチグラフィー（SPECT検査）では，後頭葉の血流低下を認める．

もう少しくわしく **大脳基底核の神経回路**

運動の制御には，大脳皮質，大脳基底核，視床を介する3つの神経回路が順番に働く．運動開始前に目的以外の運動を抑制するハイパー直接路，目的の運動を遂行する直接路，最後に運動を終了する間接路である．黒質からのドパミン神経は線条体で直接路を興奮させ，間接路を抑制する．線条体の内部には拮抗的に働くアセチルコリン性の介在神経もある．パーキンソン病ではドパミンの減少により，これらのバランスが乱れることで運動が円滑に行われなくなる．

C 治療

主な治療法

根治療法はまだ見つかっていないが，運動症状のコントロールについては早期・進行期🖉に応じて治療戦略が定まっている．運動症状に対する基本は，ドパミン性神経細胞の減少により適切に放出されなくなったドパミンを補充する**L-ドパ**（レボドパ）による薬物療法であり，ほかの治療法を併用する．

1）薬物療法（図Ⅲ-4-5）

①L-ドパ

ドパミン補充にあたり，L-ドパの形でないと血液脳関門（blood-brain barrier：BBB）*を通過できない．

長期使用により，薬効時間が短くなる**ウェアリングオフ現象**，薬がよく効いている最中に不随意運動が出現する**ジスキネジア**が出現しやすくなる．

断薬や脱水などで**悪性症候群**（発熱，意識障害，筋強剛，発汗，頻脈，頻呼吸など）が起こることがある．

進行期
明確な定義はないが，L-ドパ与薬開始後にウェアリングオフ現象，ジスキネジアが出現するようになった時期を指す場合が多い．

*血液脳関門
中枢神経系において，薬物や毒物が容易に脳内に入らないようにする仕組みのこと．

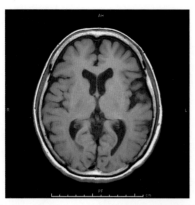

図Ⅲ-4-2 パーキンソン病の頭部 MRI 画像（T1 強調画像）の例

脳の萎縮などの異常はみられない．
［画像提供：横浜市立大学医学部　神経内科学・脳卒中医学教室］

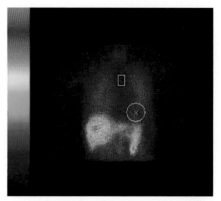

図Ⅲ-4-3 パーキンソン病の MIBG 心筋シンチグラフィ画像の例

交感神経機能の低下を反映し，心臓の MIBG 集積が低下している．
［画像提供：横浜市立大学医学部　神経内科学・脳卒中医学教室］

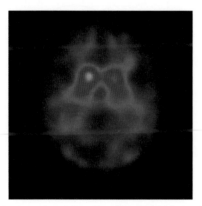

図Ⅲ-4-4 パーキンソン病の DAT シンチグラフィ画像の例

黒質線条体路のドパミン神経の変性を反映し，両側被殻と，左優位に尾状核での集積が低下している．
［画像提供：横浜市立大学医学部　神経内科学・脳卒中医学教室］

②早期から使用を考慮する薬物

● ドパミン受容体刺激薬：ドパミンのような働きをする．麦角系と非麦角系に分類される．悪心，眠気，心臓弁膜症，精神症状，衝動制御障害（病的賭博，買い物依存など）などの副作用がある．

● モノアミン酸化酵素（MAO）B 阻害薬：脳内でのドパミンの分解を抑える．

③進行期にウェアリングオフ，ジスキネジアの軽減目的で追加使用する薬物

● COMT 阻害薬：末梢血中での L-ドパの分解を抑え薬効を長くする．

● ゾニサミド：抗てんかん薬だがドパミン合成促進等により運動症状を改善する．

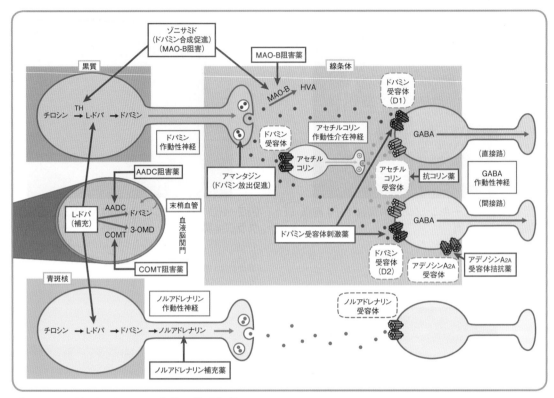

図Ⅲ-4-5　抗パーキンソン病薬の作用部位
TH：チロシン水酸化酵素（tyrosine hydroxylase）
AADC：芳香族 L-アミノ酸脱炭酸酵素（aromatic L-amino acid decarboxylase）
COMT：カテコール-O-メチル基転移酵素（catechol-O-methyl transferase）
MAO-B：モノアミン酸化酵素 B（monoamine oxidase B）
HVA：ホモバニリン酸（homovanillic acid）

- アデノシン A_{2A} 受容体拮抗薬：ドパミン性神経の機能低下により相対的に亢進する線条体の間接路を是正する．

④ そのほかの薬物

- ノルアドレナリン補充薬：ドパミン欠乏によりノルアドレナリン産生も減少するため補充する．
- 抗コリン薬：ドパミン性神経の機能低下により相対的に亢進する線条体アセチルコリン性介在神経を是正する．認知機能低下に注意が必要である．
- アマンタジン：抗インフルエンザウイルス薬だが，ドパミン分泌を促す作用がある．

2）定位脳手術

　　大脳基底核の機能を抑制し運動制御を是正する．ウェアリングオフ，ジスキネジアの軽減，振戦に有効で，薬物使用量を減らすことが期待できる．破壊術と深部電気刺激法がある．

3）リハビリテーション

　身体機能，健康関連 QOL，筋力，バランス，歩行速度の改善に有用である．外部刺激，とくに聴覚刺激による歩行訓練で歩行は改善する．音楽療法も試みるとよい．

4）非運動症状の治療

　睡眠障害，自律神経障害，うつ，認知症などに対症療法を行う．

▍患者教育

　適切な服薬管理がなされているか，薬効や副作用について患者・家族が理解できているか等，教育，支援，カウンセリングは患者・家族の QOL の維持改善に有効である．

1-2　パーキンソン症候群

　パーキンソニズムを呈する複数の疾患をパーキンソン症候群と総称する．以下に代表的な疾患について解説する．これら以外にも，後述する多系統萎縮症（たけいとういしゅくしょう）が高頻度で，ほかに一酸化炭素中毒後遺症，マンガン中毒なども知られている．

▍進行性核上性麻痺（PSP）

progressive
supranuclear palsy
(PSP)

　核上性垂直注視麻痺，パーキンソニズム，認知症を主症状とする．有病率は人口 10 万人あたり 10〜20 人で，発症年齢は中年期以降である[2]．

　すくみ足，不安定歩行，易転倒性で初発し，徐々に歩行障害が進行する．核上性注視麻痺とは，眼球運動の命令を伝える神経回路が，動眼・滑車・外転神経核よりも中枢側で障害されていることを意味し，随意的眼球運動は困難であるが，視標を注視するよう指示して他動的に頭位を変換すると眼球は動く（人形の眼試験）．初期には垂直方向，とくに下方視が困難であるが，進行すると全方向とも不能となる．項部と体幹に強い筋強剛を認め，頸部が後屈していることが多いが，四肢の筋強剛はないか，あっても軽い．運動緩慢が著明である．認知症として思考緩慢がみられるが，物忘れや見当識障害は軽度である．嚥下障害が早期からみられる場合は予後不良である．

＊ハチドリ徴候
中脳被蓋の萎縮のために正中矢状断で中脳吻側がくちばしのように伸びてみえる．

　頭部 MRI 検査では，中脳被蓋，橋被蓋（ひがい）の萎縮がみられ，ハチドリ徴候＊が特徴的である．

　治療はパーキンソン病に準じるがあまり奏効しない．リハビリテーションにより機能の維持を図る．

▍大脳皮質基底核変性症（CBD）

corticobasal
degeneration (CBD)

　中年期以降の発症で，左右差の著しいパーキンソニズムと大脳皮質症状を呈する疾患である．有病率は人口 10 万人あたり 2 人である[3]．

　パーキンソニズムとして，一側優位（とくに上肢）の筋強剛，運動緩慢がみられ，随意運動が拙劣（せつれつ）である（肢節運動失行）．大脳皮質症状として，認知

＊把握反応
意思に反して対象物を握ろうとする現象．いったん握ると，引き抜こうとしても余計に強く握ろうとする．対側の前頭葉の障害による．

症，皮質性感覚障害，把握反応＊，他人の手徴候＊，失語などが出現する．核上性垂直性眼球運動障害，すくみ足，易転倒性，姿勢反射障害がみられる点は進行性核上性麻痺に似る．

頭部 CT 検査，頭部 MRI 検査では一側優位の大脳皮質萎縮がみられ，脳血流シンチグラフィでは同部位の脳血流低下がみられる．

抗パーキンソン病薬等を用いた対症療法，リハビリテーションを行う．

脳血管性パーキンソニズム

＊他人の手徴候
自分の意思に反して一方の手が勝手に行動し，患者自身にはその手が他人の手のように感じられる症状．前頭葉障害や脳梁離断，身体失認など，様々な病態を含む．

大脳基底核領域にラクナ梗塞が多発する場合に起こりやすい．筋強剛，運動緩慢がみられるが，振戦を欠く点がパーキンソン病との鑑別点である．しばしば脳血管性認知症も合併する．抗パーキンソン病薬のアマンタジンが有効な場合がある．

薬剤性パーキンソニズム

向精神薬（ドパミン受容体遮断薬など），制吐薬などの長期服用でしばしばみられる．原因薬物の中止が重要である．

Huntington's disease
（HD）

1-3　ハンチントン病（HD）

舞踏病運動
線条体の機能低下により，相対的にドパミン作動性神経の機能が亢進するために起こる．パーキンソン病治療中に，ドパミン過剰により出現するジスキネジアと同じである．

舞踏病運動（しかめ面，頻回の瞬目，舌打ち，首振り，肩すくめ，腕振り，足を振り出すなど）などの不随意運動，精神症状（人格障害など），認知症を呈し，しだいに全身屈曲拘縮の状態となる．10〜20 年の経過で死亡することが多い．死因は呼吸器感染，全身衰弱などであるが，自殺も多い．有病率は人口 10 万人あたり 0.7 人である[4]．

常染色体優性遺伝で，表現促進現象がみられる．

病理所見では，線条体とくに尾状核で神経細胞の変性脱落がみられる．

頭部 CT 検査，頭部 MRI 検査では尾状核の萎縮がみられる．

不随意運動に対し，ドパミン受容体遮断薬であるハロペリドールが有効である．

表現促進現象
原因遺伝子の塩基配列のなかに，特定の配列が繰り返し挿入され，遺伝子が伸長することで発症する疾患でみられる．生殖細胞の分裂の際に起こりやすく，世代を経るごとにさらに伸長するため，発症年齢が若年となり重症化する．

1-4　脊髄小脳変性症（SCD）

A　病態

spinocerebellar
degeneration（SCD）

脊髄小脳変性症とは

運動失調を主症状とする原因不明の神経変性疾患の総称であり，臨床，病理，遺伝学的に異なる複数の疾患が含まれる．臨床的には小脳の障害，あるいは深部覚を伝える脊髄後索の障害による運動失調（失調性歩行，上肢の協調運動不全と動作時の振戦，書字困難，眼振，緩徐眼球運動，構音障害など）を主症状とするが，錐体路症状（腱反射亢進や時に病的反射），錐体外路症状

（筋強剛や運動緩慢などのパーキンソニズム），自律神経症状，末梢神経症状などを示すものもある．緩徐に進行するが，失調による坐位保持不能や転倒をきっかけに寝たきり状態になることもある．

疫学

有病率は人口10万人あたり18人である[5]．おおよそ6割は孤発例でその多くが多系統萎縮症であり，4割が遺伝性である．遺伝性のものは，たくさんの遺伝子が同定されており，多くは優性遺伝で，日本ではマチャド–ジョセフ病（Machado-Joseph disease：MJD），脊髄小脳失調症6型（spinocerebellar ataxia 6：SCA6），歯状核赤核淡蒼球ルイ体萎縮症（dentatorubropallidoluysian atrophy：DRPLA）が多い．

主な疾患と特徴

1）多系統萎縮症（MSA）

小脳症状主体のオリーブ橋小脳萎縮症（olivopontocerebellar atrophy：OPCA）は，病理所見からパーキンソニズム主体の線条体黒質変性症（striatonigral degeneration：SND），自律神経障害主体のシャイ–ドレーガー（Shy-Drager）症候群（SDS）と同一疾患と考えられ，多系統萎縮症と総称されるようになった．最近は，小脳症状が目立つものをMSA-C，パーキンソニズムが目立つものをMSA-Pと分類する．

40〜60歳代で発症する．自律神経症状が先行することが多く，起立性低血圧，食事性低血圧，排尿障害（初期には過活動膀胱，後に尿閉），発汗障害，陰萎がみられる．小脳症状としては，小脳性運動失調，協調運動障害，眼振，筋トーヌス低下，動作時振戦，断綴言語*などがみられる．パーキンソニズムとしては，筋強剛，動作緩慢，仮面様顔貌，小歩症などがみられるが，振戦，姿勢保持障害は目立たない．また錐体路症状として，痙性，腱反射亢進，病的反射陽性を認めるが麻痺は目立たない．このほか姿勢異常（首下がり，腰曲がり）や注意障害，遂行機能障害，レム睡眠行動異常症も起こりうる．本疾患では嚥下障害，声帯開大麻痺が問題となり，生命予後は不良である．突然死も多い．

病理所見では，延髄下オリーブ核，橋，小脳，被殻，尾状核，黒質，自律神経系の細胞脱落がみられる．

2）小脳皮質萎縮症（CCA）

小脳皮質のみ萎縮し，失調性歩行となる．遺伝性の脊髄小脳失調症6型（SCA6）が多く，遺伝性が明らかでないものは晩発性小脳皮質萎縮症とよばれる．慢性アルコール中毒や，悪性腫瘍に伴う傍腫瘍性症候群などでも同様の症状をきたすことがある．

3）マチャド–ジョセフ病（MJD，SCA3ともいう）

常染色体優性遺伝で，表現促進現象を認める．運動失調，眼振，外眼筋麻痺，筋萎縮等の錐体路症状，錐体外路症状（ジストニア，びっくり眼*など），

優性遺伝と劣性遺伝

従来，遺伝子をもつ個体の表面に現れやすいほうの性質を優性，現れにくいほうの性質を劣性と表現してきた．この「優性」「劣性」という語が生物の価値の優劣を表現しているかのような誤解を生じる可能性があることを受け，日本遺伝学会は2017年に遺伝学用語集を改定し，優性→「顕性」，劣性→「潜性」と表現が変更されている．

multiple system atrophy（MSA）

＊断綴言語

構音障害により，連続的な発音に際して発音が刻まれるように聞こえること．

cortical cerebellar atrophy（CCA）

＊びっくり眼

開眼すると，眼瞼が後退し目を見開いたようになること．中脳の病変によると考えられる．

末梢神経障害，自律神経症状など多彩な症状が出現する．

4）歯状核赤核淡蒼球ルイ体萎縮症（DRPLA）

常染色体優性遺伝で，表現促進現象を認め，晩期成人型（小脳失調，舞踏アテトーゼ，認知症），早期成人型（移行型），若年型（てんかん重積，ミオクローヌス，精神遅滞）に分けられる．

5）家族性（遺伝性）痙性対麻痺

胸髄以下の錐体路が変性し，両下肢の痙性麻痺による歩行障害が進行する．上肢も痙性を示す．

6）フリードライヒ（Friedreich）失調症

常染色体劣性遺伝で，四肢運動失調，下肢腱反射消失，深部感覚障害，構音障害，下肢の筋脱力を呈し，フリードライヒ足とよばれる凹足が特徴的である．肥大型心筋症や糖尿病を合併することもある．

B　診 断

それぞれ特徴的な症候，家族歴，画像所見，および遺伝性のものでは遺伝子検査から診断する．

頭部CT検査，頭部MRI検査では，**小脳の萎縮**がみられるほか，疾患により脳幹や脊髄の萎縮もみられる．とくに多系統萎縮症では，MRI検査T2強調画像でみられる橋における十字サイン，被殻外縁の高信号領域が特徴的である（**図Ⅲ-4-6**）．

橋　　　　　　　　　　　　　　　被殻

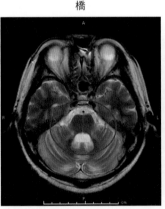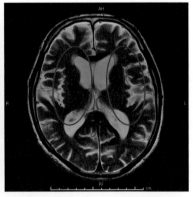

小脳，橋が萎縮し，橋底部に前後方向の線状高信号領域がみられる（○で示した箇所）．進行例では，十字状を呈する．

被殻の萎縮を反映し，被殻背外側に線状高信号領域がみられる（○で示した箇所）．

図Ⅲ-4-6　多系統萎縮症の頭部MRI画像（T2強調画像）の例
［画像提供：横浜市立大学医学部　神経内科学・脳卒中医学教室］

C　治　療

　治療は，それぞれの症状に対して行う．小脳症状には薬物療法（甲状腺刺激ホルモン放出ホルモン［TRH］など），経頭蓋刺激，リハビリテーション（歩行訓練や補装具など），生活指導などを行う．

　多系統萎縮症ではさらに，パーキンソニズムには抗パーキンソン病薬，起立性低血圧には昇圧薬，弾性ストッキング着用，排尿障害には排尿障害治療薬を用いる．嚥下障害に対し経管栄養，声帯開大麻痺に対し気管切開が必要となる．

amyotrophic lateral sclerosis（ALS）

1-5　筋萎縮性側索硬化症（ALS）

A　病　態

筋萎縮性側索硬化症（ALS）とは

　主に中年以降に発症し，**上位運動ニューロン**（錐体路）と**下位運動ニューロン**（末梢神経）の**両方**が選択的にかつ進行性に変性消失していく原因不明の疾患である．**筋萎縮性側索硬化症**という疾患名は，錐体路が下行する脊髄側索が瘢痕化することに由来する．

疫　学

　40〜60歳代で発症し，有病率は人口10万人あたり7〜11人で，男性にやや多い[6]．

症　状

　一側上肢の脱力，筋萎縮から始まることが多い．上位運動ニューロン障害として，痙縮，腱反射亢進，病的反射の出現など，下位運動ニューロン障害として，筋萎縮と筋力低下，線維束性収縮*などがみられる．数年の経過で急速に進行し，寝たきり状態となる．**球麻痺症状**（構音障害，嚥下障害）のため経口摂取が不可能となり，流涎が増える．横隔膜，肋間筋などの呼吸筋が麻痺し，**呼吸不全**を呈する．感覚障害，眼球運動障害，膀胱直腸障害，褥瘡は起こらず，**四大陰性徴候**とよばれる（長期生存例では出現することもある）．意識は清明であり，一般に知能は保たれるが，一部に前頭側頭葉変性症（認知症）と関連する例がある．情動調節障害として仮性泣き・笑いが起こる．交感神経過緊張により，突発的な血圧・脈拍の変動が起こることがある．人工呼吸器を用いなければ通常は5年ほどで**呼吸筋麻痺**で死亡する．とくに球麻痺症状の強い例は経過が速い印象がある．

病理所見の特徴

　病理所見では，上位ニューロンである中脳以下の錐体路，下位ニューロンである脳幹運動性脳神経核，脊髄前角細胞の変性がみられる．外眼筋の運動神経核，排尿に関係する仙髄オヌフ核は障害されない．

*線維束性収縮
運動ニューロンの自発放電に由来し，安静にしている筋でも不規則に収縮すること．体表からは波打つようにみえる．

B　診断

診断の進め方，確定診断の方法

　検査所見としては，筋電図検査で神経原性パターン（安静時に自発電位がみられ，収縮時に電位が高振幅となり，持続時間が長い神経筋単位を示す）を示し，中枢運動神経伝導時間（central motor conduction time：CMCT）は延長，頭部 MRI 画像で錐体路が異常信号を示す．これらの検査所見を症状，経過とともに総合的に判断し診断を行う．すなわち本疾患を積極的に裏付ける検査所見は存在しない．

> **もう少しくわしく**
>
> ### 運動ニューロンの変性・消失の機序
>
> 運動ニューロンの変性・消失の機序は不明である．興奮性神経伝達物質であるグルタミン酸がシナプス間隙に過剰に存在すると毒性をもつという説がある．ALS が多発する地域が知られており，そこではミネラル欠乏，金属の過剰がみられるが，同地域での患者数は近年減少している．一部に遺伝例があり，細胞毒性をもつフリーラジカルを処理する酵素（SOD1 など）の遺伝子変異が見つかっている．残存する脊髄前角細胞には，TDP43 など複数の異常凝集物質がみられることから，単一の発症機序ではないのかもしれない．

C　治療

主な治療法

1）薬物療法

　根治療法は見つかっていない．グルタミン酸による興奮毒性を抑制するリルゾールにより生存期間が2～3ヵ月延長する．フリーラジカルを消去するエダラボン（脳梗塞急性期の薬）による進行抑制効果が示されている．対症的な薬物療法としては抗痙縮薬，流涎に対し抗コリン薬などを用いる．

2）そのほかの治療法

　関節可動域訓練などのリハビリテーションも重要である．
　嚥下障害による栄養状態不良は，呼吸筋麻痺を顕在化させるので，早期に胃瘻造設などによる**経腸栄養**を検討する．呼吸筋麻痺に対しては**人工呼吸器**を使用する．人工呼吸器は鼻マスク式で開始するが，進行に伴い**気管切開**が必要となる．終末期には，呼吸苦や疼痛に対し麻薬を使用する．
　コミュニケーション手段の確保，日常生活指導，疾患の受容など，精神面でのケアが重要である．あらかじめ，経腸栄養，気管切開，人工呼吸器装着など長期的な治療方針について十分に相談し合っておくことが望ましい．

2 | 脱髄疾患

　脱髄疾患は，有髄線維の軸索を取り巻き神経細胞を保護する髄鞘が障害され，その結果として神経細胞も障害される疾患である．

multiple sclerosis（MS）

2-1 | 多発性硬化症（MS）

A 病態

多発性硬化症とは

　中枢神経系の慢性炎症性脱髄疾患であり，脱髄巣が多発し（空間的多発），症状の寛解と増悪を繰り返す（時間的多発）のが特徴である．末梢神経の脱髄は伴わない．

疫学

　高緯度，寒冷地に多いとされ，日本での有病率は人口10万人あたり10人で，欧米白人の1/10程度である．20〜40歳代で発症し，男女比は1：3である[7]．

臨床経過による分類（図Ⅲ-4-7）

　大部分は急性発症し，再発と寛解を繰り返す（再発・寛解型）が，のちに進行性の経過に転ずるものがみられる（二次進行型）．数％は徐々に発病し最初から進行性の経過をとる（一次進行型）．

　再発頻度は，発症後5年までに年間0.4〜0.6回といわれる．過労，外傷，感染，妊娠，分娩などが誘発因子になりうる．時間的・空間的多発性を示さない単一の脱髄性症状をCIS（clinically isolated syndrome）とよび，6割程度は多発性硬化症（MS）に進展すると考えられることから，早期治療の観点から見極めが重要となる．

症状

　病巣の出現部位により，症状は多彩となる．

　視神経は，眼球後方が障害されるため球後視神経炎とよばれ，視力低下，視野障害（中心暗点が特徴）が起こる．大脳の障害では，麻痺，感覚障害，精神症状（多幸，感情障害など），認知症などが起こる．脳幹の障害では，脳神経麻痺，眼球運動障害（両側内側縦束症候群など）などが起こり，とくに延髄の病変では難治性のしゃっくり，呼吸障害がみられる．小脳の障害では，運動失調，振戦などが起こる．脊髄の障害では，麻痺，感覚障害（振動覚，位置覚障害が優位），膀胱直腸障害が起こり，頸部を前屈すると項部から下肢まで電撃痛が放散するレルミット（Lhermitte）徴候がみられる．有痛性強直性けいれん（足の動きが刺激となり，痛みやしびれを伴って下肢が強直発作を起こす）を合併する．入浴や運動で体温が上昇すると一過性に悪化する

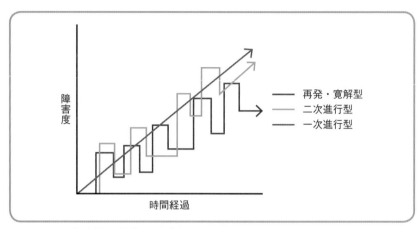

図Ⅲ-4-7 多発性硬化症の臨床経過のパターン

ウートフ（Uhthoff）徴候もみられる.

身体障害の程度および QOL の評価尺度として，総合障害度（expanded disability status scale：EDSS），機能別障害度（functional system：FS）が使われる.

病理所見の特徴

病理所見では，オリゴデンドログリアが形成するミエリンが障害され，中枢神経系の白質に脱髄巣が散在する.血管周囲の炎症細胞浸潤もみられる.陳旧性病巣ではグリオーシスがみられる.再発・寛解期の病態は脱髄性炎症であるが，進行期は軸索変性といえる.

発症機序

病因は不明だが，免疫異常説*が最有力である.ヒト白血球型抗原（Human Leukocyte Antigen：HLA）などの遺伝的素因，高緯度などの環境的要因，ウイルス感染など，様々な要因が分子相同性などの機序を介して最終的に自己免疫状態を惹起していると推定される.

> *免疫異常説
> この場合は，Tリンパ球が髄鞘のミエリン塩基性タンパクという部分を標的として攻撃するという説をいう.

B 診断

診断の進め方

頭部 MRI 検査では，新病巣，陳旧巣とも円形プラークを呈し，一部は脳室に接してみられるのが特徴である（図Ⅲ-4-8）.急性期の病巣は，血液脳関門の破壊を反映し，ガドリニウム造影 MRI で増強される.

髄液検査では，タンパク細胞解離（リンパ球優位に細胞数の軽度上昇，タンパク増加）が特徴的で，ミエリン塩基性タンパクの検出，電気泳動でオリゴクローナル IgG バンド陽性が診断的に意義が大きい.

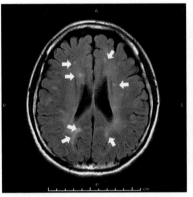
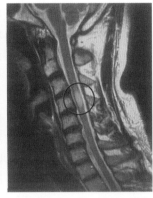

頭 部

脊 髄

FLAIR 画像：側脳室周囲白質に高信号を示すプラーク（脱髄巣）が散在する（➡で示した箇所など）．側脳室から放射状に楕円形を呈し ovoid lesion とよばれる．

T2 強調画像：第 4 頸椎の椎体レベルの髄内に，円形の高信号領域がみられる（○で示した箇所）．

図Ⅲ-4-8　多発性硬化症の MRI 画像（FLAIR 画像，T2 強調画像）の例
［画像提供：横浜市立大学医学部　神経内科学・脳卒中医学教室］

C　治 療

　急性期治療の基本は**ステロイド療法**である．難治性の場合には血液浄化療法も考慮する．再発および，身体障害度の悪化や脳萎縮の進行を予防することが重要であり，インターフェロン-β-1b，グラチラマー，ナタリズマブ，フィンゴリモド，フマル酸ジメチルが使われる．これらは根治する薬物ではないが，再発・進行を抑えるという意味で**疾患修飾薬**とよばれ，CIS の時点での開始も考慮する．神経因性膀胱，痙縮などの後遺症に対し対症療法を行う．リハビリテーションは，麻痺，痙性，感覚障害に対する機能レベルでの治療と，視力障害の代償，補装具などの積極利用で，起居移動能力や ADL を向上させる．

neuromyelitis optica
（NMO）

> **アクアポリン**
> アクアポリンは，水チャネルとして機能する細胞膜タンパクであり，哺乳類では 13 種類が知られている．アクアポリン 4 は，中枢神経系に存在する星状グリア細胞の足突起に発現しており，血液脳関門に関連していると推測される．

2-2　視神経脊髄炎（NMO）

　アジアの多発性硬化症患者は，欧米と異なり，視神経障害と脊髄病変を呈することが多く，ヒト白血球抗原（HLA）の違いなどが要因として考えられていたが，2004 年に患者血清および脳脊髄液から，特異的な自己抗体として抗アクアポリン 4 抗体が検出されたことから，本疾患は多発性硬化症から分離された．
　視神経炎，脊髄炎を呈し，とくに脊髄病変は MRI 検査で 3 椎体以上にわた

る長い病巣であることが特徴的である．再燃しやすく，しばしば急激な経過をたどり重症化する．

治療は，急性期には多発性硬化症と同じようにステロイド療法や血液浄化療法を行う．再発予防には，ステロイド薬や免疫抑制薬を用いる（インターフェロン-β-1b は悪化させる場合がある）．

acute disseminated
encephalomyelitis
（ADEM）

2-3 急性散在性脳脊髄炎（ADEM）

アレルギー性の炎症性脱髄性脳脊髄炎である．小児では発疹性ウイルス（麻疹，風疹，水痘・帯状疱疹などのウイルス），ムンプスウイルス，インフルエンザウイルスなどの感染後や，各種ワクチン接種後に起こることが多いが，成人では誘因が明らかでないことが多い．罹患率は人口10万人あたり0.8人とされる[8]．

感染あるいはワクチン接種の1～2週後に急性に発熱，髄膜刺激症状（頭痛，悪心，嘔吐，項部硬直，ケルニッヒ［Kernig］徴候など）が起こり，意識障害，けいれん，麻痺，失語などを伴う．基本的には単相性の経過をとり，再発はしない．

血液検査では炎症所見がみられ，髄液検査ではリンパ球優位の細胞数軽度増加，タンパク軽度増加を認める．頭部 MRI 検査，脊髄 MRI 検査で異常信号領域がみられ，急性期には造影効果が陽性である．脳波では全般性対称性に高振幅徐波がみられる．

治療はステロイド薬が有効である．ただし麻疹ウイルス感染後の場合は死亡率が10～20%と高く，回復後も重篤な神経学的後遺症を残す．

●引用文献

1) 竹島多賀夫：パーキンソン病の疫学研究．医学のあゆみ 225 (5)：361-364，2008
2) 難病情報センター：進行性核上性麻痺（指定難病 5），〔http://www.nanbyou.or.jp/entry/4115〕（最終確認 2019 年 12 月 25 日）
3) 難病情報センター：大脳皮質基底核変性症（指定難病 7），〔http://www.nanbyou.or.jp/entry/142〕（最終確認 2019 年 12 月 25 日）
4) 難病情報センター：ハンチントン病（指定難病 8），〔http://www.nanbyou.or.jp/entry/175〕（最終確認 2019 年 12 月 25 日）
5) Tsuji S, Onodera O, Goto J et al：Sporadic ataxias in Japan—a population-based epidemiological study. Cerebellum **7** (2)：189-197, 2008
6) 日本神経学会（監）：筋萎縮性側索硬化症診療ガイドライン 2013．p.2, 2013，〔https://www.neurology-jp.org/guidelinem/als2013_index.html〕（最終確認 2019 年 12 月 25 日）
7) Houzen H, Niino M, Hirotani M et al：Increased prevalence, incidence, and female predominance of multiple sclerosis in northern Japan. Journal of the Neurological Sciences **323** (1-2)：117-122, 2012
8) 山口　結，吉良龍太郎，原　寿郎：我が国における小児急性散在性脳脊髄炎，多発性硬化症の現状．脳と発達 **42** (3)：227-229，2010

5 筋疾患，神経筋接合部疾患

筋疾患（ミオパチー）

Pathy

「Pathy」には病（症）という意味があり，ミオパチー（myopathy）やニューロパチー（neuropathy）などの疾患名に用いられている．病理学という意味のpathology の「path（patho）」にも同様の意味合いがある．

●ミオパチーとは

運動神経に異常がなく，**筋自体**に原因があって**筋力低下**や**筋萎縮**をきたす疾患群の総称である．

●ミオパチーの病態

筋肉を動かそうとすると，大脳皮質運動野からの情報は，上位運動ニューロン（＝錐体路）を下行し，脳幹の運動神経核または脊髄前角細胞に伝わり，そこから下位運動ニューロン（末梢神経の運動成分）となって，神経筋接合部を介して筋線維（筋細胞）へと伝わる．

この経路のいずれの部位の障害でも筋萎縮が起こりうるが，下位運動ニューロンの障害によるものは神経原性筋萎縮とよばれ，四肢遠位筋（手先，足先）優位の障害が多い．対して，筋そのものの疾患であるミオパチーは**筋原性筋萎縮**とよばれ，**四肢近位筋**（頸，肩，腰）優位の萎縮（**図Ⅲ-5-1**）が

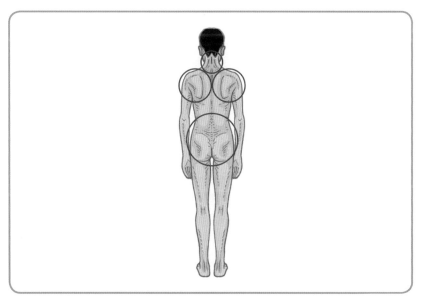

図Ⅲ-5-1　筋原性筋萎縮（四肢近位筋優位の萎縮）
頸部や肩甲部，腰部の四肢近位筋の萎縮がみられる．

多く，実際には筋萎縮よりも先に筋力低下で始まることが多い．

当然のことながら四肢以外の筋でも筋萎縮，筋力低下は起こるため，眼瞼下垂，外眼筋麻痺，ミオパチー顔貌（顔面筋の障害により，顔の輪郭が細長く，眼や口を完全に閉じられず，表情が乏しい），舌萎縮，球麻痺（構音障害，嚥下障害），呼吸筋麻痺，心筋障害（心収縮力低下，伝導障害），腸管麻痺もみられる（ただし疾患ごとに障害されやすい部位に特徴がある）．したがって，ミオパチーでは四肢筋力低下に加え，呼吸不全，心不全，不整脈，嚥下障害などの合併も問題となる．

●ミオパチーの診断に有用な検査所見

1）血液生化学検査

筋崩壊を反映して**クレアチンキナーゼ（CK）**などの筋原性酵素が高値となることが多い．

2）針筋電図検査

神経原性か筋原性かの鑑別に有用である．神経原性所見では電位が高振幅となり，持続時間が長い神経筋単位を示すのに対し，筋原性所見では電位が小さく，持続時間が短い多相性の神経筋単位を示す．ミオトニア*を呈する疾患では特徴的なミオトニア放電を認める．

3）骨格筋 CT 検査，MRI 検査

筋の萎縮，脂肪化がみられ，罹患筋の同定に有用である．

4）筋病理検査（筋生検）

筋ジストロフィーや筋炎の正確な診断には必須で，筋線維の形態，壊死線維，再生線維の有無，炎症細胞浸潤の有無などを確認する．

血液生化学検査

ミオパチーでは LDH（乳酸脱水素酵素）や AST（アスパラギン酸アミノトランスフェラーゼ）といった酵素も上昇する．健診などでは CK を測定しないことがあり，LDH や AST の上昇がみられても肝機能障害を疑われ，ミオパチーが見逃されていることがある．

＊ミオトニア

筋活動電位の頻発と弛緩障害により，敏速な動作が不可能となるもの．

1　筋ジストロフィー

ミオパチーのなかで，筋線維の**壊死**を主病変とし，**進行性**の筋力低下をみる遺伝性疾患の総称である．

1-1　デュシェンヌ（Duchenne）型筋ジストロフィー

A　病態

筋ジストロフィーの70%を占め，有病率は10万人あたり4〜5人である[1]．出生男児3,500人に1人が発症する[2]．**X染色体**にあるジストロフィン遺伝子の異常によって起こり，2/3は性染色体劣性遺伝を示すが，1/3は新たな遺伝子変異による新規発症である．女性は通常，保因者となる．

ジストロフィンは筋線維膜直下にあって，アクチン等の細胞内タンパク

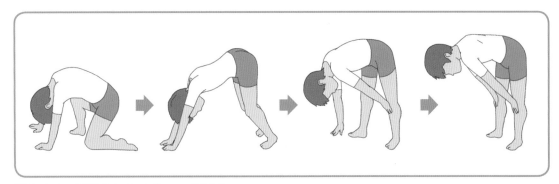

図Ⅲ-5-2　登攀性起立（ガワーズ徴候）
膝に手をついて大腿部を押しながら，徐々に起き上がる．

と，筋線維膜の外側を補強する基底膜とを連結して筋線維の構造を維持するタンパクである．遺伝子異常によりジストロフィンが欠損することで発症する．

　3～5歳頃に，腰帯筋の筋力低下で発症し，動揺性歩行，易転倒性を呈する．床から立ち上がるときに自分の膝に手をついて大腿部を押しながら，徐々に起き上がる**登攀性起立**（ガワーズ［Gowers］徴候，**図Ⅲ-5-2**）が特徴である．ふくらはぎが肥大し，**仮性肥大**とよばれる．しだいに肩甲帯筋の筋力低下も出現し，ボール投げが不能となり，肩甲骨が翼のように飛び出す翼状肩甲を呈する．10歳頃に**歩行不能**となり車椅子生活となる．

　傍脊柱筋の萎縮に伴い骨格変形が進行し，胸郭や腹部の圧迫が顕著となる．腸管平滑筋の運動低下もあり便秘になりやすい．精神発達の程度は様々だが，軽度の知能低下を認めることが多い．嚥下障害をきたすが，経口摂取は病期の遅い時期まで可能である．呼吸筋麻痺により呼吸不全が悪化し，排痰困難から肺炎を合併しやすい．心収縮力が低下して左心不全の状態をきたし拡張型心筋症を呈する．以前は20歳前後までに**呼吸不全，感染症**で死亡していた．人工呼吸療法の発展により生命予後は延長したが，心不全が問題となってきた．

B　診　断

　特徴的な臨床像，家族歴などから診断は比較的容易である．血液生化学検査では，血清CKなどの筋原性酵素が高値となることが多いが，病期の進行とともに低値となる．ジストロフィン遺伝子検査，筋病理で免疫組織染色を行い，ジストロフィン欠損を証明することなどで診断を確定する．

C 治療

　根治療法はない．病初期にステロイド薬を使用することで歩行の可能な期間が延長する．筋力維持，骨格変形，関節拘縮の予防目的でリハビリテーションを行い，基本動作の自立を促すが，筋崩壊を助長しないように注意する必要がある．

　呼吸筋麻痺に対しては，鼻マスク装着あるいは気管切開を行って人工呼吸器を使用する．酸素吸入は通常必要としないので，携帯型人工呼吸器を車椅子に搭載することで旅行も可能である．また通常，気管切開を行うと発声できなくなるが，嚥下障害が重度とならない本疾患では，気管カニューレのカフを膨らませなくてもよいため発声が可能である．心不全に対しては，利尿薬，降圧薬などの一般的な薬物療法を行う．遺伝子治療により，病状を軽症化する試みがなされている．

1-2 ベッカー（Becker）型筋ジストロフィー

　デュシェンヌ型とまったく同じ病態ながら，進行が遅い例をいう．同じ遺伝子異常ではあるが，不完全なジストロフィンが産生されるためと考えられる．治療もデュシェンヌ型に準じる．デュシェンヌ型に比べ，運動能が保たれる分，心負荷が大きく重度の心不全に陥りやすい．

1-3 肢帯型筋ジストロフィー

　デュシェンヌ型，ベッカー型と同様に，四肢近位筋（腰帯筋と肩甲帯筋）の筋萎縮，筋力低下を示す疾患で，常染色体性遺伝の様式をとるものの総称である．有病率は10万人あたり1.5〜2人程度である[1]．様々な原因遺伝子が同定されており，多くは筋線維維持に関するタンパクの遺伝子である．同じ遺伝子変異でも異なる臨床像を呈する場合がある．

1-4 顔面肩甲上腕型筋ジストロフィー

　有病率は10万人あたり2人程度である[1]．常染色体優性遺伝だが，遺伝性ではない新規発症者も多い．

　ミオパチー顔貌，肩甲帯筋の筋力低下による上肢挙上困難，翼状肩甲などが初発症状となる．95％以上が20歳までに発症，緩徐に進行し，20％は40歳までに車椅子生活となる．ただし，ほとんど無症状のこともある．網膜症，感音性難聴の合併が多いが理由は不明である．特異的な検査所見はない．

1-5 福山型先天性筋ジストロフィー

　出生時より筋ジストロフィー症状を示し，歩行能力を獲得しないものを先天性筋ジストロフィーという．そのなかで最も多い福山型は常染色体劣性遺伝で，有病率は 10 万人あたり 2.9 人である．仮性肥大のため頬がふっくらしたミオパチー顔貌がみられたり，眼病変（近視，網膜剥離，視神経低形成など），精神発達遅滞，けいれん（病理学所見では脳回異常）などの多彩な症状を呈し，呼吸不全，心不全，嚥下障害により平均寿命は 20 歳前後である．

1-6 筋強直性ジストロフィー

A 病態

　成人発症で，ミオトニアや筋萎縮など多彩な症状を示す筋ジストロフィーである．有病率は 10 万人あたり 9〜10 人で，成人の筋ジストロフィーでは最多である[1]．常染色体優性遺伝で表現促進現象を示す．

　ミオトニアは，把握性筋強直（強く手を握ったのち，ゆっくりとしか手を開けない），叩打性筋強直（ハンマーで拇指球を叩くとゆっくりと拇指が内転する）がわかりやすい．最も特徴的なのは顔貌（**図Ⅲ-5-3**）で，側頭筋，咬筋の萎縮により斧状となり，前頭部は禿頭，眼瞼下垂，鯉口を呈する．

　四肢筋萎縮は遠位から始まり，頸筋も萎縮する．呼吸筋麻痺に加え中枢性呼吸障害がみられ，**呼吸不全**が問題となる．心筋伝導障害により，房室ブロックなどの重篤な**不整脈**がみられる．嗄声，嚥下困難も起こり，胆嚢収縮

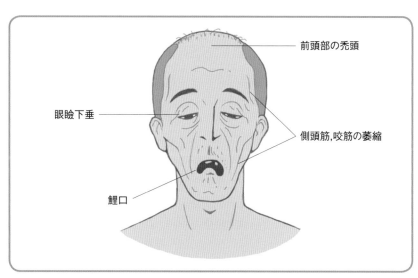

前頭部の禿頭

眼瞼下垂

側頭筋,咬筋の萎縮

鯉口

図Ⅲ-5-3　筋強直性ジストロフィー顔貌

障害により胆石ができやすい．

　筋の障害以外にも，性機能低下（精巣の萎縮，無月経など），内分泌障害（糖尿病など），腫瘍の合併（子宮筋腫など）がみられる．精神発達遅滞のほか，無関心，過睡眠等の特有の精神症状も有する．死因としては誤嚥性肺炎，呼吸不全が多く，突然死もある．

　本疾患の母親から生まれた児は，**先天性筋強直性ジストロフィー**を発症する．出生時から筋緊張が低下しており，呼吸障害，哺乳障害のため死亡例もあるが，新生児期・乳児期を乗り切れば，運動機能は発達し独歩可能となる．青年期以降になると，成人発症と同様に筋力低下が進行する．また，精神発達遅滞を伴う．

B 診 断

　特徴的な臨床像から診断は比較的容易だが，様々な診療科を受診することになり気付かれないことも多い．筋電図でミオトニア放電を示す．遺伝子解析で診断を確定する．

C 治 療

　治療は対症療法である．ミオトニアに対しては，抗てんかん薬（フェニトイン，カルバマゼピン），抗不整脈薬（メキシレチン）などを使う．糖尿病にはインスリン注射が必要となることが多い．不整脈に対し，しばしばペースメーカー埋め込み術が行われる．呼吸不全には人工呼吸器を使用する．

2 先天性ミオパチー

　出生時あるいは乳児期早期から筋緊張が低下し，運動障害を示す筋原性の疾患を先天性ミオパチーと総称する．有病率は 10 万人あたり 3.5〜5 人である[3]．筋ジストロフィーとは異なり，**筋線維の構造異常**であり，筋線維を構成するタンパクの遺伝子異常と考えられる．病理所見では壊死線維，再生線維はみられない．病理学的特徴から，ネマリンミオパチー，セントラルコア病，中心核ミオパチー，先天性筋タイプ不均等症などに分類されるが，臨床症状での区別は困難である．

　顔面筋罹患（細長い顔，高口蓋）が特徴的で，新生児期から呼吸障害，心合併症，関節拘縮，骨格異常などがみられるが，成人以降に発見されるような軽症例もある．

3 ｜ 筋炎（炎症性筋疾患）

　自己免疫機序により筋線維が障害され，亜急性に，四肢近位筋群，頸筋，咽頭筋などの骨格筋に対称性筋力低下を認め，病理所見では筋の炎症細胞浸潤を認める疾患をいう．

3-1 ｜ 多発筋炎，皮膚筋炎

A　病　態

疫　学

　患者数は 2009 年度の医療費受給者数から約 17,000 人と推定され[4]，男女比は 1：3，発症年齢は 5〜15 歳と 40〜60 歳にピークがある．ほかの膠原病と合併する場合も多い．

症　状

　四肢近位筋や頸筋の筋力低下により，起き上がり，立ち上がりなどが困難となるほか，嚥下障害を伴う．外眼筋や顔面筋は通常侵されない．筋痛，関節痛を伴うことがある．

　皮膚症状として，ヘリオトロープ疹（上眼瞼の浮腫を伴った紅斑），ゴットロン（Gottron）丘疹（手指の関節背面の落屑を伴う隆起性皮疹），ゴットロン徴候（手指，肘，膝の関節背面の紅斑）などがみられる．

　多発筋炎と皮膚筋炎は，皮膚症状の有無により分類されており，筋症状を認めず皮膚症状のみのものを無筋症性皮膚筋炎というが，結果的に似た病像を呈する様々な自己免疫疾患の集まりと考えたほうがよいだろう．

　間質性肺炎，悪性腫瘍を合併することがあり注意を要する．

B　診　断

　診断基準を**表Ⅲ-5-1**に示す．

1）筋電図

　筋原性変化だけでなく，神経原性変化が混ざることがある．

2）骨格筋 MRI 検査

　罹患筋は，炎症性変化として T2 強調画像で高信号を呈する．

3）自己抗体の測定

　合併症や予後の推定に重要である．筋炎に特異的な抗体のうち，抗アミノアシル tRNA 抗体（抗 Jo-1 抗体が最も多い）陽性例は，治療反応性が良好だが再燃しやすく，間質性肺炎の合併が多い．抗 MDA-5 抗体は，無筋症性

表Ⅲ-5-1 多発筋炎/皮膚筋炎の診断基準

診断基準項目

(1) 皮膚症状
  (a) ヘリオトロープ疹：両側または片側の眼瞼部の紫紅色浮腫性紅斑
  (b) ゴットロン丘疹：手指関節背面の丘疹
  (c) ゴットロン徴候：手指関節背面および四肢関節背面の紅斑
(2) 上肢または下肢の近位筋の筋力低下
(3) 筋肉の自発痛または把握痛
(4) 血清中筋原性酵素（クレアチンキナーゼまたはアルドラーゼ）の上昇
(5) 筋炎を示す筋電図変化（随意収縮時の低振幅電位，安静時の自発電位など）
(6) 骨破壊を伴わない関節炎または関節痛
(7) 全身性炎症所見（発熱，CRP 上昇，または赤沈亢進）
(8) 抗アミノアシル tRNA 合成酵素抗体（抗 Jo-1 抗体を含む）陽性
(9) 筋生検で筋炎の病理所見：筋線維の変性および細胞浸潤

診断のカテゴリー

● 皮膚筋炎：(1) 皮膚症状の(a)〜(c)の 1 項目以上を満たし，かつ経過中に(2)〜(9)の
項目中 4 項目以上を満たすもの

  ※ (1) 皮膚症状のみで皮膚病理学的所見が皮膚筋炎に合致するものは，無筋症性皮膚
    筋炎として皮膚筋炎に含む.

● 多発性筋炎：(2)〜(9)の項目中 4 項目以上を満たすもの

鑑別診断を要する疾患

感染による筋炎，薬剤誘発性ミオパチー，内分泌異常に基づくミオパチー，筋ジストロ
フィーその他の先天性筋疾患，湿疹・皮膚炎群を含むその他の皮膚疾患

［自己免疫疾患に関する調査研究班：厚生労働科学研究費補助金難治性疾患等政策研究事業 自己免疫疾患に関する調査研究 平成 26 年度総括・分担研究報告書, p.26-29, 2015 より引用］

皮膚筋炎で多く，急速に間質性肺炎が悪化し生命予後は不良である．ほかにも悪性腫瘍合併例に多い抗体など，多数の**自己抗体**が見つかっている．

4）筋病理所見

筋線維の壊死，再生および炎症細胞浸潤を認める．

C 治療

治療は，経験的にステロイド薬が使われており，血清 CK 値を参考に使用量を決定するが，難治例や，間質性肺炎合併例では免疫抑制薬や生物学的製剤も使用する．

3-2 封入体筋炎

高齢男性に多く，大腿四頭筋の脱力による起立・階段昇降困難が初発症状となる．近位筋よりも遠位筋の筋力低下が目立ち，緩徐に進行し歩行不能となる経過から，筋萎縮性側索硬化症（amyotrophic lateral sclerosis：ALS）

と誤診されることがある．

　有効な治療は知られておらず，筋萎縮予防のリハビリテーションや装具使用が中心となる．間質性肺炎や悪性腫瘍の合併はなく，生命予後はよいが，誤嚥の危険性が高い．

4 ミトコンドリア病

　ミトコンドリアDNAの変異によりミトコンドリアの機能障害が起こり，臨床症状が出現する病態の総称である．受精の段階で父親由来のミトコンドリアは承継されず母親由来のもののみが遺伝するため，メンデル遺伝形式をとらず母系遺伝を示すことが特徴である．有病率は10万人あたり9〜16人とされる[5]．

　多量のアデノシン三リン酸（ATP）を必要とする組織が障害され，ミオパチー症状のほか，中枢神経症状，糖尿病（膵臓のランゲルハンス島β細胞の機能低下），難聴（蝸牛，ラセン神経節の機能低下）を合併することがあり，同じ遺伝子異常でも多彩な症状を示す．

　MELAS（発作性頭痛等の脳卒中様発作を起こす），慢性進行性外眼筋麻痺症候群（眼球運動障害，眼瞼下垂など），MERRF（進行性ミオクローヌスてんかんを呈する）などの病型がある．

　血液検査，髄液検査では乳酸が高値となり，筋病理所見で赤色ぼろ線維（異常形態のミトコンドリアが集積した筋線維）を認める．

　治療は各臓器症状に対する対症療法となる．ミトコンドリア内の代謝経路で補酵素として利用されるビタミン類やコエンザイムQも使われるが効果は不明である．

5 周期性四肢麻痺

　発作的な弛緩性脱力を繰り返す遺伝性疾患の総称で，発作時の血清カリウム値が低値を示す低カリウム性周期性四肢麻痺と，高値を示す高カリウム性周期性四肢麻痺がある．筋線維膜のイオンチャネル*の異常が原因である．有病率は，欧米では10万人あたり1.5人とされるが，日本では不明である[6]．

　低カリウム性周期性四肢麻痺は，思春期に発症し，激しい運動や炭水化物の過食の翌朝に数時間の発作が起こる．女性に比べ男性のほうが発症しやすい．

　高カリウム性周期性四肢麻痺は，10歳以前の発症で，カリウム摂取や安静，寒冷が誘引となり，朝食前に1時間程度の発作が起こる．間欠期に軽度

のミオトニアを伴う.

　いずれも生活指導を行い，低カリウム性周期性四肢麻痺*では発作時にカリウムの頓服を行う.

低カリウム性周期性四肢麻痺

下痢，嘔吐，甘草（漢方薬に含まれる）服用などにより血清カリウム値が低下することで起こる，低カリウム性ミオパチーと混同しないこと.

神経筋接合部疾患

　下位運動ニューロンの神経終末と筋線維膜は$60\,\mu$mのシナプス間隙で接しており，神経筋接合部とよばれる（**図Ⅲ-5-4**）．神経終末にはカルシウムチャネルがあり，その刺激でアクティブゾーンからシナプス小胞に蓄えられた**アセチルコリン**が放出される．筋線維膜表面にはアセチルコリン受容体やマスク（筋特異的チロシンキナーゼ）が存在し，マスクが活性化されるとアセチルコリン受容体の集積が誘発され運動終板が形成される．アセチルコリンがアセチルコリン受容体に結合すると終板電位が発生し，筋線維の内部で筋小胞体から**カルシウムイオン**が放出され筋収縮が起こる．ここではこの伝達が阻害される疾患を扱う.

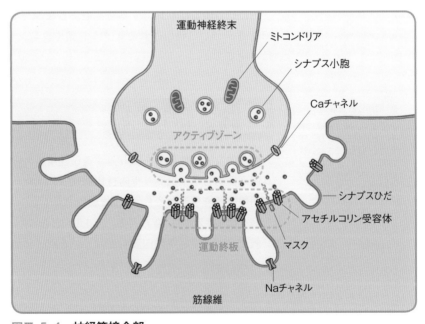

図Ⅲ-5-4　**神経筋接合部**

myasthenia gravis
（MG）

6 重症筋無力症（MG）

A 病態

重症筋無力症とは

神経筋接合部の筋線維膜にある複数の標的抗原に対する**自己抗体**が産生され，刺激伝達が障害される自己免疫疾患である．

疫学

有病率は10万人あたり23人で，男女比1：1.7で女性に多い[7]．

症状

眼瞼下垂，外眼筋障害による複視のみがみられる**眼筋型**と，さらに四肢・前頸筋の近位筋優位の筋力低下，球症状（構音障害，嚥下障害，鼻声）も伴う**全身型**に大別される．

運動の反復により筋力が低下するが休息で回復する**易疲労性**，1日のなかで夕方に症状が増悪する**日内変動**が特徴的である．

全身型では，感染，ストレスなどを契機として，筋無力症性クリーゼが起こることがあり，とくに球症状が強い場合には注意が必要である．また症状を悪化させる薬物（抗コリン作用や筋弛緩作用のある薬物，免疫機序で自己抗体を誘導するD-ペニシラミンなど）が知られており，使用は避けるべきである．

発症機序

患者の85%に抗アセチルコリン受容体抗体，5%に抗マスク抗体が認められ，それ以外も未知の抗体が関連している．70%で胸腺の異常（胸腺腫，胸腺過形成）がみられ，甲状腺疾患や他の自己免疫疾患を合併する場合がある．

B 診断

エドロホニウム（コリンエステラーゼ阻害薬）の静脈内注射により劇的に改善することが診断の手がかりになる（テンシロンテスト）．血液検査で自己抗体を確認する．誘発筋電図検査（疲労試験）でウェイニング現象（低頻度連続刺激により複合筋活動電位振幅が漸減する）を認める．胸部単純X線検査，CT検査，MRI検査で胸腺異常の検索を行う．

C 治療

ステロイド薬，免疫抑制薬による免疫療法が基本だが，病型，胸腺異常の有無によって方針が異なる．

重症筋無力症でみられるクリーゼ

重症筋無力症におけるクリーゼは，呼吸筋の筋無力症状により呼吸困難にいたった状態をいう．感染やストレスなどにより，疾患そのものが悪化することで起こる筋無力症性クリーゼと，コリンエステラーゼ阻害薬の影響によって起こるコリン作動性クリーゼとがある．

　コリンエステラーゼ阻害薬は，眼筋型で用いることがあるが，あくまで対症療法であり，過量では持続的な脱分極状態となりコリン作動性クリーゼをもたらす危険性がある．

　胸腺腫合併例，また合併していない場合でも，全身型で抗アセチルコリン受容体抗体陽性例，眼筋型でも抗体価高値例は，胸腺摘除術の適応となる．

　クリーゼに対しては，人工呼吸器使用などの全身管理，より強力な免疫療法（ステロイドパルス療法，血液浄化療法，免疫グロブリン大量療法など）を行う．

●引用文献

1)　難病情報センター：筋ジストロフィー（指定難病113），〔http://www.nanbyou.or.jp/entry/4522〕（最終確認：2019年12月25日）
2)　Emery AE et al：Population frequencies of inherited neuromuscular diseases―a world survey. Neuromuscular Disorders **1**（1）：19-29, 1991
3)　難病情報センター：先天性ミオパチー（指定難病111），〔http://www.nanbyou.or.jp/entry/4726〕（最終確認：2019年12月25日）
4)　難病情報センター：皮膚筋炎 / 多発性筋炎（指定難病50），〔http://www.nanbyou.or.jp/entry/4079〕（最終確認：2019年12月25日）
5)　難病情報センター：ミトコンドリア病（指定難病21），〔http://www.nanbyou.or.jp/entry/194〕（最終確認：2019年12月25日）
6)　難病情報センター：遺伝性周期性四肢麻痺（指定難病115），〔http://www.nanbyou.or.jp/entry/4528〕（最終確認：2019年12月25日）
7)　難病情報センター：重症筋無力症（指定難病11），〔http://www.nanbyou.or.jp/entry/120〕（最終確認：2019年12月25日）

6 脳・神経系の感染症

中枢神経系（脳，脊髄）は，頭蓋骨，脊椎，脳脊髄膜（髄膜）に保護され，無菌的な環境にあるが，なんらかの理由で細菌等が侵入して感染症を引き起こすと，皮肉にも血液脳関門があるために薬物が効きにくい．

1 髄膜炎

感染症のうち，くも膜下腔に炎症が起こる病態を髄膜炎という．起炎菌から，主にウイルス性，細菌性，真菌性，結核性に分けられる．

＜各種の髄膜炎に共通する症状，検査＞

＊ジョルトサイン
頭部を水平方向にすばやく回旋すると頭痛が増強すること．

発熱とともに，髄膜刺激症状として頭痛，悪心・嘔吐，ジョルトサイン＊，特異的な髄膜刺激徴候がみられる．特異的な髄膜刺激徴候として，仰臥位で頸部を前屈すると抵抗や痛みを生じる項部硬直，仰臥位で股関節を90度屈曲させた状態で膝関節を屈曲位から伸展させると痛みが生じるケルニッヒ（Kernig）徴候，仰臥位で胸部を押さえながら頭部を前屈させると股関節と膝関節が屈曲するブルジンスキー（Brudzinski）徴候が有名である．重症例では，意識障害やけいれんもみられる．

診断には髄液検査が重要である．髄液の性状，穿刺時の髄液圧，細胞数（顕微鏡像で好中球とリンパ球を数える）を調べ，タンパクと糖の定量同定を行うことで病型の鑑別を行う（**表Ⅲ-6-1**）．鏡検，培養検査で原因菌の同定を試みる．

1-1 ウイルス性髄膜炎

A 病態

原因として，エンテロウイルス，そのなかでもとくにエコーウイルス，コクサッキーウイルスが多く，ムンプスウイルスも多い．初期増殖部位から血行性に播種すると考えられる．

表Ⅲ-6-1 髄液検査の基準値と髄膜炎での所見（目安）

	髄液圧（初圧）	細胞数	タンパク	糖
基準値（成人）	50〜180 mmCSF	5/mm³ 以下	45 mg/dL 以下	45〜80 mg/dL
ウイルス性髄膜炎	180 mmCSF 未満	100〜1,000/mm³（リンパ球優位）	50〜100 mg/dL	正常域
細菌性髄膜炎	180 mmCSF 以上	1,000〜5,000/mm³（多形核球優位）	100〜500 mg/dL	40 mg/dL 以下
真菌性髄膜炎	180 mmCSF 以上	25〜500/mm³（リンパ球優位）	50 mg/dL 以上	40 mg/dL 以下
結核性髄膜炎	180 mmCSF 以上	25〜500/mm³（リンパ球優位，初期には多形核球優位）	50 mg/dL 以上	40 mg/dL 以下

B 診断

原因ウイルスの診断には，先行する咳嗽，咽頭痛，下痢，腹痛，発疹などの臨床症状や，血清ウイルス抗体価の測定が有用であるが，特定困難なことも多い．

C 治療

予後良好であり，無治療でも自然治癒することが多い．頭痛や嘔吐に対する対症療法を行う．

1-2 細菌性髄膜炎

A 病態

年間発生率は1,500人程度，うち成人は400〜500人と推定されていたが[1]，インフルエンザ菌と肺炎球菌に対する**ワクチン接種**が開始され減少している．

起炎菌として，小児では**インフルエンザ菌**，成人では**肺炎球菌**が多い．高齢者では，**大腸菌，黄色ブドウ球菌**もみられる．

感染経路は血行性であることが多いが，中耳炎，副鼻腔炎などから髄液腔に直接浸潤することもある．自身の**免疫応答**により重症化する．

頭蓋内圧亢進に伴う乳頭浮腫，脳神経麻痺，局所徴候（片麻痺，注視障害など），意識障害，けいれんなどがみられる．髄膜炎菌では出血傾向，ショッ

ク，急性副腎不全をきたすウォーターハウス-フリーデリクセン（Water-house-Friderichsen）症候群を合併することがある．

B　診　断

髄液検査では，髄液は膿様に混濁し，顕微鏡下でグラム（Gram）染色を行い，細菌を証明する．

C　治　療

治療としては，髄液移行性のよい抗菌薬を強力に使用する．頭蓋内圧亢進に対し抗脳浮腫薬を使うなど全身管理に努める．場合によっては人工呼吸器管理も必要となる．免疫応答を抑制する目的でステロイド薬を併用するとよいと考えられる．それでも死亡率は高く，重度の後遺症を残すことも多い．

1-3　真菌性髄膜炎

A　病　態

多くは**全身性真菌症**（クリプトコッカス，カンジダ，アスペルギルス，ムコールなどによる感染症）の部分症状として生じる．髄膜炎の起炎菌のほとんどは**クリプトコッカス**である．数週から数ヵ月かけて亜急性〜慢性の経過をとる．

B　診　断

髄液検査での墨汁染色が真菌の証明に有効である．

C　治　療

強力に抗真菌薬を使用する．

1-4　結核性髄膜炎

A　病　態

結核菌が，ほかの感染巣から頭蓋内へ血行性に侵入し，頭蓋底の髄膜を中心に髄膜炎を起こす．2次的に脳神経障害（外眼筋麻痺，顔面神経麻痺，聴

力障害，嚥下障害など）や，頭蓋底部の血管炎に伴う脳梗塞，水頭症が起こる．

　初期には，持続的な頭痛や倦怠感程度で特異的な症状を示さないことから診断が遅れやすい．しだいに髄膜刺激症状や意識障害，脳神経症状が出現する．

B　診断

　髄液培養で結核菌の検出率は低く，結核菌 DNA の証明が最も確実な診断となる．髄液アデノシンデアミナーゼ（ADA）*活性が高値となることがある．髄液中のクロール濃度が低値となることがあるが，これは髄液タンパク濃度が増加すること，ADH 分泌不全症候群を合併し血清クロール濃度が低値となる場合があることを反映している．

*ADA
プリン体代謝にかかわる酵素で，腫瘍性増殖やリンパ球活性化で上昇する．結核性胸膜炎では胸水 ADA が高値となる．

C　治療

　治療には，抗結核薬を用いる．死亡率は高くないが後遺症を残すことが多い．ステロイド薬の併用は死亡率を低下させる．

2　脳炎，脳症

　ウイルス感染などを契機に脳実質に炎症が起きた状態を脳炎といい，死亡率が高く後遺症も多い．急性脳炎の原因には，単純ヘルペスウイルス，麻疹ウイルス，水痘-帯状疱疹ウイルス，サイトメガロウイルス，日本脳炎ウイルスなどへの感染があるが，原因ウイルスの検索は困難なことが多い．

　また，感染に伴う自身の免疫応答で神経組織を障害する場合は，病理組織学的には炎症所見はみられず，脳症とよばれ，インフルエンザ脳症などがある．

　なお，脳炎および脳症には，感染症ではなく自己免疫機序が考えられる抗 NMDA 受容体抗体脳炎等もある．

2-1　ヘルペス脳炎

A　病態

　ヘルペス脳炎は，単純ヘルペスウイルス 1 型の感染による．粘膜，皮膚に初感染後，神経行性に伝播し，嗅神経節，三叉神経節，脊髄神経節などに潜

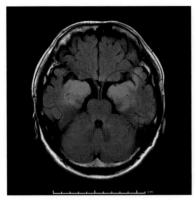

図Ⅲ-6-1　ヘルペス脳炎の頭部 MRI 画像（FLAIR 画像）の例
両側の側頭葉内側に高信号領域がみられる.
［画像提供：横浜市立大学医学部　神経内科学・脳卒中医学教室］

伏感染していたものが，免疫機能低下などを契機に再活性化し，口唇ヘルペスや角結膜炎を起こし，まれに脳に侵入する．年間発生数は 300〜400 例である[2]．好発年齢，性差，季節性はない．

　急性発症で，頭痛，発熱，**髄膜刺激症状**とともに，**意識障害**が出現する．亜急性の人格変化や異常行動，見当識障害などで発症する場合もある．しばしばけいれんを起こす．

B　診　断

　側頭葉，前頭葉眼窩回，大脳辺縁系を好発部位とし，頭部 MRI 検査で異常信号を示す（**図Ⅲ-6-1**）．脳波はほぼ全例で異常を認め，周期性一側てんかん型放電（PLEDs）が特徴とされるが頻度は少ない．髄液検査では，髄液圧の上昇，リンパ球優位の細胞数増多，タンパク増加がみられ，糖は正常である．髄液検査でヘルペスウイルス DNA を検出することが確定診断であるが，陰性であっても否定はできず，症状や検査所見から総合的に迅速に判断する必要がある．

C　治　療

　全身管理とともに，疑った段階で高用量の抗ヘルペスウイルス薬を開始する．ステロイド薬の併用が有用である．死亡率 10〜15％，重度後遺症を含めた転帰不良率は 35％程度，社会生活復帰率は約半数とされている[3]．

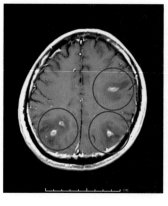

図Ⅲ-6-2　脳膿瘍の頭部 MRI 画像（造影 T1 強調画像）の例
被膜にリング状の造影剤増強効果を認め，周囲に浮腫がみられる．
［画像提供：横浜市立大学医学部　神経内科学・脳卒中医学教室］

3 ｜ 脳膿瘍

A　病 態

化膿性細菌によって，脳実質内に膿汁が貯留した状態をいう．

原因は 1/3 が血行性転移で，敗血症，細菌性心内膜炎などから，2/3 は隣接部位からの直接侵入で，中耳炎，副鼻腔炎などからだが，不明の場合も多い．脳梗塞，脳出血などが先行する場合があり，これは血液脳関門が破壊されるためと考えられる．起炎菌は多彩で，連鎖球菌，ブドウ球菌，肺炎球菌，緑膿菌，嫌気性菌などである．

症状は，発熱，頭痛，頭蓋内圧亢進，および病変に一致した巣症状である．病理学的には，壊死巣形成から始まり，しだいに膿が貯留し被膜が形成される．

B　診 断

頭部造影 CT 検査，頭部造影 MRI 検査では膿瘍を認め，被膜はリング状に造影剤増強効果を示す（**図Ⅲ-6-2**）．髄液検査は正常のことが多く，細菌培養も陰性のことが多い．

C　治 療

治療は，抗菌薬，抗脳浮腫療法，外科的治療（穿刺排膿術，全摘出術）を行う．主要な死因は頭蓋内圧亢進であり，死亡率は大幅に減少したが，脳室穿破*を起こすと不良である．

＊脳室穿破
膿瘍の被膜が破裂し，脳室内に流れ込んだ状態．

4 ポリオ

A 病態

急性灰白髄炎，小児麻痺ともよばれる．ポリオウイルスの経口感染により，脊髄前角細胞，脳幹運動神経核が障害される．多くは不顕性感染に終わるが，一部は上気道炎症状ののち，解熱に前後して単肢あるいは複数の四肢（とくに下肢）に様々な程度の弛緩性麻痺を発症する．麻痺の部分は痛みを伴う．発症直後が最も重篤で，その後ある程度改善した状態で安定し，半数は筋拘縮や運動障害などの永続的後遺症を残す．球麻痺合併例や，急性呼吸不全による死亡例もある．

B 診断

便を採取し，ポリオウイルスの分離・同定を行う．

C 治療

ウイルスに対する治療薬は存在しない．対症療法，麻痺肢の尖足予防を行う．発症予防としてワクチン接種が重要である．

もう少しくわしく　ポリオ後症候群

ポリオでは，最初の麻痺発作から回復後，数十年経過したのちに，疲労，疼痛，耐久性の減少，機能低下などを伴う新たな筋力低下が出現することが近年問題となっており，「ポリオ後症候群」とよばれている．
脊髄前角細胞の支配を失った多数の筋線維を，残存するほかの前角細胞が支配するようになった結果，負担が増し，軸索終末の維持や神経伝達物質の生成が不十分になるために生じると考えられる．

---

5 HTLV-1 関連ミエロパチー（HAM）

HTLV-1 associated myelopathy（HAM）

A 病態

成人 T 細胞白血病（adult T-cell leukemia：ATL）を起こすヒト T 細胞白血病ウイルス 1 型（human T-cell leukemia virus type I：HTLV-1）感染者

にみられる，緩徐進行性の痙性対麻痺を呈する疾患である．HTLV-1 キャリアの 0.25% に発症し，有病率は 10 万人あたり 3 人程度で女性に多く，中年以降の発症が多い[4]．ATL と合併することはごくまれである．

歩行障害，膀胱直腸障害，体幹以下の表在覚低下もみられ，四肢腱反射は亢進し，バビンスキー（Babinski）徴候は陽性となる．

病理学的には，頸髄下部〜腰髄上部の側索に，神経変性，炎症が認められ，HTLV-1 感染 T リンパ球に対する免疫応答が起こっていると考えられる．

B　診 断

診断基準は，両下肢痙性麻痺，血清および髄液で抗 HTLV-1 抗体陽性，ほかの脊髄疾患を否定できる，これら 3 項目をすべて満たすことである．

C　治 療

治療としては，ステロイド薬，インターフェロン アルファ，リハビリテーションが有効である．輸血，母子感染等の感染経路対策が予防に重要である．

acquired
immunodeficiency
syndrome（AIDS）

6　後天性免疫不全症候群（AIDS）に関連する脳障害

ヒト免疫不全ウイルス（human immunodeficiency virus：HIV）感染による後天性免疫不全症候群（AIDS）でみられる脳障害には，HIV 関連中枢神経日和見感染症と HIV 関連神経認知障害（HIV associated neurocognitive disorder：HAND）がある．

6-1　HIV 関連中枢神経日和見感染症

以下，主な疾患を挙げる．

1）進行性多巣性白質脳症

JC ウイルス（多くのヒトで潜伏感染しているウイルスの 1 つ）がオリゴデンドログリアに感染し，脱髄を生じる病態である．精神症状や麻痺などの巣症状が出現し，数ヵ月の経過で無動性無言に陥る．頭部 MRI 検査で大脳白質病変がみられる．JC ウイルスに対する有効な治療はない．免疫能の回復が重要であり，AIDS に対する治療を行うが予後不良である．

2）トキソプラズマ脳炎

ネコが固有宿主である原虫トキソプラズマによる感染で，頭蓋内腫瘤病変を形成するほか，肝炎，肺炎，心筋炎を起こすこともある．妊婦が罹患した

場合には胎児の先天性トキソプラズマ症（水頭症，脳内石灰化，精神発達遅滞，てんかん，網脈絡膜炎による視力障害など）が問題となる．治療は抗原虫薬を使う．

3）サイトメガロウイルス脳炎

成人の多くはサイトメガロウイルスの不顕性感染があり，再活性化により，間質性肺炎，胃腸炎，肝炎，網膜炎などが起こる．神経系では脳炎・脳室周囲炎（認知症，意識障害），根神経炎が起こる．感染巣には核内封入体を有する巨細胞（ふくろうの眼様細胞）がみられる．抗ウイルス薬が有効である．

HIV-associated neurocognitive disorder（HAND）

6-2 HIV 関連神経認知障害（HAND）

HIV の中枢神経感染が原因で生じる認知機能障害の総称である．HIV 感染に対し活性化したマクロファージが分泌する因子による間接的脳障害と考えられる．

集中力の低下，物忘れ，作業能率の低下などの認知障害で発症し，動作緩慢や失調性歩行などの運動障害，無気力，無関心などの行動障害が起こる．末期には無動性無言となる．頭部 MRI 検査で脳萎縮や大脳白質のびまん性異常信号を認めるが，皮質下は保たれる．脳波は徐波化する．治療法は確立されていない．

---

7 神経梅毒

梅毒トレポネーマの感染によって起こる神経系疾患を総称していう．梅毒感染後，約 3 年で出現する．血清梅毒反応陽性に加え，髄液検査で細胞数増多，タンパクの増加がみられ，無症候型でも髄液梅毒反応が陽性となる．

病変部位で分類され，髄膜型梅毒として，髄膜炎，限局性の肉芽腫（ゴム腫）がある．髄膜血管型梅毒として，頭蓋内血管の内膜炎に伴う脳梗塞，頭蓋底の炎症性変化による視神経萎縮，脳神経麻痺，水頭症が起こる．神経実質に障害が及ぶと，脊髄癆，進行麻痺となる．

脊髄癆は初感染から 5〜20 年後に発症し，脊髄後索，後根の炎症により，失調，深部感覚障害，下肢に多い電撃痛などが起こる．アーガイル・ロバートソン（Argyll Robertson）瞳孔（縮瞳，対光反射消失，輻輳反射正常），ロンベルグ（Romberg）徴候（立位で閉眼すると転倒する），アバディ（Abadie）徴候（アキレス［Achilles］腱の把握痛消失），ウェストファル（Westphal）徴候（膝蓋腱反射消失），シャルコー（Charcot）関節（痛覚鈍麻により関節破壊が進行する）などがみられる．進行麻痺は 10〜20 年で出現し，人格の

メモ
脊髄癆は古くから知られる病態であるため，徴候の名称に人名がつくものが多い．

変化（多幸症，反社会的行為など）が著明となる．大脳皮質萎縮，脳内水腫がみられる．

治療としてはペニシリンGが有効である．無症候型でも治療を行う．

8 | 破傷風

破傷風菌はグラム陽性嫌気性菌で，芽胞の形で土壌中に広く常在し，創傷部位から体内に侵入し，感染部位で発芽して増殖し神経毒と溶血毒を産生する．毒素量が多いと神経筋結合部でのアセチルコリンの遊離が遮断され，弛緩性麻痺を生じる．発症者は年間に30〜50人，死亡率は20〜50%である[5]．

潜伏期間は3〜21日で，第一期は口を開けにくくなり，歯が噛み合わされた状態となる（牙関緊急）．第二期は開口障害が増強し，顔面筋の緊張により痙笑といわれる表情を呈する．第三期は，頸部硬直，背筋の緊張（後弓反張），発作的な強直性けいれんが出現し，重篤な場合は呼吸筋麻痺が起こり，生命に最も危険な時期である．第四期ではしだいに軽快してゆく．全身性けいれんが始まるまでが48時間以内であると予後不良のことが多い．

抗破傷風ヒト免疫グロブリン（TIG）を投与，感染部位の十分な洗浄，デブリードマン，全身管理を行う．予防接種が重要である．

9 | プリオン病

プリオンは，生物に普遍的に存在する糖タンパクであり，第20染色体に遺伝子がある．細胞膜表面に存在するがその機能はわかっていない．プリオンタンパクの立体構造が変化し不溶性となると，脳内に沈着し障害を引き起こす．遺伝子異常でも変化が起きるが，外来性の感染型プリオンタンパクによって正常なプリオンタンパクの構造が変化することも知られ，伝播と表現される．ヒトではクロイツフェルト-ヤコブ（Creutzfeldt-Jakob）病が代表的疾患である．

クロイツフェルト-ヤコブ病は，年間100万人に1人の発症とされ，地域差はない[6]．多くは孤発性だが，遺伝子異常による家族性に加え，汚染された医療器具の使用や硬膜移植・角膜移植などに伴う医原性，ウシ海綿状脳症と関連するとされる変異型がある．急速な精神症状，認知症の進行がみられ，意識障害，末期にミオクローヌス発作が出現し，無動性無言となり1年程度で死亡する．

病理所見では，海綿状変性，神経細胞消失，グリオーシスがみられ，異常プリオンタンパクが沈着している．

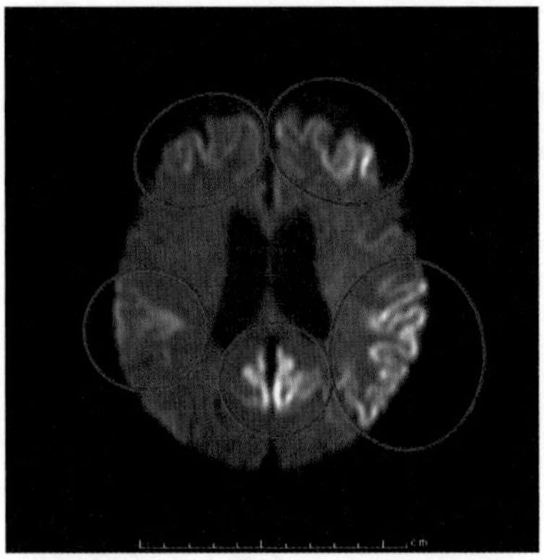

図Ⅲ-6-3　クロイツフェルト-ヤコブ病の頭部 MRI 画像（拡散強調画像）の例
左優位に，大脳皮質にリボン状の高信号領域を認める．
［画像提供：横浜市立大学医学部　神経内科学・脳卒中医学教室］

　頭部 MRI 検査（**図Ⅲ-6-3**）では，拡散強調画像で障害された大脳皮質が初期から高信号を呈することが特徴的で（変異型では視床枕［視床後部にある核］の高信号も目立つ），急速に脳萎縮が進行する．脳波検査で周期性同期性放電（PSD，周期性に出現する高振幅徐波群発）がみられる．髄液中の 14-3-3 タンパクが陽性となる．

　有効な治療法は知られていない．

　神経組織やリンパ組織に感染性があると思われ，汚染された器材は焼却するか，高圧蒸気滅菌などが推奨される．

●引用文献

1) 日本神経学会ほか（監）：細菌性髄膜炎診療ガイドライン 2014．p.2，2014，〔https://www.neurology-jp.org/guidelinem/zuimaku_2014.html〕（最終確認：2019 年 12 月 25 日）
2) 国立感染症研究所：ヘルペス脳炎とは，〔https://www.niid.go.jp/niid/ja/kansennohanashi/516-herpes-encephalitis.html〕（最終確認：2019 年 12 月 25 日）
3) 日本神経感染症学会，日本神経学会，日本神経治療学会（監）：単純ヘルペス脳炎の転帰・後遺症，CQ2-1，CQ2-2．単純ヘルペス脳炎診療ガイドライン 2017，p.6-8，南江堂，2017
4) HAM 及び HTLV-1 関連希少難治性炎症性疾患の実態調査に基づく診療指針作成と診療基盤の構築をめざした政策研究班：HAM 診療マニュアル 第 2 版，p.1-2，2016，〔http://www.htlv1joho.org/pdf/HAM_manual_ver2.pdf〕（最終確認：2019 年 12 月 25 日）
5) 国立感染症研究所：破傷風とは，〔https://www.niid.go.jp/niid/ja/kansennohanashi/466-tetanis-info.html〕（最終確認：2019 年 12 月 25 日）
6) 国立感染症研究所：クロイツフェルト・ヤコブ病とは，〔https://www.niid.go.jp/niid/ja/diseases/ka/cjd/392-encyclopedia/397-cjd-intro.html〕（最終確認：2019 年 12 月 25 日）

7 末梢神経障害（ニューロパチー）

　中枢神経（脳，脊髄）から分岐した末梢神経である脳神経や脊髄神経が障害された病態を末梢神経障害（ニューロパチー）という．

　1つひとつの末梢神経は，たくさんの神経線維（軸索）の束であり，その横断面をみると神経線維の太さは様々で，軸索を保護する髄鞘がある有髄線維と，髄鞘がない無髄線維とがある．直径 7.1 µm 以上の大径有髄線維は，体性神経の遠心性線維（運動神経）および求心性線維（感覚神経）のうち，深部覚，触覚をすばやく伝える線維で，障害により腱反射の減弱・消失が起こる．小径有髄線維と無髄線維は温痛覚を伝える求心性線維と自律神経線維（求心性線維，遠心性線維とも）である．

　疾患により障害される線維に特徴があり，痛み，しびれなどの感覚異常や筋力低下など，患者の訴えは様々となる．

●ニューロパチーの考え方（疾患の分類と鑑別）

　病変が顔面，体幹，四肢のどこに分布しているかを調べ，次に末梢神経伝導検査の所見から軸索，髄鞘のいずれが障害されているのかを考えることで，鑑別診断が可能である．疾患によっては末梢神経生検，遺伝子検査なども行う．

1）病変分布からの分類，鑑別のポイント

- 単ニューロパチー（モノニューロパチー）：単一の末梢神経または神経幹の障害により，その支配領域に一致して限局性の運動障害，感覚障害を起こすもの．圧迫などの機械的障害（絞扼性ニューロパチー）によるものが多い．

- 多発性単ニューロパチー：モノニューロパチーが多発し不規則な分布を示すもので，一見すると後述するポリニューロパチーのようにみえるが，感覚障害の現れ方がポリニューロパチーに特徴的な手袋・靴下型にならない．血管炎が原因となることが多い．

- ポリニューロパチー：運動障害（麻痺），感覚障害（感覚鈍麻，異常感覚），時に自律神経障害が，左右対称性に均一に起こる．長い神経線維ほど障害されやすいため，障害が四肢末梢では強く，四肢近位部に向かって軽くなる分布を示す．感覚障害は手袋・靴下型と表現される（図Ⅲ-7-1）．腱反射は減弱，消失する．様々な原因疾患がある．

メモ

患者によっては筋力低下を「しびれ」と表現する人もいる．

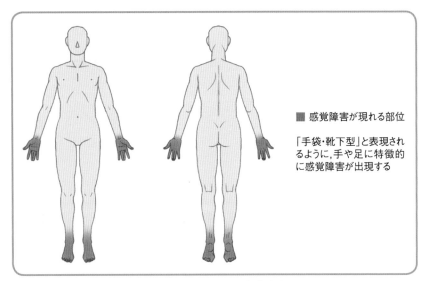

■ 感覚障害が現れる部位

「手袋・靴下型」と表現されるように，手や足に特徴的に感覚障害が出現する

図Ⅲ-7-1　ポリニューロパチーでみられる感覚障害

2）末梢神経伝導検査の所見からの分類，鑑別のポイント

- **軸索変性**：軸索が障害されるもので，活動電位の振幅が低下する．中毒性疾患，代謝性疾患，外傷によるワーラー（Wallerian）変性*などでみられる．運動障害がなく感覚障害のみの場合は，感覚神経の細胞体がある後根神経節の障害のことがあり，シェーグレン（Sjögren）症候群，悪性腫瘍に伴うニューロパチーなどでみられる．
- **節性脱髄**：髄鞘が局所的に障害されることで刺激伝導がわるくなり，伝導速度が低下する．免疫機序によるギラン-バレー（Guillain-Barre）症候群などでみられる．髄鞘再生は軸索再生よりも迅速であり，早期の機能回復が期待できるが，長期的には軸索も障害されることがある．

> **＊ワーラー変性**
> 軸索の中間部が断裂すると，それより末梢部が変性すること．細胞体からの，細胞維持に必要な物質の供給が断たれることによる．

1 単ニューロパチー（モノニューロパチー）

単ニューロパチーでみられる運動障害，感覚障害として，以下のようなものがある．

1-1 四肢の単ニューロパチー

1）橈骨神経麻痺

上腕外側の圧迫，上腕骨骨折などで上腕骨の橈骨神経溝を通る橈骨^{とうこつ}神経が圧迫され発症する．手関節背屈が不能となり，下垂手^{か すいしゅ}を呈する（**図Ⅲ-7-2**）．

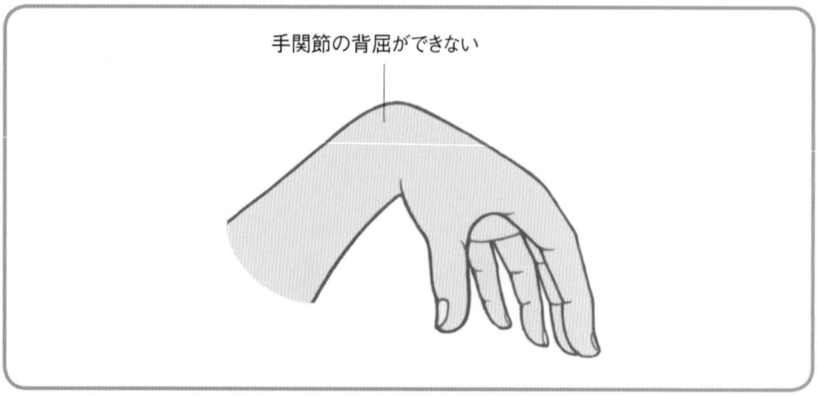

図Ⅲ-7-2　**橈骨神経麻痺でみられる下垂手**

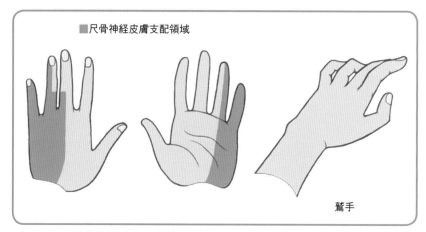

図Ⅲ-7-3　**尺骨神経障害の症状**

2）尺骨神経障害

　尺骨神経は，肘関節神経溝（肘部管）と手関節尺側のギヨン（Guyon）管で機械的圧迫を受けやすい．肘部管症候群では**図Ⅲ-7-3**の部位の感覚障害，鷲手（**図Ⅲ-7-3**）を呈し，ギヨン管症候群では手掌のみの感覚障害を呈する．

3）手根管症候群

　手関節の骨とその掌側で取り囲む横手根靱帯でつくられた箇所を**手根管**とよび，その中を通る**正中神経**が圧迫され発症する．**図Ⅲ-7-4**の部位のしびれ，第1〜3指の筋力低下をきたし，猿手（**図Ⅲ-7-4**）を呈する．女性に多い．手関節部でのティネル（Tinel）徴候（圧迫部位を叩打すると支配領域に放散痛が生じる）が陽性となることが多い．

　手関節の運動制限などの生活指導で改善しない場合は，手根管内へのステロイド薬注入，手根管開放切離術を行う．

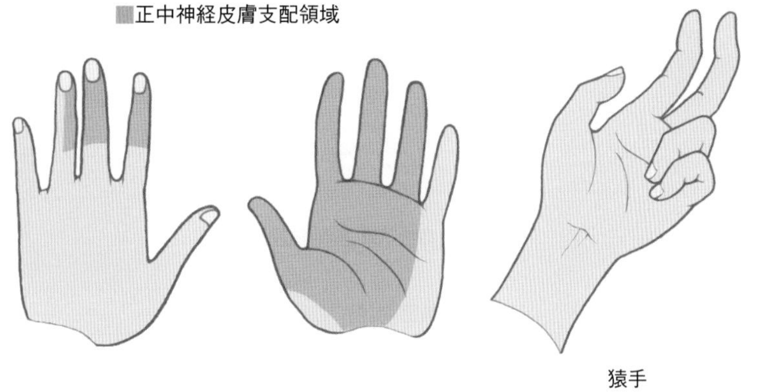

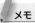

■正中神経皮膚支配領域

猿手

図Ⅲ-7-4　手根管症候群の症状

4）腓骨神経麻痺

腓骨頭部で**腓骨神経**が圧迫され発症する．足を背屈する前脛骨筋が障害され**下垂足**を呈する．

＜治療＞

四肢の単ニューロパチーの治療として，安静，原因となる運動の回避または修正，温熱療法，鎮痛薬，ビタミン製剤，外科的減圧手術などがある．

1-2 脳神経の単ニューロパチー

1）外眼筋の神経麻痺

動眼神経，**滑車神経**，**外転神経**が単独または複数障害され，**複視**を呈する．原因は様々だが，しばしば糖尿病性ニューロパチー（後述）で起こる．脳腫瘍や脳動脈瘤による圧迫では，動眼神経の副交感神経成分が障害され，散瞳がみられることがある．また外眼筋自体を障害する，筋疾患，神経筋接合部疾患の鑑別も重要である．ニューロパチーのみの場合は，自然寛解することもある．

2）特発性顔面神経麻痺（ベル［Bell］麻痺，**図Ⅲ-7-5**）

一側性に急性発症する**末梢性顔面神経麻痺**である．

麻痺側の**額のしわ寄せが困難**となる．閉瞼不能となり眼瞼結膜が見える状態を**兎眼**とよび，軽度の麻痺では閉瞼できても麻痺側の睫毛が健側よりも長くみえる（睫毛徴候）．鼻唇溝が浅くなり，口角から食物がこぼれる．顔面神経の障害部位により涙・唾液分泌減少，聴覚過敏，舌前 2/3 の味覚障害も出現しうる．

病因としてヘルペスウイルス感染が疑われているが，多くは病因不明で，寒冷刺激などが誘因となる．ステロイド薬，ビタミン B$_{12}$，ビタミン E など

メモ

脳梗塞などによる中枢性麻痺では，麻痺側でもしわ寄せができるため重要な鑑別点となる．

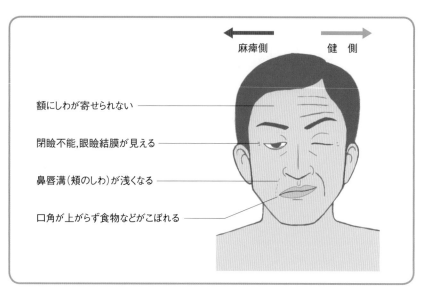

額にしわが寄せられない

閉瞼不能，眼瞼結膜が見える

鼻唇溝（頬のしわ）が浅くなる

口角が上がらず食物などがこぼれる

麻痺側　健側

図Ⅲ-7-5　**特発性顔面神経麻痺**

で加療を行う．1〜2ヵ月以内に80〜90%が治癒するが，重症例は後遺症が残る．

2 ｜ 多発性単ニューロパチー

　多発性単ニューロパチーの臨床像を呈する疾患には，全身性エリテマトーデス（SLE）や血管炎症候群などの膠原病，サルコイドーシス（p.245「サルコイドーシス」参照），ハンセン（Hansen）病（らい病）*などがある．

　血管炎症候群は，全身の血管壁に炎症が起こる病態を共通にもつ，様々な疾患の総称である．障害血管の太さに基づき分類され，多発性単ニューロパチーを呈するものには，中型血管が障害される結節性多発動脈炎，小型血管が障害される抗好中球細胞質抗体（ANCA）関連血管炎がある．ANCA関連血管炎には顕微鏡的多発血管炎，多発血管炎性肉芽腫症（ウェゲナー肉芽腫症），好酸球性多発血管炎性肉芽腫症（チャーグ-ストラウス［Churg-Strauss］症候群）が含まれる．

メモ

とくに顔面神経麻痺が両側性に出現する場合はサルコイドーシスの可能性を考える．

＊ハンセン病（らい病）

抗酸菌の一種であるらい菌による慢性感染症で，皮膚症状として感覚低下を伴う皮疹など，神経症状として末梢神経の肥厚，神経原性筋萎縮などがみられる．現代は治療法が確立されており，完治できる病気である．

3 ｜ ポリニューロパチー

　ポリニューロパチーには，以下のような疾患がある．

3-1 糖尿病性ニューロパチー

　糖尿病に起因する神経障害の総称であり，糖尿病患者の 36% にみられる[1]．多発性単ニューロパチーも起こるが，ポリニューロパチーのほうが多い．

　感覚障害が優位で，とくに下肢に強い．足の痛覚が鈍麻し，外傷や感染の自覚が遅れる．夜間に激しい灼熱感を伴う自発痛や，異常感覚が増悪することがある．早期から振動覚が障害され，腱反射が減弱する．筋萎縮をきたすこともある．自律神経障害をしばしば伴い，発汗異常，起立性低血圧，膀胱直腸障害，勃起不全，腸管麻痺などがみられる．なお，多発性単ニューロパチーとして外眼筋麻痺がしばしば生じる．

　高血糖が持続することによる神経細胞障害，微小循環障害が原因と考えられ，糖尿病の重症度とは関連しない．

　進展予防として糖尿病の厳格なコントロールが必要である．

3-2 ギラン-バレー症候群

　急性の運動麻痺をきたす根神経炎である．脊髄神経が脊髄から分岐して椎間孔から出るまでの部分を神経根とよび，この箇所は血液神経関門が脆弱で炎症が起こりやすい．本疾患は，末梢神経の髄鞘を形成するミエリンに対する自己免疫機序による脱髄性疾患と考えられてきたが，近年になり軸索障害型の存在も認識されるようになってきた．年間発症率は 10 万人あたり 0.6〜2.6 人と推計される[2]．

　しばしば胃腸炎症状，感冒様症状が前駆し，カンピロバクター，マイコプラズマ，EB ウイルス，サイトメガロウイルスなどの感染が原因であることが多い．初期にしびれ感を訴えることがあるが，他覚的には感覚障害は認められないことが多い．急性に運動麻痺が進行し，数日〜数週で四肢麻痺となる．両側性顔面神経麻痺，外眼筋麻痺や球麻痺（嚥下障害，構音障害）などの脳神経障害，自律神経障害を伴うこともある．腱反射が消失することが特徴的である．単相性の経過であり，多くの場合は数週〜数ヵ月で自然回復し，予後良好であるが，重症例では呼吸筋麻痺に陥り，人工呼吸器装着が必要なこともある．永続的な重度の後遺症を残す場合や死亡例もある．

　外眼筋麻痺，失調症状，腱反射減弱消失を三徴とするフィッシャー（Fisher）症候群は，本疾患の類縁疾患である．

　髄液検査で，タンパク細胞解離[*]を示すことが特徴的である．ただしこれは発症後 1〜2 週間経過してからの所見であり，初期の診断には使えない．末梢神経伝導検査では節性脱髄の所見を示すことが多いが，軸索変性を呈することもある．急性期には血清抗ガングリオシド抗体が陽性となることがあ

＊タンパク細胞解離
タンパクが増加するが細胞数は増加しない状態．

抗ガングリオシド抗体
ガングリオシドは，髄鞘のミエリン表面にある糖脂質で，数十種類が知られている．ギラン-バレー症候群の急性期血清からは，いずれかのガングリオシドと反応する自己抗体（抗ガングリオシド抗体）が検出されることがある．先行感染病原体に対する抗体が，病原体と類似の糖鎖構造をもつガングリオシドも障害すると考えられ，経過とともに抗体価は低下し消失する．

り，診断に有用である．

　治療は，免疫グロブリン大量療法，血漿交換療法が有効である．極期に呼吸筋麻痺や重篤な球麻痺，自律神経障害を伴うこともあり，人工呼吸器も含め**全身管理**が極めて重要となる．回復期にはリハビリテーションも必要である．

chronic inflammatory
demyelinating
polyneuropathy
（CIDP）

3-3 | 慢性炎症性脱髄性多発根ニューロパチー（CIDP）

　四肢に対称性に脱力と感覚障害が起こる原因不明のポリニューロパチーで，亜急性または慢性に進行する．いったん治まっても**再燃**する場合がある．筋萎縮や重度の身体障害に陥ることが多く，後遺症のために日常生活に支障がある．一方で自然寛解も時にみられる．

　腱反射は減弱消失する．髄液検査では軽度のタンパク増加，末梢神経伝導検査では脱髄の所見，末梢神経生検では，炎症細胞浸潤と脱髄所見がみられる．

　治療は，ステロイド薬が第一選択であり，再発例や増悪例では血漿交換，γグロブリン大量療法，免疫抑制薬が使われる．

3-4 | シャルコー-マリー-トゥース（Carcot-Marie-Tooth）病（遺伝性運動感覚性ニューロパチー）

　複数の**遺伝子異常**が知られる遺伝性ニューロパチーである．

　両側下肢遠位筋の脱力と筋萎縮（逆シャンペンボトルとよばれる），足の変形，手袋・靴下型の感覚障害（深部感覚優位）を主徴とする．緩徐に進行し，生命予後には問題ない．

　治療は，対症療法が主体で，下垂足には矯正装具が有用である．

4 | 機能性疾患

4-1 | 片側顔面けいれん

　一側顔面の不規則かつ反復性のけいれん性の不随意運動である．眼瞼周囲のピクつきから始まり，経過とともに眼輪筋から口輪筋に拡大する．精神的緊張やストレスが誘因となる．脳幹表面の顔面神経起始部での血管による圧迫が多い．抗てんかん薬，ボツリヌス毒素の局所注入が有用である．根本的治療として，圧迫を解除するジャネッタ（Janneta）手術を行う．

4-2 神経痛

　特定の末梢神経の走行に一致した領域に激痛発作が起こる症候群をいう．痛みは発作性かつ反復性で，持続時間は短く，間欠期は無症状である．痛みを誘発するトリガーゾーンがあり，神経走行に沿って圧痛がある．感覚障害や筋力低下などの他覚的所見が認められず，病理解剖学的にも変化がない．

　三叉神経痛は，第5脳神経の第2枝（上顎神経）・第3枝（下顎神経）領域に多く，食事，会話，歯磨きなどで誘発される．舌咽神経痛は，舌根部から始まり耳へ放散する．嚥下，咀嚼，会話で誘発される．いずれも顔面けいれんと同じように起始部での血管による圧迫が多い．

　後頭神経痛は，大後頭神経に沿って後頭部の頭皮が痛み，首を動かす，櫛で髪をとかすなどが誘因となる．頸椎変形，後頸部の筋による圧迫等が原因となる．

　ほかに坐骨神経痛，帯状疱疹後神経痛などがある．

　治療としては，抗てんかん薬，神経ブロック，手術がある．

●引用文献

1) 日本臨床内科医会調査研究グループ：糖尿病性神経障害に関する調査研究　第2報　糖尿病性神経障害．日本臨床内科医会会誌 **16**（4）：353-381, 2001
2) 日本神経学会（監）：ギラン・バレー症候群，フィッシャー症候群診療ガイドライン 2013．p.4-6, 2013，〔https://www.neurology-jp.org/guidelinem/gbs/sinkei_gbs_2013_02.pdf〕（最終確認：2019 年 12 月 25 日）

8 | てんかん

1 | 成人のてんかん

A 病態

てんかんとは

　WHO の定義では，てんかん（epilepsy）とは「種々の成因によってもたらされる慢性の脳疾患で，大脳細胞の過剰な発射に由来する反復性の発作（てんかん発作）を特徴とし，それに様々な臨床症状および検査所見が伴う」とされている．

　そもそも大脳の神経細胞（ニューロン）は，規則正しいリズムで，他のニューロンと互いに調和を保ちながら活動している．この心地よい調和関係が突如として乱れ，激しい電気的な乱れ（これがニューロンの過剰発射である）によって生じるのがてんかん発作である．重要なのは，「反復性の」発作という点である．反復性とはすなわち，発作が繰り返し生じるということであり，たとえ大きな発作が生じたとしても，1 回きりの発作，あるいは熱性けいれんはてんかんではない．外傷，脳炎などから脳が回復し，安定期になってからも繰り返して発作が生じ，脳波でてんかん波が認められた場合，てんかんと診断される．

疫学

1）頻度

　およそ 100 人に 1 人といわれる．日本では 100 万人超の患者がいることになり，そのうちの 80% は服薬での治療等で発作のコントロールが可能とされる．20% は薬物療法でも発作がコントロールできず，難治性てんかんとよばれる．

2）発症年齢

　乳幼児から高齢者まで幅広く発病するが，3 歳以下の発病が最も多く，80% は 18 歳以前に発病するといわれる．しかし近年，人口の高齢化に伴い，高齢者の脳障害，脳血管障害などによる発病が増えてきている．

発症機序

　大脳の神経細胞（ニューロン）の回路網（かいろもう）と活動に異常が生じた状態がてん

コラム
「てんかん」の歴史と病名の由来

てんかんの歴史は意外と古く，「癲癇」の漢字からも想像がつくように，その起源は遠い昔の中国にある．

癲癇の「癲」の文字は，紀元前200年までさかのぼった秦の始皇帝の時代に，この一文字で「ひっくり返る・倒れる病気（＝てんかん）」の意味で使われていた．また「癇」の文字は，7世紀初めの隋の第2代皇帝・煬帝の時代に，小児のてんかんの意味で使われていた．これら2つの漢字が合わさり，現代の癲癇として使われるようになったのが10世紀初めの唐の時代である．

このように「てんかん」という病名は古代中国の「倒れる病気」に由来しており，倒れる（卒倒する）というのは，後述のてんかん発作を代表する大発作の主症状でもある．

ムハマンド（モハメット），ナポレオン，ソクラテス，ゴッホ，レーニン，ジャンヌ・ダルク，ドストエフスキーなど，歴史にその名を刻んだ偉人たちも，てんかんをもっていたといわれている．

もう少しくわしく
「てんかん」と「けいれん」

「けいれん」とは，自分の意思に無関係に，勝手に筋肉が強く収縮する状態をいう．「けいれん」はてんかんの症状の1つでもあるが，てんかん以外にも高熱（熱性けいれん），電解質異常，感染症，薬物中毒などで生じる．こむら返りや顔面けいれん（p.253「神経血管圧迫症候群」参照）もけいれんの1つで，てんかんではない．すなわち，「てんかん」と「けいれん」は別物で，「てんかん」の症状の1つに「けいれん」があると覚えよう．

ただし，小児熱性けいれんは，時に判断が困難で，発熱が発作のきっかけになるてんかんだったり，熱性けいれん時の脳波がてんかん波と区別がつかなかったりする（p.218「小児のてんかん」参照）．

かんである．反復する発作を生じるニューロンの異常神経細胞回路網が自然に形成されること（p.212，コラム「キンドリング現象と異常神経細胞回路網の形成」参照）がてんかんの原因である．異常神経細胞回路網は，てんかん発作が生じるかなり以前に，なんらかの原因があって徐々に形成される．脳の神経細胞の電気的な異常興奮である．

異常神経細胞回路網の状態は，脳波での棘波，棘徐波として認められる．発作時の脳波は，一度見れば忘れないほど激しい所見である一方で，棘波，棘徐波は発作のないときにも認められることがある．

分類

＜病因による分類＞

大まかに，脳の傷が診断画像上で観えるか観えないかで分類する．

1）症候性てんかん

症候性てんかんは，大脳になんらかの障害や傷があって生じるてんかんを

> **コラム**
>
> ## キンドリング現象と異常神経細胞回路網の形成
>
> 「kindle」という英単語には，火をつける，燃え上がらせるという意味がある．「kindling」はその動名詞で，点火，着火，興奮という意味である．てんかんの動物実験モデルにキンドリング法というものがある．ネズミの脳に強い電流を流すと，ネズミにてんかん発作の症状の1つである全身けいれんが生じる．弱い電流では発作は起こらない．ところが，弱い電流を毎日1回ずつ繰り返し流していくと，発作が生じるようになっていく．発作も初めは軽いものだが，同じ弱い電流でも徐々に大きな発作になっていき，しまいには倒れて全身けいれん（大発作）をきたすようになってしまう．そして，その後しばらく電気刺激を与えずとも，今度はさらに弱い電流を流しただけで大きな発作が生じるようになってしまうのである．つまり，てんかん発作が起こりやすい状態になってしまったのである．これを「キンドリング現象」とよぶ．これが「異常神経細胞回路網」の形成である．
>
> 最初の電気刺激から，大発作にいたるまでの時間は動物によって異なり，サルでは1年ほどを要する．また，脳のどの部分を刺激するかによっても異なってくる．つまり，脳が傷つくなどの原因があっても，すぐに異常神経細胞回路網ができるわけではなく，てんかんの原因がはっきりしない場合が多い理由の1つとして，このような要因も考えられる．要するに，脳が「打たれ弱く」なっているということで，発作が繰り返し生じると難治性てんかんになってしまうのである．したがって，初期のしっかりとした治療が重要なのである．

いう．出生時の仮死状態，低酸素脳症，脳腫瘍，脳梗塞，脳出血，脳炎，脳挫傷，多発性硬化症などによるものが該当する．

2）特発性てんかん

特発性てんかんは，様々な検査を行っても大脳に異常所見を認めない原因不明のてんかんをいう．

＜発作のタイプでの分類＞

1）意識消失（意識減損）の有無の違い

①複雑発作

意識消失を伴う発作を**複雑発作**という．

②単純発作

意識消失のない発作を**単純発作**という．

2）症状が出現する身体の部位の違い

①全般発作（全身に症状が出現する）

発作の初めから，両側大脳全体にニューロンの異常発射が生じるものを**全般発作**という．全般発作は初めから意識消失して倒れてしまうのがほとんどであり（複雑発作），**複雑全般発作**ともよばれる．次のような種類がある．

- **強直間代発作**：大発作ともいう．意識消失して倒れるとともに，全身硬直（強直発作）し，直後にガクガクと全身がけいれんを起こす（間代発作）．てんかん発作の代表ともいえる．

- **単純欠神発作**：数秒から数十秒間，突然意識消失し，その後素早く意識が回復する発作をいう.
- **複雑欠神発作**：意識消失に加えて，自動症（舌なめずり，同じように手や足を動かし続けるなど），筋肉が一瞬ビクッとするミオクローヌスを伴う発作をいう.

②部分発作（身体の一部に症状が出現する）

大脳の局所にニューロンの異常発射が生じるものを**部分発作**という. 意識消失の有無によって以下のように分類される.

- **単純部分発作**：意識が保たれる.
- **複雑部分発作**：意識消失がある.

B 診断

診察の進め方・確定診断の方法

1）問診

第一に，発作の様子を詳しく知ることが重要である. しかし，多くの場合は大発作であり，患者自身は意識消失しており，本人から病歴を聴取することは困難となる. また，医療機関において，医師や看護師の目の前で発作が起こることもまれであるため，同伴の家族や付き添いの人，あるいは通行人など，発作の目撃者からの情報が重要となる. 問診のポイントは以下のとおりである.

- てんかんと診断されたことがあるかどうか，内服薬があるかどうか
- 発作が起きた時刻，持続時間，患者の周囲の状況，誘因があるかどうか
- 意識障害があるかどうか
- けいれんがあった場合：体のどの部位から始まったか. 眼球の向き，頭部の向きはどうだったか/四肢が硬く突っ張っていたかどうか/四肢がガクガクと動いていたかどうか. 左右のどちらに目立っていたか
- けいれんがなかった場合：なぜ異変に気づいたか/異常な行動がなかったか
- 身体症状：唇や顔色はどうか/流涎，失禁の有無
- 発作後の状態：眠ってしまったかどうか，四肢麻痺があったかどうか
- 倒れたことによる外傷の有無（とくに頭部外傷）

2）検査

①脳波（electroencephalography：EEG）検査

問診からの発作症状と脳波所見から診断される. 通常の脳波検査は，検査室で頭皮に電極を付けてニューロンの電気活動を記録する. 手術が必要なと

き，どの部分を手術するかの判断のために，蝶形骨脳波や，開頭して脳表面に電極を置いて観察する頭蓋内電極法のような，特殊な脳波検査もある．

②頭部画像検査

てんかんを直接診断することはできないが，頭部のCT検査やMRI検査で頭蓋内に異常所見がないかどうか判断する．実際の臨床では，脳波検査とMRI検査を実施することが一般的である．

③SPECT検査

発作間欠時には，てんかん原性焦点*の血液循環は周囲よりもわるい（低灌流である）ことが多く，他方，発作時には周囲よりもさらによい（高灌流である）ことが多いため，部分てんかんのてんかん原性焦点の局在の確認に有用な検査である．ただし，発作時の画像を得るためには，発作の最中に放射性薬剤を静脈に注入する必要があるため，入院している場合でさえかなりの困難を伴う．

④脳磁図検査

MEG（magnetoencephalography）ともよばれる．脳波が脳から発する電気（電位）を測るのに対し，脳磁図は脳から発する磁場を測る技術である．

基本的には，脳波の異常に対応する磁場の異常が検出され，その異常活動の発生源の位置をかなりの正確さをもって決めることができる．したがって，脳磁図の役割は，脳波検査と画像検査を組み合わせることであるといえる．また，視覚・聴覚・体性感覚の責任部位を明らかにすることもできるので，脳に大きな病変がある場合にそれらの機能部位と病変の位置関係を非侵襲的に確認することができる．

脳磁図検査は，脳波検査と同じく身体に対する害は一切ないが，検査中はかなりの長時間，隔離された部屋（磁気シールドルーム）の中で同じ姿勢を保たねばならないため，じっとしていられない患者の場合は麻酔で眠った状態で行う．また体内にペースメーカーなどの磁性体金属が入っている場合，そこから出るノイズのために検査ができないことがある．

C 治療

| 主な治療法

薬物療法が主体となる．

1）薬物療法

抗てんかん薬の服薬を行う．抗てんかん薬は，脳の神経細胞の電気的な興奮を抑えたり，興奮が他の神経細胞に伝わらないようにすることで発作の症状を抑える効果がある．

＜抗てんかん薬の選択＞

一般に全般発作にはバルプロ酸（デパケン®），部分発作にはカルバマゼピ

> **＊てんかん原性焦点**
> てんかん発作の原因となっている，脳の神経細胞の電気的乱れが生じている脳の部分．

表Ⅲ-8-1 抗てんかん薬の選択

発作の種類		選択される薬剤
全般発作	第一選択薬	バルプロ酸，ラモトリギン，トピラマート，レベチラセタム
	第二選択薬	発作のタイプに応じて決定する ・欠神発作：エトスクシミド，ラモトリギン ・ミオクローヌスてんかん：クロナゼパム ・強直間代発作：フェノバルビタール，レベチラセタム，ラモトリギン ・症候性全般発作（症候性てんかんの全般発作）：ゾニサミド，クロナゼパム
部分発作	第一選択薬	カルバマゼピン，ラモトリギン，トピラマート，レベチラセタム
	第二選択薬	フェニトイン，ゾニサミド，バルプロ酸

［浦部晶夫ほか（編）：今日の治療薬 2019, p.898, 南江堂，2019 および日本神経学会（監）：てんかん診療ガイドライン 2018, 医学書院，2018 を参考に作成］

ン（テグレトール®）が第一選択薬となる（**表Ⅲ-8-1**）．単剤（1種類）での治療が基本であるが，単剤では発作のコントロールが困難な場合，多剤に変更または作用機序の異なる他の抗てんかん薬と組み合わせて投与する．

　薬物療法にあたっては，以下に挙げることが重要である．

- 毎日規則正しく服薬する（食事に関係なく，時間を決めて服薬するとよい）
- 生活リズムを整え，暴飲暴食・睡眠不足を避け，健康的な生活を送る
- 副作用がない限り，勝手に服薬を中断しない

＜抗てんかん薬の副作用＞

　てんかんの治療は，長期にわたり服薬が必要であるため，薬剤の有効性（発作の抑制）がある反面，好ましくない効果（副作用）が現れることも否めず，とくに重要な問題となる．

　薬の種類によって異なるが，副作用は**表Ⅲ-8-2**のように分類できる．

コラム　**薬剤の血中濃度測定**

　服薬した量と，吸収されて脳に届く薬の量は個人差があり，すべての人で同じ割合ではない．脳内の薬の濃度は直接測ることができないため，血液中の薬の濃度から間接的に脳内の濃度を推定する．

　血中濃度測定は，患者個々の適量の決定，副作用の予測や副作用が出た場合の対応の検討，薬物の相互作用を知るうえで大変有効である．定期的に測定する必要がある．

表Ⅲ-8-2 抗てんかん薬の副作用とその対応方法

副作用が現れる背景	具体的な症状	対応
薬剤に対するアレルギー反応を示す場合	発疹	速やかに服薬を中止する 症状が完全に消失してから他剤に変更する
作用する薬の量が多すぎる場合	眠気，ふらつきなど ※ほとんどの種類の薬剤でみられる	服薬量を調節する 他剤に変更する
長く服用し続けた場合	肝機能低下，白血球数減少，歯肉増殖，多毛，脱毛など	他剤に変更する

2) 外科的治療

てんかん発作の原因となっている焦点を切除する方法，異常神経細胞回路網を介しての異常発射の伝搬を遮る方法，そして迷走神経刺激術がある．

①外科的治療の適応

てんかんの外科的治療のおおまかな適応基準として，以下が挙げられる．

- 脳の中の限られた場所から発作が起こっていること
- 薬剤で発作が抑えられない状態が2年以上続いていること
- 発作がよくなれば，生活の質（QOL）の向上が期待できること
- 手術による大きな後遺症がないと予測されること
- 患者や家族が手術の意義をよく理解していること

逆説的には，脳の何ヵ所もが発作の焦点となっている場合や，発作が運動や感覚，言語など，脳の重要な働きにかかわる部位から起こっている場合は，外科的治療を行うかどうかについては慎重に考える必要がある．

②外科的治療の実施時期

実施の時期については，脳腫瘍をもつ人や，出生早期から発作が頻発していて発達が障害されるおそれのある子どもでは，2年を待たずに，早めに手術適応を検討する．

以前は，薬物療法を徹底的に行っても発作がよくならない場合の最終手段として外科的治療が考えられてきたが，診断の進歩とそれに伴う手術成績の向上により，患者によっては早めに手術を行ったほうがよいとされるようになってきた．すなわち，側頭葉てんかん（海馬硬化を伴う内側側頭葉てんかん）や，限局した病変（腫瘍や皮質形成異常など）をもつ患者では，外科的治療によって発作がよくなることが多いため，積極的に適応を検討するようになってきた．

治療経過・予後

発作の原因や，重症度，脳の障害の程度にもよるが，適切な薬物療法によ

臨床で
役立つ知識

患者のてんかん発作に遭遇したら

「てんかん発作そのものが致命的になることはなく，発作による2次災害が致命的になる」「発作は長くても数分」を肝に銘じておこう．とにかく対応する側が慌てないことが肝要である．

まずは冷静になり，発作の状態をよく観察しながら，患者の周りにある危険なもの（熱い湯の入ったポット，刃物やピンなどとがったもの，上部からの落下物など）を取り除く．そしてあくまでポーカーフェイスで，決して大声では叫ばず，ドクターコールやナースコールで医師や看護師の応援を依頼する．その後は酸素吸入，吸引，点滴の準備を静かに速やかに行うこと．そっと患者の衣類を緩めること．ガクガクと間代発作が生じていれば，下顎にしっかり手を当てて上方に押し上げ，気道を確保すること（これによって噛舌，窒息が予防できる）．

発作は大きく息を吐いて終わることが多いので，大きな吐息と発作が止まったことを確認したら，患者の顔を横に向け，嘔吐による誤嚥窒息を予防する．同時にバイタルサインのチェックと静脈確保を行う．

タブーは，「発作を起こしている患者を一人残し，応援を呼びに行ってしまうこと」「大声を出し，体をゆすったりたたいたりすること」である．発作を起こした当人にとっては，第一発見者のあなただけが頼りなのである．決して患者を一人にせず，そばから離れないことは，治療において必須事項である．また大声を出したり体をゆすったり，たたくという行為は，さらなる刺激になってしまい，より大きな発作を助長してしまう．

なお，小児てんかんにおける主な死因は，浴槽での溺死であり，成人でもありうるため，てんかん患者の入浴にはとくに注意が必要である．

り80%の患者で発作の消失，あるいは発作の回数を減少させることができる．また，発作が消失している期間が小児で2〜3年，成人で5年以上続き，医師が服薬中止可能だと判断すれば，3〜6ヵ月かけてゆっくりと薬の量を減らしていく．服薬を中止したのちも発作の再発がなければ，てんかんが治癒したといえる．

患者教育・退院支援

服薬が中止できたのちも発作が再発する場合もあるため，半年から1年に1回程度，脳波検査を含む診察を定期的に受けることが必要となる．

ただし，てんかんは不治の病ではない．しっかり根気よく治療すれば治癒可能であり，また服薬の継続が必要だとしても，発作がなければ日常生活は問題なく送ることができる．

2 ┃ 小児のてんかん

A 病態

小児てんかんとは

　小児期（出生時から 15 歳までを指すことが多いが，18 歳の高校生までを含めることもある）に生じるてんかんを小児てんかんとよぶ．

＜新生児期のてんかんの特徴＞

　症候性てんかんが多いが，特発性てんかんは低出生体重児に発症する頻度が高く，未分類てんかん発作に分類されることが多い．けいれんを伴わず，ぐったりするだけの発作も多く，脳波異常と臨床症状が一致しないことが多い．放置すると，脳障害が悪化して後遺症を残すことが多く，時に生命の危険に陥ることもまれではない．突然ぐったりするなど，様子がおかしいと感じたときには，てんかんを念頭に置いて早期の専門医受診が必要である．

＜小児期のてんかんの特徴＞

　欠神てんかん（欠神発作）が多くみられる．普通に話をしていたり，行動している最中に突然意識がなくなる発作で，会話や行動が急に止まってしまう．その時間は短く，長くても 20〜30 秒で，けいれんを伴わないため周囲の人に気付かれないことが多い．発作の頻度が高いと，病気の症状ではなく落ち着きがない，集中力がない，授業中ボーッとしているなどととらえられてしまうことも多い．

疫学

　乳児期（1 歳まで）には出生時の脳損傷，先天性代謝異常，先天性奇形が原因で生じる症候性てんかんが多く，幼児期から学童期のてんかんは，小児欠神てんかんや，良性小児てんかんなど成人期までには治る特発性てんかんが多い．小児てんかん全体では特発性てんかんが多い．疫学調査では，小児てんかん全体において，全般てんかん症候群が 20〜30%，部分てんかん症候群が 60〜70% といわれ，未決定てんかんが 10% 前後といわれる．

　発病時期としては，出生から 3 歳まで，および学童期に多く，1 歳までの発症が最多である．

分類

　病因（症候性てんかん，特発性てんかん）と発作型（全般てんかん，部分てんかん）から次の 4 つに分類する．

1）症候性全般てんかん

①ウエスト（West）症候群（点頭てんかん，乳児スパスムス）

　発症時期は乳児期で，生後 3〜10 ヵ月での発症が多い．てんかん性攣縮（スパスムス）とよばれる，四肢，頭頸部に 1〜3 秒ほど力が入る発作が生じる．

先天性代謝異常

先天性代謝異常とは，1 つあるいは複数の酵素が生まれつき欠損している，または活性が低いために起こる種々の病気のこと．ガラクトース血症，フェニルケトン尿症などがある．ここでいう酵素とは，老廃物や体外から入った毒素を無毒化し，体外に排泄するときに必要となる重要なタンパク質を指す．

坐位，立位では一瞬頭部がガクっと前に垂れるので，点頭てんかんともよばれる．男児に多く寝起きに生じることが多いのが特徴である．運動，知能に発達障害を生じ，特徴的な脳波が認められる難治性てんかんである．一部は年齢とともに，レノックス-ガストー（Lennox-Gastaut）症候群（後述）に移行する．

②レノックス-ガストー症候群

発症時期は2〜8歳で，ウエスト症候群から移行することもある難治性てんかんである．強直発作，脱力発作，非定型欠神発作など，多彩な症状を呈し，運動・知能に高度の発達障害を合併することが多い．

③ミオクロニー*脱力発作を伴うてんかん

発症時期は2〜5歳で，脱力発作（立っていていきなり倒れる）が主症状である．非定型欠神発作，全般性強直間代発作を合併することもある．

④ミオクロニー欠神てんかん

発症時期は7歳以前で，男児に多い．両側上肢のミオクロニー攣縮を伴う欠神発作が1日に何度も生じる難治性てんかんである．知能障害と重なることが多く，他のてんかんに移行することもある．

2）症候性部分てんかん

成人での発症がほとんどだが，小児でも認められる．前頭葉てんかん，頭頂葉てんかん，後頭葉てんかん，側頭葉てんかんなどがある．発作の前になんらかの前兆があることが多く，側頭葉てんかんでは幻嗅（げんきゅう）（患児本人が独特の嫌なにおいを感じる），舌で口唇をなめる，ペチャペチャと音を立てて口や舌を動かすなどがみられる．後頭葉てんかんでは，視野欠損，光が見える，といった片頭痛でみられる閃輝暗点（せんきあんてん）に似た症状を自覚する．

3）特発性全般てんかん

①良性家族性新生児てんかん

発症時期は乳幼児期である．遺伝性のてんかんで，およそ半数で生後3日以内に発作が始まり，70％は生後6週間以内に発作が治まる．症状は全身けいれん以外に無呼吸も認められる．両親のいずれかに既往があると50％の確率で生じるといわれる．

②良性新生児発作

発症時期は新生児期である．生後5日目前後に間代発作や無呼吸発作を何度も繰り返すが，その時期を過ぎると発作は再発しない．明らかな原因のないてんかんである．

③乳児良性ミオクロニーてんかん

発症時期は乳幼児期で，生後1〜2歳での発症が多い．てんかんの家族歴があることが多く，抗てんかん薬での治療で発作は消失する．

④小児欠神てんかん

発症時期は6〜7歳で女児に多い．ピクノレプシーともよばれる．1日に数

回から数十回の欠神発作を生じる．症状は意識混濁のみで，けいれんを伴うことはまれである．過換気で誘発されることが多く，運動中や吹奏楽器使用中に突然動作が止まって呆然としていることが多くみられる．治療がうまくいかなかった場合に，思春期，成人期の全身強直間代性発作に移行することがある．過換気での発作誘発は，もやもや病との鑑別が重要となる．

⑤若年欠神てんかん

発症時期は思春期である．発作は小児欠神てんかんと同じで，患者数は少なく，起床直後に生じることが多い．全身強直間代発作を伴うこともある．

⑥若年ミオクロニーてんかん

発症時期は8〜20歳である．不規則なミオクロニーが両側上肢に生じることが多く，発作により転倒することも多い．頻度が高い発作で，全てんかんの8%，特発性てんかんの20〜25%といわれる．遺伝性といわれている．

⑦覚醒時大発作てんかん

発症時期は10歳代である．寝起き直後の全般性強直間代発作が主だが，欠神てんかん，ミオクロニーてんかんを合併することがある．

4）特発性部分てんかん

①中心側頭部棘波を示す良性てんかん（良性ローランドてんかん）

発症時期は1歳5ヵ月〜13歳で，平均発症時期は7歳である．入眠直後の片側顔面のけいれん，片側口周囲の異常知覚，流涎過剰が生じる．時に2次性全般化（全般発作に移行）することもあるが，思春期までに発作は消失し再発はない．

②良性後頭葉てんかん

発症時期は学童期後半である．視野欠損，輝く光が見える，幻視・錯視のような視覚症状から始まるてんかんで，遅発性小児後頭葉てんかん（ガストー型）ともよばれる．一方，幼児期に好発する早期型もあり，早発良性小児後頭葉てんかん症候群（パナエトポラス［Panayiotopoulos］型）ともよばれ，視覚症状ではなく悪心・嘔吐から発作が始まる．

B　診断

診察の進め方・確定診断の方法

診断には問診が非常に重要である．以下の点について聴取する．

- 出生時の状況から，成長過程に異常がないかどうか
- 発作は突然生じたかどうか．身体の一部から始まったのか，いきなり全身に生じたのか
- 行動や会話の停止があったか，ボーッとしていたか
- 身体は硬直していたか（強直），ガクガク（間代）していたか

- バタリと強く倒れたか，ヘナヘナと崩れるように倒れたか
- 口をモゴモゴする，舌なめずり，無意味な動作の繰り返しがなかったか

C 治療

治療経過・予後

　小児てんかんは，適切な治療によって治癒または発作を起こさなくすることができる可能性が高い.

- 治癒可能なもの：中心側頭部棘波を示す良性てんかん（通常成人になるまでに消失），小児欠神てんかん（通常成人になるまでに消失. 全身けいれんを伴わないものが治癒しやすい）.
- 治療で発作が完全に抑制できるもの：若年ミオクロニーてんかん（適切な抗てんかん薬内服継続により抑制可能）.
- 治療でも発作抑制が困難なもの：ウエスト症候群，レノックス・ガストー症候群. いずれも難治性てんかんとよばれ治療困難ではあるが，最近の抗てんかん薬で発作頻度を少なくすることができるようになった.

もう少しくわしく　　**小児てんかんにおいて，なぜ治療が重要なのか**

　小児てんかんで治療が重要な理由はなにより，子どもの脳が発達過程にある，ということである. 小児期の脳は五感を駆使して成長するが，脳波に異常があると，常に大きな雑音の下で日常を送ることになる. 臨床的な発作がなくても脳波に異常があるというのは，ちょうど静かにクラシック音楽を聴いているときに，道路工事の騒音にさらされるようなものである. つまり，オーケストラが奏でるクラシック音楽の音色がよく聞こえず，正しく理解できないことになる. このように，日常的に大きな雑音の下で人の話を聞いたり，音楽を聴いたり，テレビや映画を観るということは，小児期の脳にとって成長の妨げとなる. すなわち知能・運動発達に遅延が生じることになる.

　臨床的に発作が生じないこと，そして脳波の異常のないことが治療目標となる.

9 認知症

認知症とは，「いったん正常に発達した認知機能が後天的な脳の障害によって**持続的に低下**し，複数の認知機能障害があるために日常生活や社会生活に支障をきたすようになった状態」と定義される．

認知機能障害としては，全般性注意障害，遂行機能障害，記憶障害，失語，視空間認知障害，失行，社会的認知障害などがあり，これらを**中核症状**とよぶ．これに身体的・環境的・心理的要因などの影響が加わり，興奮，易刺激性，脱抑制，異常行動，幻覚・妄想，夜間行動異常，不安，うつ状態，アパシーなどの**行動・心理症状**（behavioral and psychological symptoms of dementia：**BPSD**）が出現する．

なお，認知機能低下が始まってから認知症の診断基準に該当するまでのグレイゾーンが存在することになり，この状態を**軽度認知機能障害**（mild cognitive impairment：**MCI**）とよぶ．**加齢**によっても物忘れが起こるが，体験の一部を忘れるのみで自覚があり，日常生活に支障はなく，認知症の診断基準までには低下しない．

また，せん妄を含む意識障害，うつ病やうつ状態による仮性認知症，精神遅滞等は認知症からは除外される．

認知症の原因疾患としては**表Ⅲ-9-1**のようなものが挙げられる．2010年代前半の調査ではアルツハイマー（Alzheimer）型認知症が67.6%と最も多く，血管性認知症が19.5%，レビー（Lewy）小体型認知症（認知症を伴うパーキンソン［Parkinson］病を含む）が4.3%であった[1]．変性疾患の場合は根本的な治療法は見つかっておらず，「"治療可能な"認知症」を鑑別することが重要である．

65歳以上の高齢認知症患者は，2012年時点で462万人，有病率は15%と推計されている[2]が，年齢別にみると年齢が上がるほど認知症の割合は増加する．急激に高齢化が進んでいる現状では，2025年には675万人になると推計されている[3]．

＜すべての認知症に共通して行う，診断のための検査＞

1）問診

患者，家族への問診から始まる．食事の支度や金銭管理などの**生活機能**の障害の有無を確認する．患者自身は自覚がないこともあるので，人格を損ねることのないように注意しながら家族の意見も聞く必要がある．レム睡眠行

アパシー

動機付けの減弱により，興味や意欲が欠如した状態．

表Ⅲ-9-1　認知症の原因疾患

1. 中枢神経変性疾患：アルツハイマー型認知症，前頭側頭型認知症，レビー小体型認知症/パーキンソン病，進行性核上性麻痺，大脳皮質基底核変性症，ハンチントン病など
2. 血管性認知症
3. 脳腫瘍
4. 正常圧水頭症
5. 頭部外傷
6. 無酸素性あるいは低酸素性脳症
7. 神経感染症：急性ウイルス性脳炎，HIV感染症，クロイツフェルト-ヤコブ病，進行麻痺（神経梅毒）など
8. 臓器不全：腎不全，肝不全，慢性心不全，慢性呼吸不全など
9. 内分泌機能異常症および関連疾患：甲状腺機能低下症，下垂体機能低下症，副腎皮質機能低下症，副甲状腺機能亢進または低下症，クッシング症候群など
10. 欠乏性疾患，中毒性疾患，代謝性疾患：アルコール依存症，一酸化炭素中毒，ビタミン B_1 欠乏症，ビタミン B_{12} 欠乏症，薬物中毒，金属中毒など
11. 脱髄疾患などの自己免疫性疾患：多発性硬化症，ベーチェット病など
12. 蓄積病：副腎白質ジストロフィー，糖原病など
13. その他：ミトコンドリア脳筋症など

［日本神経学会監：認知症疾患診療ガイドライン2017，p.7，医学書院，2017より作成］

動異常症（p.165参照）のように認知症とは無関係と思われている症状もあり，各病型でみられやすい症状の有無を医療者の側から聴き出すようにする．脳卒中や頭部外傷の既往，服薬内容なども尋ねる．

2）内科的診察，神経学的診察

次に一般内科的診察，神経学的診察を行う．認知機能の評価でよく使われるのは改訂長谷川式簡易知能評価スケール（HDS-R）とミニメンタルステート検査（MMSE）である．HDS-R（30点満点）は20点以下で認知症が疑われる．MMSE（30点満点）は27点以下でMCI，23点以下で認知症が疑われる．失語，失行，失認等の高次脳機能障害，錐体路徴候や錐体外路徴候，小脳症状，自律神経症状の有無も確認する．

血液検査では，一般的に行う血球算定検査，肝機能，腎機能，電解質，血糖，炎症反応などのほか，甲状腺機能やビタミン B_{12}，梅毒反応なども確認する．頭部CT検査，頭部MRI検査で脳血管障害の有無，脳萎縮の評価や慢性硬膜下血腫，正常圧水頭症，脳腫瘍などの除外診断を行う．脳血流シンチグラフィでは，疾患ごとに特徴的な脳血流低下部位を確認する．脳波検査では基礎律動の徐波化を認めることが多いが，てんかんの除外も重要である．

1 | アルツハイマー型認知症

A 病態

認知症の原因で最も多い.

MCI から進展することが多い. 健忘型 MCI では記憶障害が存在するが, 全般的な認知機能は正常であり, 日常生活動作は自立している. 忘れやすさの自覚があり, 時に不安を感じる.

初期では, **近時記憶**, **出来事記憶**の障害が特徴的で, 取り繕いがみられる. 日付があいまいになり, **見当識障害**が時間→場所→人の順に進行する. それまでできていたことも, 手順が遅くなり失敗するようになる (**遂行機能障害**). 易怒性や易刺激性を示す一方, 自発性や積極性が低下し, 趣味や関心事に興味を示さなくなる.

中期 (発症後2〜10年) では, 視空間失認により図形模写が困難となったり, 道に迷うようになる. 道具の使い方がわからない, 服の着方がわからないなどの**失行**が出現する. 言語面では, 物の名前が出なくなり, 言語理解が不良となる. 記憶障害, 見当識障害, 遂行機能障害などの中核症状に加え, 暴言, 攻撃性, 妄想, 幻覚, 徘徊, 不安, 抑うつ, 昼夜逆転, 食行動異常などの**行動・心理症状**が介護における大きな問題点となる.

末期 (発症後10年以上) にいたると, **人格変化**, **錐体外路徴候**が加わり, 最終的に寝たきり状態となり, 低栄養や誤嚥性肺炎などの合併症が主な死因となる.

B 診断

表Ⅲ-9-2 に診断基準を挙げる.

大脳の頭頂葉, 側頭葉, 前頭葉の**連合野**で萎縮が目立つ. 病理所見では, 神経細胞脱落, 老人斑 (アミロイドβタンパクの細胞外沈着), 神経原線維変化 (神経細胞内への異常リン酸化タウタンパクの凝集) が特徴である. 多くは孤発性だが, 家族性発症例もあり, アミロイドβタンパクの産生に関与する遺伝子異常が知られている.

頭部 CT 検査, 頭部 MRI 検査 (**図Ⅲ-9-1**) では, 全体的な**大脳萎縮**のほか, **海馬を含む側頭葉内側面**の萎縮が特徴的である. 脳血流シンチグラフィ (**図Ⅲ-9-2**) では, 頭頂葉の血流低下がみられる. 近年では PET 検査でアミロイドβタンパクを描出することが可能となった.

表Ⅲ-9-2 アルツハイマー型認知症の診断基準（DSM-5）

A. 認知症または軽度認知障害の基準を満たす.

B. 1つまたはそれ以上の認知領域で, 障害が潜在性に発症し緩徐に進行する（認知症では, 少なくとも2つの領域が障害されなければならない）.

C. 確実なまたは疑いのあるアルツハイマー病の基準を満たす.

認知症について：

・確実なアルツハイマー病は以下のどちらかを満たしたときに診断されるべきである. そうでなければ疑いのあるアルツハイマー病と診断されるべきである.

  （1）家族歴または遺伝子検査から, アルツハイマー病の原因となる遺伝子変異の証拠がある.

  （2）以下の3つすべてが存在している：

    （a）記憶, 学習, および少なくとも1つの他の認知領域の低下の証拠が明らかである（詳細な病歴または連続的な神経心理学的検査に基づいた）.

    （b）着実に進行性で緩徐な認知機能低下があって, 安定状態が続くことはない.

    （c）混合性の病因の証拠がない（すなわち, 他の神経変性または脳血管疾患がない, または認知の低下をもたらす可能性のある他の神経疾患, 精神疾患, または全身性疾患がない）.

軽度認知障害について：

・確実なアルツハイマー病は, 遺伝子検査または家族歴のいずれかで, アルツハイマー病の原因となる遺伝子変異の証拠があれば診断される.

・疑いのあるアルツハイマー病は, 遺伝子検査または家族歴のいずれにもアルツハイマー病の原因となる遺伝子変異の証拠がなく, 以下の3つすべてが存在している場合に診断される.

  （1）記憶および学習が低下している明らかな証拠がある.

  （2）着実に進行性で緩徐な認知機能低下があって, 安定状態が続くことはない.

  （3）混合性の病因の証拠がない（すなわち, 他の神経変性または脳血管疾患がない, または認知の低下をもたらす可能性のある別の神経疾患, 全身性疾患または病態がない）.

D. 障害は脳血管疾患, 他の神経変性疾患, 物質の影響, その他の精神疾患, 神経疾患, または全身性疾患ではうまく説明されない.

［日本精神神経学会日本語版用語監修, 髙橋三郎, 大野裕監訳：DSM-5® 精神疾患の診断・統計マニュアル, p.602-603, 医学書院, 2014 より許諾を得て転載］

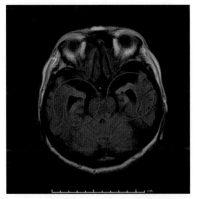

図Ⅲ-9-1 アルツハイマー型認知症の頭部MRI画像（FLAIR画像）の例

大脳の全体的な萎縮, および側頭葉内側面の萎縮（◯で示した部位）が認められる.
［画像提供：横浜市立大学医学部 神経内科学・脳卒中医学教室］

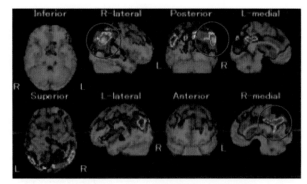

図Ⅲ-9-2 アルツハイマー型認知症の脳血流シンチグラフィ画像の例

外側面では頭頂葉皮質, 内側面では後部帯状回, 楔前部の血流低下がみられる（この解析画像では暖色調が強いほど血流低下が著しい）.
［画像提供：横浜市立大学医学部 神経内科学・脳卒中医学教室］

C　治　療

　根本的な治療法はまだないが，薬物療法としてはコリンエステラーゼ阻害薬，N-methyl-D-asparate（**NMDA**）受容体拮抗薬が症状改善に有効である．行動・心理症状に対しては，抗不安薬，抗うつ薬，睡眠薬等を対症的に使用する．**廃用症候群**の防止，日常生活への適応，QOL 向上を目的としてリハビリテーションを行う．

　また，介護を行っている家族の負担は大きく，デイサービス，ショートステイなどの社会資源サービスの利用が望ましい．

　発症予防としては，運動，糖尿病や脂質異常症などの生活習慣病の治療も重要である．

2　血管性認知症

A　病　態

　脳の**血管性病変**（**虚血**と**出血**）が原因となって生じる認知症の総称である．

　皮質領域の大小様々な梗塞巣が原因となる多発梗塞性認知症，高次脳機能を担う重要な部位で起きた単発梗塞による認知症，穿通枝領域においてラクナ梗塞が原因となる多発ラクナ梗塞性認知症，および大脳白質病変（病理学的には髄鞘や軸索の減少）が主体となるビンスワンガー（Binswanger）病などに分類されるが，ややあいまいで混乱した概念である．共通の危険因子をもつアルツハイマー型認知症との合併も多く，混合型認知症とよばれる．

　特徴として，**脳卒中**の既往がある，病巣に対応する**局所神経症状**を伴う，記憶力の低下が強いわりには判断力や理解力などが相対的によく保たれている場合がある（**まだら認知症**），段階的に進行する，**感情失禁**を伴いやすいなどが挙げられる．

B　診　断

　頭部 CT 検査，頭部 MRI 検査（**図Ⅲ-9-3**）では，症状を説明しうるラクナ梗塞や大脳白質病変，あるいは脳卒中発作と認知症発症の時間的関連から，責任病巣と考えうる梗塞巣を認める．

C　治　療

　脳梗塞慢性期に準じた治療を行うが，記憶障害やその他の認知機能障害を

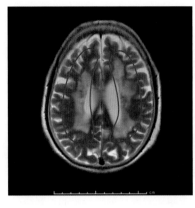

図Ⅲ-9-3 血管性認知症の頭部 MRI 画像（T2 強調画像）の例
脳室周囲に広範な大脳白質病変がみられる.
［画像提供：横浜市立大学医学部　神経内科学・脳卒中医学教室］

改善させる確実な方法は現在見つかっておらず，症状が現れてから薬物療法を行っても認知機能障害への効果はほとんど期待できないと考えられている．脳血管障害の**再発予防**が重要である．対症療法として，コリンエステラーゼ阻害薬，NMDA 受容体拮抗薬，脳循環代謝改善薬が使われる．リハビリテーションやレクリエーションは，認知症の症状や生活の質（QOL）の改善に有効とされる．

dementia with Lewy bodies（DLB）

3 ┃ レビー小体型認知症 （DLB）

A 病 態

パーキンソン病は認知症を伴うことが多く，パーキンソニズムが先行する場合を「認知症を伴うパーキンソン病（PDD）」とよび，認知症が先行するあるいはパーキンソニズム発症後 1 年以内に出現する場合を「**レビー小体型認知症（DLB）**」とよぶ.

壁に虫が這っている，子どもが枕元に座っているなどの生々しい**幻視**が特徴的である．ふとんが人の姿にみえるなどの**錯視**，だれかがいると思い込む**誤認妄想**も多い．気分や態度の変動が大きく，まったく穏やかな状態から，無気力状態，興奮，錯乱といった症状を 1 日のなかでも繰り返す．しばしばレム睡眠行動異常症を伴う．これらは，睡眠覚醒異常，視空間認知障害，辺縁系機能不全などと関連すると考えられる.

パーキンソニズムに加え，**易転倒性**が目立ち，寝たきりになりやすい．起立性低血圧などの**自律神経障害**も伴いやすい.

B 治 療

　認知障害や幻視に対しては，コリンエステラーゼ阻害薬が有効で，ほかに向精神薬も使うが，薬物過敏性があり慎重な用量設定が求められる．

　詳細は p.163「パーキンソン病」を参照.

frontotemporal lobar degeneration（FTLD）

4 前頭側頭葉変性症 （FTLD）

　前頭葉および側頭葉の神経細胞の変性・脱落などにより，行動異常，精神症状，言語障害などを特徴とする認知症を前頭側頭葉変性症と総称しており，様々な病態が含まれている．古典的なピック（Pick）病，筋萎縮性側索硬化症（ALS）を伴う認知症，大脳皮質基底核変性症，進行性核上性麻痺，嗜銀顆粒性認知症などが知られている．

　症状は障害部位に対応し，前頭葉主体であれば脱抑制あるいは無欲型となり，言語中枢にかかっている場合は原発性進行性失語あるいは意味性認知症を呈する．

4-1 ピック病

A 病 態

　日本の前頭側頭葉変性症患者数は 12,000 人程度と推定される [4] が，ピック病はそのうちの 10〜30％と考えられる [5] まれな疾患である．40〜60 歳代の若年発症が多く，緩徐に発症し進行する．頭部 CT 検査，頭部 MRI 検査（図Ⅲ-9-4）では前頭葉，側頭葉の萎縮がみられる．

　初期には，人格変化か失語症が顕在化し，脱抑制，反社会的行動（衝動的

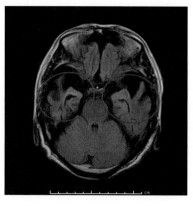

図Ⅲ-9-4 前頭側頭葉変性症の頭部MRI 画像（FLAIR 画像）の例
側頭葉前部に萎縮を認める.
［画像提供：横浜市立大学医学部　神経内科学・脳卒中医学教室］

な暴力行為，ふざけ，落ち着きのなさ，**万引き**などの軽犯罪）が顕著となる．判断力が低下し，落ち着きがなく，多動で，周囲を無視する態度を示し，立ち去り行動（話しかけられると逃げる）がみられる．手続き記憶，出来事記憶，視空間認知能力，計算力，見当識は保持されている．

　中期では，**人格変化**がより高度となり，さらに自分本位，無配慮となる．滞続言語（その場とは関係ないフレーズを繰り返す），思考怠惰がみられ，側頭葉障害が強い例では失語症が進行する．まれに時刻表的生活（毎日同じコースを何度も歩き回る，迷子にはならない）がみられる．

　末期にいたると，自発性が高度に欠如し，ほとんどしゃべらなくなり，精神の荒廃状態となる．側頭葉障害が強い例では口唇傾向（指しゃぶり，舌なめずりなど）がみられる．最終的に寝たきり状態となる．

B　治　療

　根本的治療はなく，薬物療法も有効ではないためケアが重要である．保たれている手続き記憶，出来事記憶，視空間認知能力を生かした場面の設定や，非影響性の亢進，常同行動をリハビリテーションに活用し，立ち去りにくい環境の設定，本人が興味を示す材料や道具の準備などを行う．

4-2　進行性核上性麻痺，大脳皮質基底核変性症

p.169「パーキンソン症候群」を参照．

5　治療可能な認知症

　認知症のなかには，アルツハイマー型認知症のように根本的治療法が見つかっていないものもあるが，治療に反応し改善するものもあり，これらを見逃してはいけない．以下に述べる病態のほか，甲状腺機能低下症，進行麻痺，ビタミン B_1 欠乏症，ビタミン B_{12} 欠乏症，脳腫瘍，慢性硬膜下血腫も注意が必要である．

1）薬剤性

　抗精神病薬や，抗コリン薬，降圧薬などで，記銘力低下，意欲低下がみられることがある．

2）特発性正常圧水頭症

　認知症，歩行障害，尿失禁が三大徴候である．認知症症状としては，集中力，意欲・自発性が低下し，軽度の物忘れがみられる．歩行障害は小刻み，すり足，開脚歩行で，突進現象もみられ，パーキンソン病と間違われやすい．

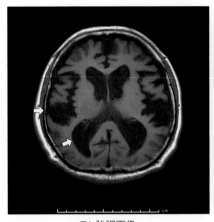
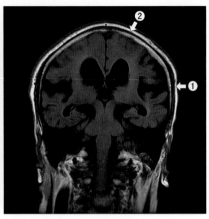

T1 強調画像　　　　　　　　　　　FLAIR 画像

図Ⅲ-9-5　特発性正常圧水頭症の頭部 MRI 画像の例
脳室拡大がみられる．くも膜下腔は，頭蓋内の下方にあるシルビウス裂では拡大しているが（①），高位円蓋部では狭小化している（②）．
［画像提供：横浜市立大学医学部　神経内科学・脳卒中医学教室］

頻尿，尿意切迫，尿失禁も起こる．

　くも膜顆粒での脳脊髄液（髄液）の吸収が低下すると考えられる．頭部 CT 検査，頭部 MRI 検査（**図Ⅲ-9-5**）では脳室が拡大し，脳室周囲白質の浮腫がみられる．大脳円蓋部の皮質萎縮が目立たないことも特徴である．髄液を 30 mL 排出することで，症候の一時的な改善を確認するタップテストが診断に有用である．脳槽造影で，髄液の脳室への逆流と停滞を確認する．

　治療としては，余分な髄液を身体の別の部分から吸収させることを目的に，脳室-腹腔シャント術を発症後早期に行うことが望ましいが，髄液圧低下に伴う頭痛や硬膜下血腫，髄膜炎，シャントチューブ閉塞などの合併症が起こりうる（水頭症，p.232 参照）．

6 | 認知症と区別すべき病態・疾患

1）せん妄

　急性かつ一過性に経過し，軽度から中等度の意識レベルの低下を背景にして，様々な認知機能障害や精神症状を伴う症候群である．脳疾患，感染症，脱水，電解質異常，心不全，呼吸不全，腎不全などの身体疾患や，薬剤の使用（向精神薬，抗コリン薬など）が原因で，感覚遮断や断眠などが誘発因子となり，幻視や錯視，興奮，妄想などが急激に出現する．発症時期が特定できることや症状が動揺することが認知症との鑑別点である．**予防が大切である**．

2) うつ病

気分が沈む，興味や喜びを感じない，食欲低下，不眠，倦怠感等の症状とともに，記憶力，判断力の低下が起こる．発症日時がある程度明確で比較的急速に進行し，変動を多く認める．不安が強く，物忘れを強調する．質問をするとわからないと回答することが多く，アルツハイマー型認知症患者が，的外れな回答をし，指摘すると「取り繕い」をするのとは対照的である．抗うつ薬の使用により改善する．

3) てんかん

65 歳以上でのてんかん有病率は，一般人口の 1% を超えると推定される．高齢者では症候性部分てんかんが多く，意識減損発作が認知症と間違われやすい．非けいれん性てんかん重積にも注意する．詳細は p.252「てんかん」を参照．

●**引用文献**

1) 厚生労働科学研究費補助金（認知症対策総合研究事業）都市部における認知症有病率と認知症の生活機能障害への対応　平成 23 年度～平成 24 年度　総合研究報告書，p.7，2013，〔http://www.tsukuba-psychiatry.com/wp-content/uploads/2013/06/H24Report_Part1.pdf〕（最終確認：2019 年 12 月 25 日）
2) 前掲 1)，p.1
3) 日本における認知症の高齢者人口の将来推計に関する研究班：厚生労働科学研究費補助金　厚生労働科学特別研究事業　日本における認知症の高齢者人口の将来推計に関する研究　平成 26 年度総括・分担研究報告書，2015
4) 難病情報センター：前頭側頭葉変性症（指定難病 127），〔http://www.nanbyou.or.jp/entry/4841〕（最終確認：2019 年 12 月 17 日）
5) 横田　修，土谷邦秋：Pick 病の臨床と病理．臨床神経 **49**（5）：235-248，2009

10 その他の神経内科疾患

1 髄液の異常による病態（水頭症，脳脊髄液減少症）

1-1 水頭症

A 病態

水頭症とは

頭蓋内に脳脊髄液（髄液）が過量にたまることにより，脳実質や脳神経組織が圧迫されたり，頭蓋内圧が高くなることにより，神経症状を呈する．髄液の循環経路（p.54，図Ⅰ-2-25参照）において，何かしらの原因で流れが妨げられると，脳室内に髄液が停滞し，脳室が次第に拡大する．拡大した脳室が脳を圧迫することで様々な症状が現れる．この病態が水頭症である．水頭症の原因は以下のように整理される．

- 髄液が過量に産生される：脳室中の特定部位における腫瘍や，脳を取り巻いている血管の奇形が原因であると考えられている
- 髄液の吸収が妨げられる：感染症，くも膜下出血など
- 髄液の流れが妨げられる：脳腫瘍，脳出血，くも膜下出血，感染症など

分類

1）非交通性水頭症と交通性水頭症

脳室の循環経路での髄液の流れが妨げられる場合は**非交通性水頭症（閉塞性水頭症）**といい，脳表のくも膜下腔での髄液の停滞や産生，吸収に問題がある場合は**交通性水頭症**という．

①非交通性水頭症

主に小児で発症し，頭蓋内圧が高くなる水頭症である．髄液の循環経路が先天的に狭窄している場合や，腫瘍などの病変が髄液の流れを妨げることで起こる．頭囲拡大（乳幼児の場合），頭痛，嘔吐，意識障害などの症状が現れるため，早期に治療を行う必要がある．

②交通性水頭症（正常圧水頭症）

　成人や高齢者に多い水頭症である．頭蓋内圧は**正常範囲**であることが多く，足が上がらない，小刻みで不安定といった歩行障害（lower body parkinsonism）や，ボーッとして反応が遅くなる，記憶力が低下するなどの認知症症状，尿失禁が典型的な症状である．くも膜下出血や脳腫瘍，頭部外傷などに続いて発症する**続発性正常圧水頭症**と，原因が特定できない**特発性正常圧水頭症**がある．

　特発性正常圧水頭症は，先行疾患が明らかでなく他の疾患との鑑別が必要であるものの，鑑別はしばしば容易ではないため，見過ごされている可能性がある．認知症の高齢患者の5〜10%が特発性正常圧水頭症であるともいわれている．

2）先天性水頭症と後天性水頭症

①先天性水頭症

　生まれつきの異常により起こる水頭症を**先天性水頭症**とよぶ．髄液の循環経路が閉塞しているのが明らかな場合と，閉塞部位が明確ではないが流れが滞っていると想像される場合がある．原因には，先天的な障害（奇形など）や，母体内での感染（風疹ウイルス，トキソプラズマなどへの感染）が挙げられるが，後者の可能性は低いと考えられている．

　なお，先天的な障害は，様々な要因が重なって起こるものであり，原因は1つではない．男児のみに起こる「中脳水道閉塞」では，特定の遺伝形式を示すことが知られているものの，中脳水道閉塞以外で遺伝が水頭症の原因となるのは極めてまれである．

②後天性水頭症

　生まれたのちに起こる水頭症を**後天性水頭症**とよぶ．原因は多岐にわたるが，主なものとしては，以下が考えられる．

- 頭蓋内出血（くも膜下出血や脳内出血など）
- 感染などによる炎症（髄膜炎など）
- 脳腫瘍
- 外傷などによる合併症

　発症は小児に限らず，成人においても珍しくない．急激な病状である場合を除き，歩行が不安定になったり，極端に記憶力が低下したり，失禁するという症状が典型として認められる．

　高齢者の認知症と症状が似ており，発見されにくいこともあるが，70歳以上の認知症の5〜10%を後天性水頭症が占めているといわれている．

┃症状

　水頭症は，脳の様々な部分が圧迫されることで，全身に種々の症状が現れる．その症状は，**年齢（発達段階）**によって異なるのが特徴である．

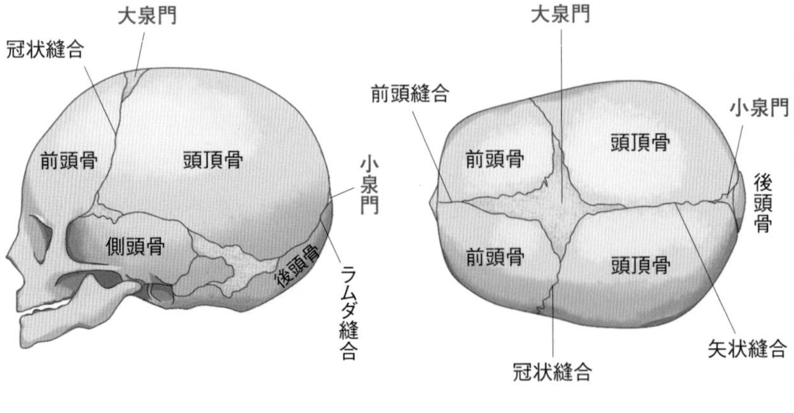

左から見たところ

大泉門
冠状縫合
前頭骨　頭頂骨
側頭骨
後頭骨
小泉門
ラムダ縫合

各縫合によって頭蓋骨の各部が連結する

上から見たところ

大泉門
前頭縫合
小泉門
前頭骨　頭頂骨
後頭骨
前頭骨　頭頂骨
冠状縫合
矢状縫合

通常、大泉門は生後1年半ほど、小泉門は生後3ヵ月ほどで骨化し、癒合する(隙間がなくなる)

図Ⅲ-10-1　**大泉門と小泉門（新生児の頭蓋）**

1）新生児期

　新生児のなかでも低出生体重児に特徴的な症状として、時々みられる呼吸停止や徐脈がある。

　頭蓋骨は、いくつかの骨がパズルのように組み合わさってできているが、出生時にはまだ骨化されずに隙間のある部分（大泉門、小泉門という。**図Ⅲ-10-1**）がある。水頭症では大泉門が盛り上がり、パンパンに張ることも多く、頭皮の静脈が拡張して浮き出ていることもある。また、出生後に急速な頭囲の拡大が認められることもある。

2）乳児期

　乳児では、周囲からの刺激に対し敏感になり、泣くことが増え、始終イライラしているようにみえる、というのが代表的にみられる特徴である。嘔吐も増え、意識状態が清明ではなくボーッとしているようにみえる。

　同じ月齢の正常な乳児と比較して、頭が急激に大きくなり、それに伴って首の座りが不安定になる。また、眼が上を向けなくなり、下に向いてしまう（落陽現象）のも特徴である。

3）幼児・学童期

　頭痛や嘔吐、イライラ、意識清明ではない（ボーッとしている）といった症状が現れる。また、頭蓋内圧が高まり神経を圧迫するため、物が二重に見えたり（複視）、視力低下が起こる。また、足が突っ張ったり、身体のバランスがとれなくなったり（失調症状）といった全身の症状もみられる。**集中力の低下**もみられ、勉強に集中することが難しくなり、学業成績が低下していくことも考えられる。

低出生体重児

出生時の体重が 2,500 g 未満の新生児をいう。なお 1,500 g 未満の児を極低出生体重児、1,000 g 未満の児を超低出生体重児という。

落陽現象

眼球が下転する様子が、地平線に沈んでいく太陽の光景に似てみえることから「落陽現象」とよばれている。

4）成人期

　成人における水頭症では，頭痛，悪心，嘔吐が現れることが多く，これらの症状を三大徴候とよぶ．頭痛は，臥位時にひどくなることが多く，嘔吐すると改善されることが多いのも特徴的である．

　食欲不振や体重減少，全身倦怠感といった，脳の病気が原因とは考えにくい症状も現れるため注意が必要である．また，認知症，歩行障害，尿失禁といった高齢者に多くみられる症状は，正常圧水頭症の特徴的な症状でもある．

B　診　断

　頭部 CT 検査，頭部 MRI 検査で脳室拡大を認める．しかし，脳室拡大を認めてもすべてが水頭症ではなく，とくに高齢者では正常圧水頭症と脳萎縮との鑑別が重要となる．その場合，タップテストといって，腰椎穿刺で 30 mL ほどの髄液を排液し，歩行障害や認知症症状の改善があるかどうかを観察する．

C　治　療

┃ 主な治療法

　発症原因に応じて様々な治療法が実践されているが，多くの場合は外科的な治療が必要である．現在はシャント術を行うことが一般的である．脳にたまった髄液を体外に排出させたり，身体の他の場所に移してそこから吸収させることで，頭蓋内圧を下げる．

　シャント術には複数の種類がある．様々な検査を行い，ドレナージ*や内視鏡を用いた治療など，適切な治療法を選択する．

　水頭症の治療としては，主に以下の 3 つの手法がとられている．

1）脳室ドレナージ，腰椎ドレナージ

　急激に水頭症のような症状が現れ頭蓋内の圧力が非常に高くなった場合や，一過性の水頭症である場合には，脳室ドレナージや腰椎ドレナージを行う．脳室あるいは腰椎のくも膜下腔に直接ドレーンチューブを挿入し，身体の外に髄液を排出する．留置したチューブは，脳室やくも膜下腔から体外に到達するため感染を招く危険性があり，髄膜炎を発症することがある．そのため，これは症状が落ち着くまでの一時的な処置となる．

2）シャント術（短絡術）

　長期的に髄液のコントロールをするためには，人工的に髄液を排出する通路を作成するシャント術（短絡術）が行われる．シャント術は，髄液のたまった脳室あるいは腰椎くも膜下腔の髄液を外に排出させるのではなく，体内に埋め込んだチューブを通じて腹腔内や心房へ排出させ，体内の別の場所で吸収させる方法である．

＊ドレナージ
ドレーンチューブを使い，過剰に貯留した体液を体外に排出する治療のこと．

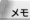
メモ
これらの治療により，多くの症例で症状が改善されることがわかっている．

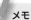
メモ
シャント術を行うこと自体が治療のゴールではない．シャントが機能し，髄液が流れ続けることが重要である．

シャントチューブ
チューブは当然ながら身体に害のない安全なもので，圧や流れる髄液の量を調節する機能が付いている．

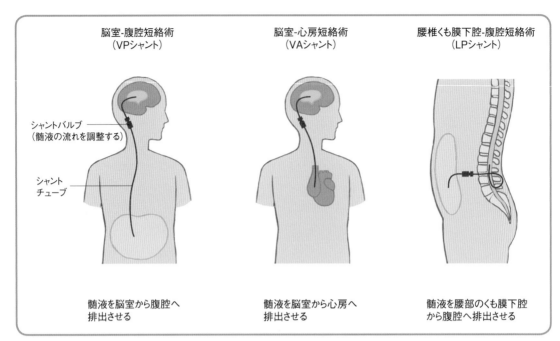

脳室-腹腔短絡術
（VPシャント）

シャントバルブ
（髄液の流れを調整する）

シャント
チューブ

髄液を脳室から腹腔へ
排出させる

脳室-心房短絡術
（VAシャント）

髄液を脳室から心房へ
排出させる

腰椎くも膜下腔-腹腔短絡術
（LPシャント）

髄液を腰部のくも膜下腔
から腹腔へ排出させる

図Ⅲ-10-2　シャント術の種類
VP：ventriculo-peritoneal, VA：ventriculo-atrial, LP：lumbo-peritoneal

　主に **VP シャント**（脳室-腹腔短絡術），**VA シャント**（脳室-心房短絡術），**LP シャント**（腰椎くも膜下腔-腹腔短絡術）が行われている（**図Ⅲ-10-2**）．このうち VP シャントが現在最も広く実施されているが，成人・高齢者に多い正常圧水頭症においては，LP シャントが選択されることもある．ただし LP シャントは，交通性水頭症にしか適応できない．

　小児の場合には，成長に伴い体内に埋め込んだ管の長さが足りなくなるため，管の入れ替えが必要となる．

3）内視鏡手術による第三脳室開窓術

　シャント術では，チューブの閉塞によって急に意識障害が起こったり，髄液の排出量が過剰になって**硬膜下血腫**を生じる場合がある．そのため最近では，第三脳室底に小さな穴を開けて内視鏡を挿入し，バルーン付きのカテーテルを用いて狭くなっている部分を拡大する手術が行われており，これを第三脳室開窓術（かいそう）という．シャントチューブなどの異物を体内に残すことなく，脳表面のくも膜下腔で髄液を吸収させることができる．ただし，髄液をきちんと吸収できない交通性水頭症や，くも膜下腔がきちんと発達していない 2 歳以下の小児には有効ではないとされている．

▌合併症とその治療

1）シャント術の合併症

　シャント閉塞，髄液の過剰排出，感染症はシャント術の三大合併症として

> **メモ**
> 30〜40 年ほど前には主流であった VA シャントは，感染や合併症の問題があり，現在では特別な場合を除いては実施されることはない．

知られている.

シャントの閉塞や感染については，装置や手術法の開発，抗菌薬の進歩などによって避けることができるようになってきている．しかし，日常動作による体位の変化に応じて正確に髄液の排出量をコントロールすることは難しく，過剰排出という課題も残されている．これら以外にも腹腔内チューブによる腸管，膀胱の穿孔など予測不能の様々な合併症を併発する可能性もある．

2）内視鏡手術の合併症

小児では，成人に比べて脳室底に開けた穴が再び閉じやすいため，再手術となる場合がある．

1-2 脳脊髄液減少症

A 病態

脳脊髄液減少症とは

髄液が持続的ないし断続的に漏出することによって減少し，とくに坐位，立位で頭痛，頸部痛，めまい，視機能低下，倦怠感などの症状を訴える疾患である．これらの症状は立位や坐位を保持していると3時間以内に悪化する．臥位では徐々に症状が軽快する．

発症機序

脳脊髄腔*を覆っている硬膜に亀裂などが生じ，脳脊髄腔から髄液が漏出することが原因で起こる．外傷，手術後，腰椎穿刺後に認められ，原因が不明の場合もある．

*脳脊髄腔
頭部を含め，脳脊髄液の存在するすべての部分を指す．

B 診断

頭部 MRI 検査で，脳がやや下方に偏位した像がみられることがある．RI 脳槽・脳脊髄液腔シンチグラムでは，RI（放射性同位元素）注入後3時間以内に膀胱内に RI が描出される像や，くも膜下腔外に RI が漏出している像がみられれば診断が可能である．

C 治療

まずは，安静臥床と点滴（輸液），飲水での十分な水分摂取が重要である．約2週間の安静臥床と十分な水分摂取で改善しない場合は，硬膜外自家血注入療法（ブラッドパッチ）なども考慮する．

2　中 毒

　生体に対して毒性をもつ物質が，消化器，呼吸器，皮膚など様々な経路を通じて許容量を超えて体内に吸収されることにより，生体の正常な機能が阻害された状態を**中毒**という．経過の違いから，急性中毒と慢性中毒に分けられる．

　なお，治療薬剤の長期使用に伴う副作用（抗精神病薬による遅発性ジスキネジアなど）と薬物依存症は本項では扱わない．

2-1　急性中毒

A　病 態

　毒物の摂取後，数分から数時間のうちに中毒症状が出現するもので，緊急に適切な治療が必要である．不慮の事故もあるが**自殺企図**（きと）も多い．急性中毒を引き起こす主な原因物質と現れる症状を**表Ⅲ-10-1** に示す．

B　診 断

　病歴聴取や患者発見場所の状況等から，可能な限り原因中毒物質の特定に努める．病歴が明らかでない原因不明の意識障害患者でも中毒を疑う必要があり，特徴的な身体症状から原因中毒物質を推定できることもある．例として，縮瞳（有機リン剤，アルコール，麻薬），散瞳（コカイン，青酸），流涎（りゅうぜん）・流涙（有機リン剤），緑色吐物（パラコート）などが挙げられる．

　簡易的な尿検査試薬が市販されているほか，血液生化学検査，心電図等も診断に有用である．

C　治 療

　気道確保や輸液ルート確保など生命維持に対する救急処置，全身管理を行う．毒性物質に曝露した体表面全体（眼も含む）を洗浄する．経口摂取した場合の簡便な処置は催吐（さいと）で，経鼻胃管を留置し活性炭を注入する方法も有効である．胃洗浄の適応は致死量を摂取してから１時間以内に限られ，石油製品，有機溶剤，腐蝕性物質（強酸や強アルカリ）を摂取した場合は禁忌である．すでに血液中に吸収されてしまった場合には，輸液と利尿，透析（とうせき）あるいは血液吸着法が必要となる．原因物質が判明した場合は特異的な対処を行う（例：有機リン剤に対する副交感神経遮断薬［アトロピン，PAM］与薬な

表Ⅲ-10-1 急性中毒を引き起こす主な原因物質と症状

	原因物質	症状
医薬品	ベンゾジアゼピン系睡眠薬	昏睡，呼吸抑制，血圧低下
	三環系抗うつ薬	不整脈（QT延長）
	アセトアミノフェン（鎮痛薬）	数日後に肝障害
	テオフィリン	動悸，手指振戦
	ジギタリス	視覚異常（黄視），不整脈
依存性薬物	モルヒネ（麻薬性鎮痛薬）	昏睡，呼吸抑制，縮瞳
	コカイン（麻薬）	興奮，交感神経刺激症状（散瞳，血圧上昇，脈拍増加，過換気）
	アンフェタミン（覚醒剤）	興奮，幻覚，交感神経刺激症状
農薬	有機リン剤（殺虫剤）	副交感神経刺激症状（唾液分泌過多，縮瞳），発汗，誤嚥性肺炎
	パラコート（除草剤）	急性期にはショック，肺水腫，肝腎障害，消化管腐蝕性変化．慢性期には肺線維症
工業用薬品	有機溶剤（トルエン，シンナー）	頭痛，めまい，意識消失
	青酸化合物	頻脈，呼吸促迫，顔面紅潮，大量では肺水腫，心房細動
	硫化水素	眼・気道・皮膚粘膜の刺激による肺水腫，呼吸抑制
自然毒	テトロドトキシン（フグの卵巣，肝臓に含まれる毒）	口唇・舌・指先のしびれ，嘔吐，呼吸筋麻痺

ど）．また，急性中毒についての情報提供などを行う中毒情報センターへの問い合わせが有用である．

2-2 一酸化炭素中毒

A 病態

　都市ガスによる中毒，石油ストーブの不完全燃焼，練炭自殺などで起こる急性中毒の1つである．血中の一酸化炭素（CO）濃度が低い場合は，軽度の頭痛，めまい，悪心などが起こるのみだが，高濃度では激しい頭痛となり，意識は明瞭でも歩行困難で脱出などの対処行動ができなくなる．さらに高濃度では意識障害，けいれんが出現し，皮膚は鮮紅色となり死にいたる．慢性期では，パーキンソニズムや健忘，失行，失認などの大脳症状を呈し，重症例では無動性無言となる．低濃度の一酸化炭素への長時間曝露という状態は

後遺症を最も残しやすい．本疾患の特徴として間欠型というタイプがあり，これは急性中毒から回復後，2〜3週間の意識清明期を経て再び見当識障害，精神症状，意識障害などを呈する遅発性脳症である．

　一酸化炭素は，ヘモグロビン親和性が酸素の250倍あり，酸素とヘモグロビンの結合よりも速く，ただちに結合して**一酸化炭素ヘモグロビン（COHb）**となり，無酸素血症を生ずる．またミトコンドリアのチトクロム酵素とも結合し組織呼吸を障害するため，代謝活動の大きい大脳，心臓，肺の症状が強く現れる．間欠型の発症機序は不明だが，一酸化炭素自体が脳組織に貯留し複数の機序を経て障害するものと推測されている．

B　診断

　血中一酸化炭素ヘモグロビン濃度の測定が診断に有用である．頭部CT検査，MRI検査で両側淡蒼球の異常，大脳白質病変を認める．

C　治療

　早急に曝露状況から救出すること，急性中毒に対しては高圧酸素療法を行うが治療終了の目安はない．後遺症や間欠型に対しては対症療法を行う．

2-3　アルコール中毒

1）急性中毒

　短時間に代謝能力を上回る大量のアルコールを摂取することで**中枢神経系**が抑制された状態である．血中アルコール濃度が低い場合は陽気になるが，上昇とともに判断力の低下，運動失調が起こり，高濃度では意識障害，昏睡，呼吸抑制，心停止にいたる．嘔吐による窒息死も起こりうる．また低血糖や頭部外傷の原因ともなる．重症例では輸液によりアルコールの排出を図る．

2）慢性中毒

　長期摂取ではビタミンB_1欠乏による神経症状を合併し，ニューロパチー，意識障害や外眼筋麻痺などをきたす**ウェルニッケ（Wernicke）脳症**，記憶障害や作話をきたす**コルサコフ（Korsakoff）症候群**が生じる．また小脳皮質萎縮症も起こる．アルコール離断症状として，意識変容，幻覚，頻脈，発汗などの自律神経症状，全身の粗大な振戦を起こす**振戦せん妄**がある．

アルコール摂取と低血糖

肝臓でグリコーゲンからグルコースを新生する際に必要なNAD⁺（酸化型ニコチンアミドアデニンジヌクレオチド）が，大量のアルコール代謝のために消費されて不足するために低血糖が起こるとされる．

2-4 | そのほかの中毒

1）有機水銀中毒

　熊本県や新潟県で発生した**水俣病**としてよく知られる．大脳，小脳の感覚領域にある皮質顆粒細胞の障害により，運動失調，構音障害，振戦，求心性視野狭窄，四肢末端，舌，口囲などのしびれ，難聴が起こる．

2）鉛中毒

　溶接，塗装など鉛に多く接触する作業に携わる場合に発症する．軽症では無症状だが，急性中毒では嘔吐，腹痛，ショックなど，慢性中毒では鉛疝痛とよばれる腹痛，伸筋が障害されることが多い末梢神経障害（橈骨神経麻痺など），歯肉の鉛縁*，性格の変化などがみられる．鉛はヘモグロビンの合成を阻害するために貧血となる．治療としてはキレート療法*を行う．塗料，陶器，飲料水に含まれる鉛の量を調べるなど，予防策が重要である．

＊鉛縁
歯肉縁と平行に走る1mm幅の暗青色の線．硫化鉛の沈着による．

＊キレート療法
金属イオンと強力に結合する薬剤を使って，過剰な有毒金属を体外に排出する方法．

3 | ナルコレプシー

A 病態

　ナルコレプシーは，100年以上前から謎の睡眠病として知られていた**睡眠障害**である．有病率は0.16%，10歳代から20歳代前半が好発年齢である[1]．

　日中の**過度の眠気**，**睡眠発作**（通常，覚醒しているべき場面で，数分間眠り込んでしまう）のほか，レム睡眠関連症状として**情動脱力発作**（強い感情とともに筋脱力が起こる），**睡眠麻痺**（入眠直後からレム睡眠となる），**入眠時幻覚**（恐怖感を伴う夢，金縛りを経験する）が起こる．

　視床下部に存在し摂食調節に関与するオレキシン（ヒポクレチン-1ともいう）という神経ペプチドが髄液中で低下していることがわかっており，オレキシン神経が**自己免疫機序**により後天的に破壊され神経伝達障害が生じることが原因と推定される．

メモ
情動脱力発作を英語でカタプレキシー（cataplexy）という．緊張病でみられるカタレプシーと混同しないこと．

B 診断

　終夜睡眠ポリグラフ検査，反復睡眠潜時検査（multiple sleep latency test：MSLT）で睡眠潜時*の短縮，入眠直後のレム睡眠出現を確認することが診断に有用である．

＊睡眠潜時
覚醒状態（就床時）から入眠までに要する時間のこと．

> **もう少し くわしく**　**ノンレム睡眠とレム睡眠**
>
> 睡眠中は約90分の周期でノンレム睡眠とレム睡眠が交互に繰り返される．ノンレム睡眠は，脳が眠っている状態とされ，睡眠前半は深睡眠の割合が高いが後半は浅い眠りが増える．レム睡眠は各睡眠周期の最後に現れ，抗重力筋の緊張が低下する一方，急速眼球運動（rapid eye movement：REM）がみられる．自律神経系の働きは著しく変動し，この間に明瞭な夢を見ている．レム睡眠中に覚醒すると金縛りのような状態となり，筋弛緩の制御が不十分だと寝言やレム睡眠行動異常症となる．

C 治療

　薬物療法として，過眠症状に対して中枢神経刺激薬であるモダフィニル，メチルフェニデートを，レム睡眠関連症状の抑制には三環系抗うつ薬等を用いる．規則正しい生活，感情を抑えるなどの生活指導を行う．

4 先天代謝異常

　アミノ酸，脂質，糖質，核酸（かくさん），金属などの代謝を行う酵素の異常などにより，酵素の基質や前駆物質が蓄積することで，生体の内部環境に変化をもたらし発症する．脳は内部環境の恒常性を最も必要とする臓器であり，先天代謝異常は，脳の発達障害や機能障害を伴いやすい．非常に多くの疾患が知られており，以下，成人発症例がみられる主なものを挙げる．

4-1 アミノ酸代謝異常

成人発症Ⅱ型シトルリン血症

- 原因：シトリン（ミトコンドリア内膜にある輸送体タンパクで酸化的リン酸化に関与する）の欠損．
- 遺伝様式：常染色体劣性遺伝．
- 病態：解糖系の障害，高アンモニア血症．
- 症状：思春期以降にストレスなどが誘因となって，意識障害，異常行動，けいれんなど脳症様の発作を繰り返す．豆，肉，乳製品などの高タンパク，高脂質の食品を好む特異な嗜好が特徴．
- 治療：肝移植，生活指導（低糖質，高タンパク，高脂質食を基本とし，偏食を矯正しない）．

4-2 糖質代謝異常

糖原病（ポンペ[Pompe]病など）

- 原因：グリコーゲン（糖原）代謝にかかわる酵素の欠損.
- 遺伝様式：常染色体劣性遺伝，一部は性染色体劣性遺伝.
- 病態：グリコーゲン代謝は，主に肝臓と骨格筋で行われ，それぞれグルコース供給，ATP供給に関与し，それらが障害される．病型は16種類あり，肝型と筋型に大別される.
- 症状：肝型では低血糖．筋型では固定性の筋力低下（筋ジストロフィー症と間違われる），または運動不耐（運動時筋痛，横紋筋融解，ミオグロビン尿）.
- 治療：Ⅱ型（ポンペ病）では酵素補充療法.

4-3 ライソゾーム病

ライソゾームとは，約30種類の加水分解酵素を含み，細胞内消化の中心的役割を果たす細胞内小器官である．ライソゾーム病は，加水分解酵素の先天性欠損により中間代謝産物がライソゾーム内に蓄積する，以下のような疾患群をいう.

ファブリー（Fabry）病

- 原因：α-ガラクトシダーゼAの欠損または活性低下.
- 遺伝様式：性染色体劣性遺伝（女性の発症もあり，無症状から重症まで様々）.
- 病態：血管内皮細胞，平滑筋，皮膚，眼，神経系，腎臓，心臓にスフィンゴ糖脂質が蓄積.
- 症状：幼少時から四肢末端痛，被角血管腫，低汗症，角膜混濁．加齢とともに肥大型心筋症，腎不全，脳血管障害.
- 治療：酵素補充療法.

ゴーシェ（Gaucher）病

- 原因：グルコセレブロシダーゼ欠損.
- 遺伝様式：常染色体劣性遺伝.
- 病態：肝臓，脾臓，骨髄の網内系細胞，神経にグルコセレブロシドが蓄積.
- 症状：若年型では小児期発症，肝脾腫，核上性眼球運動障害，運動失調，不随意運動．成人型（幼児期～青年期に発症）では肝脾腫，骨関節痛，骨折，貧血（白血病や骨髄炎と間違われる）.
- 治療：酵素補充療法．神経症状への効果は乏しい.

クラッベ（Krabbe）病

- 原因：ガラクトセレブロシダーゼ欠損.

- 遺伝様式：常染色体劣性遺伝.
- 病態：オリゴデンドログリアにガラクトセレブロシドおよびガラクトスフィンゴシンが蓄積し，脱髄をきたす.
- 症状：若年型では幼児期に，成人型では 10 歳代以降に，精神障害，知的障害，痙性麻痺，視力障害が緩徐に進行.
- 治療：発症早期の造血幹細胞移植.

4-4　ペルオキシソーム病

副腎白質ジストロフィー

＊ペルオキシソーム
呼吸酸化反応，脂肪酸代謝など多くの生理機能を担う細胞内小器官.

- 原因：ペルオキシソーム＊膜の物質輸送の異常.
- 遺伝様式：性染色体劣性遺伝.
- 病態：副腎不全，中枢神経系の脱髄.
- 症状：4 型に大別され，小児大脳型（10 歳以前）では視力聴力障害，学業成績低下，痙性歩行の急速進行が，思春期大脳型（11〜21 歳）および成人大脳型（22 歳以降）では認知症，精神症状，痙性歩行が，副腎脊髄ニューロパチーでは痙性歩行，軽度のニューロパチーの緩徐進行がみられる．また女性保因者では，30 歳以降に軽度の痙性対麻痺を呈する場合がある.

＊極長鎖脂肪酸
炭素数 22 以上の脂肪酸を指し，髄鞘形成に関与する．ペルオキシソーム病で増加するが，脱髄との関連は不明である.

- 治療：発症後早期や未発症男児には造血幹細胞移植．低極長鎖脂肪酸＊食（Lorenzo's oil）の服用（発症した神経症状を抑制する効果は乏しい）.

4-5　金属代謝異常

ウィルソン（Wilson）病（銅代謝異常症）

- 原因：P 型 ATPase（小腸の銅吸収を行うタンパク）の異常.
- 遺伝様式：常染色体劣性遺伝.
- 病態：血中銅（セルロプラスミンとして存在）の胆汁への排泄障害により，肝，脳，角膜，腎などの細胞内に銅が沈着する．10 歳代前半に発症.
- 症状：肝障害，肝硬変，錐体外路症状，小脳症状，精神症状，腎障害，カイザー-フライシャー（Kayser-Fleischer）角膜輪.
- 治療：D-ペニシラミン（銅尿中排泄量を増加させるキレート薬）．銅含有量の多い食物（エビ，イカ，タコ，貝類，レバー，チョコレート，キノコ類など）の摂取制限.

4-6　先天性ポルフィリン症

9 つの病型が知られており，神経症状を主体とする急性ポルフィリン症と，光線過敏症を呈する皮膚型ポルフィリン症に大別される.

急性間欠性ポルフィリン症

- 原因：ポルフォビリノーゲン脱アミノ酵素の異常.
- 遺伝様式：常染色体優性遺伝.
- 病態：ヘム合成の障害.
- 症状：思春期以降の女性に多く，腹部自律神経症状（腹痛，便秘，嘔吐，イレウス），自律神経症状（不整脈，高血圧），筋力低下，末梢神経障害，けいれん，精神症状などが発作的に出現する．光線過敏症はない．麻酔薬など多くの薬剤，女性のホルモン変化，ストレスなどはヘム合成を促進する方向に働くため誘引となる.
- 治療：発作時はブドウ糖の大量使用が有効．不適切な薬物使用による悪化に注意.

5 全身疾患

5-1 ベーチェット（Behçet）病

口腔粘膜の**再発性アフタ性潰瘍**，**外陰部潰瘍**，眼のぶどう膜炎，結節性紅斑様の皮膚症状を主症状とする慢性再発性の全身性炎症性疾患である．原因は不明だが，好中球の機能亢進がみられること，う歯に関連する口腔内連鎖球菌の関与が考えられること，HLA-B51 陽性例が多いことなどから，遺伝素因になんらかの外因が加わることで発症すると考えられている．世界的にはシルクロード沿いの地域に多く，日本の患者数は2010年の全国疫学調査では 17,300 人であった[2]．性差はないが男性のほうが重症化しやすい.

神経ベーチェット病は，中枢神経が障害される特殊病型で，ベーチェット病発症後 6 年余りのちに出現する．男性に多い．頭痛，四肢麻痺，脳幹症状が先行し，認知症や人格変化などの精神症状が加わる．眼病変に対して使用したシクロスポリン（免疫抑制薬）の副作用と考えられる例がある.

髄液検査では特異的所見はないが，疾患活動性に一致してインターロイキン-6 活性が上昇する．頭部 MRI 検査では脳幹に腫瘤様の病変がみられる.

治療はステロイド薬，免疫抑制薬を使うが，一般に難治性で予後不良である.

5-2 サルコイドーシス

病理学的に非乾酪性類上皮細胞性肉芽腫＊が全身臓器に生じる疾患である．原因は不明であるが，尋常性ざ瘡（ニキビ）の原因として知られるアクネ菌に対する過剰な免疫応答である可能性がある．推定有病率は人口10万対

＊**非乾酪性類上皮細胞性肉芽腫**
類上皮細胞（異物を貪食したマクロファージ）がつくる慢性炎症病巣．結核では内部が壊死した乾酪性肉芽腫を形成するが，サルコイドーシスでは壊死がみられない.

7.5〜9.3 人である[3].

　肺門リンパ節，肺，眼，皮膚の罹患頻度が高く，咳嗽などの呼吸器症状，霧視，羞明，飛蚊，視力低下などの眼症状，特有の皮疹など障害部位ごとの臓器別症状と，発熱，全身倦怠感など非臓器別症状が起こる.

　5〜7% は神経，筋が障害され，神経サルコイドーシスとよぶ. 髄膜炎，脳脊髄の実質性肉芽腫性病変，血管炎，脳神経や脊髄神経の多発性単ニューロパチー，筋腫瘤，慢性ミオパチーなどが起こる. 病変部位は，造影 MRI 検査で増強効果を認め，確定診断は病変部の生検による.

　ステロイド薬，免疫抑制薬による治療を行うが，約 10% の症例は進行性，難治症例で，中枢神経・心・腎病変では生命予後が不良のこともある.

5-3　呼吸器疾患に伴う神経障害

　慢性閉塞性肺疾患（COPD），肺線維症，神経筋疾患（ALS，筋ジストロフィー症など）により呼吸不全が生じると，低酸素血症・高二酸化炭素血症（CO_2 ナルコーシス）により，頭痛，注意力低下から昏睡まで様々な程度の意識障害が起こる. 神経細胞は多くの酸素を必要とすること，高二酸化炭素血症により脳血管が拡張し脳浮腫を起こすことなどが原因である. 速やかに血中二酸化炭素濃度を下げる必要があり，人工呼吸器使用も考慮すべきである. 不用意な酸素吸入は CO_2 ナルコーシスを助長するので注意を要する.

5-4　肝疾患に伴う神経障害

　非代償期の肝硬変では，門脈圧の亢進により門脈系と静脈系（体循環）とが交通し（シャント形成），脳にとっての有毒物が肝臓で解毒されないまま全身を循環する状態となり，異常行動，見当識障害，昏睡などの意識障害を起こし，肝性脳症とよばれる. 不随意運動もみられ，羽ばたき振戦が有名である. 脳波検査では三相波がみられる. 治療は血中アンモニア濃度の是正を図る.

5-5　内分泌疾患に伴う神経障害

下垂体機能低下症

　原因として腫瘍，血管障害，手術による下垂体の摘出，放射線照射，肉芽腫（結核，梅毒，原因不明のものなど）があるが，腫瘍と血管障害によるものが多い.

　一般に下垂体はその 75% 以上が破壊されない限り機能低下をきたさない. したがって，特殊な疾患でやむを得ず大部分の下垂体を摘出した場合以外で

は，症状は徐々に現れる．症状は下垂体ホルモン欠落症状であり，自覚症状として，易疲労感，脱力，嗜眠傾向，肉体的精神的不活発，寒冷に敏感，発汗減少が多い．他覚的には，全身の色素は脱失することが多く，腋毛や恥毛の脱落，生殖器の高度萎縮，貧血を認め，女性では月経不順，無月経が生じる．

＜下垂体機能低下に関する主な疾患＞

● シーハン（Sheehan）症候群：分娩時の大量出血により，下垂体が虚血状態となり，下垂体の梗塞・壊死が生じ，これによる下垂体前葉機能低下症を呈する症候群である．分娩後に乳房が萎縮し，乳汁分泌がなくなり，産褥期を過ぎても無月経が続く．甲状腺機能低下，副腎皮質機能低下による症状も認められ，副腎皮質機能低下症に伴う，低ナトリウム血症が難治性であり，長期間継続する．

● 尿崩症：下垂体後葉ホルモン分泌低下では尿崩症となる．抗利尿ホルモン（ADH）の分泌低下で生じ，下垂体腫瘍・下垂体近傍の腫瘍（とくに胚細胞腫，頭蓋咽頭腫），外傷，サルコイドーシス，結核など，原因は多様である．脳神経外科領域では，下垂体手術後に一過性に生じることがあり，周術期の水・電解質管理が非常に重要になる．

甲状腺機能亢進症/甲状腺機能低下症

甲状腺機能亢進症では，イライラする，落ち着きがないなどのほか，甲状腺中毒性脳症として精神症状，けいれん，意識障害が起こりうる．甲状腺機能低下症では，無気力，記銘力低下が起こり，重症の場合は意識障害などを伴う粘液水腫性昏睡が起こる．また機能亢進症，低下症ともにミオパチーを合併する．甲状腺自己抗体は，急性脳症を起こす橋本脳症の原因ともなりうる．

副甲状腺機能亢進症/副甲状腺機能低下症

副甲状腺機能亢進症では高カルシウム血症となり，うつ状態，筋力低下が生じる．副甲状腺機能低下症では低カルシウム血症となり，口周囲や手足などのしびれ感，錯感覚，テタニーが起こる．

副腎皮質の機能異常

クッシング（Cushing）症候群や，下垂体腫瘍によるクッシング病では副腎皮質機能亢進となり，グルココルチコイドの過剰によるミオパチーが起こる．原発性アルドステロン症では，低カリウム血症に伴うミオパチーが起こる．副腎皮質機能低下症（アジソン［Addison］病）では，無気力，うつ等の精神症状が起こる．

5-6 ｜ 腎疾患に伴う神経障害

慢性腎臓病（chronic kidney disease：CKD）が進行すると，血中の尿素

尿崩症（diabetes insipidus）は，臨床上 diabetes insipidus を略して DI とよばれる．diabetes といえば糖尿病が思い浮かぶが，糖尿病は DM（diabetes mellitus）とよばれる．そもそも diabetes は「多尿」という意味で，insipidus は「無味」，mellitus は「甘い」という意味である．今日では血液検査などで DI も DM も診断できるが，昔はそうはいかなかった．どうしていたかというと，ウロスコピスト（uroscopist）とよばれる，ヒトの排泄物である尿を観察して病気を診断する，現在でいう医師や臨床検査技師の役割を担う人たちがいて，彼らはとにかく偉かったという．体調がわるい人の尿の色，におい，量，そして味までを観察していたのである．色，におい，量はさておき，味の観察はかなり勇気のいることだと筆者は思ってしまうが，ともかく病名の由来はこういうことである．やはり医療従事者は自身の安全は確保しつつも身体を張って患者のために尽くす覚悟をもつことが，基本中の基本なのだろう．

窒素などの老廃物の蓄積が高度となり，尿毒症症状が出現する．中枢神経症状として，頭痛，意識障害，幻覚などの精神症状，振戦，けいれん，尿毒症性昏睡が起こる．末梢神経症状は尿毒症性ニューロパチーとよばれ，手袋・靴下型の知覚障害，足の異常感覚が起こり，レストレスレッグス症候群やバーニングフット症候群（就眠中に足が熱くなる）が生じる．

5-7 膠原病に伴う神経障害

全身性エリテマトーデス（systemic lupus erythematosus：SLE）では，中枢神経，末梢神経いずれもが障害される．自己抗体や炎症性サイトカインが，障害された血液脳関門から脳内に浸透することで発症すると考えられる．髄膜炎，舞踏病，全身けいれん，疎通性欠如を主体とする精神症状，脊髄障害，多発性単ニューロパチーが起こりうる．

抗リン脂質抗体症候群は，しばしば SLE に合併する病態で，血栓傾向となり，脳梗塞，深部静脈血栓症，習慣性流産の原因となる．

シェーグレン（Sjögren）症候群は，多くは乾燥性角結膜炎と慢性唾液腺炎を呈するが，全身諸臓器にも起こり，障害臓器に限局した個々の症状にとどまることも多い．神経系では，後根神経節障害によるニューロパチー，脊髄炎がみられる．

5-8 ビタミン欠乏に伴う神経障害

ビタミン B₁ 欠乏症（脚気）

ビタミン B₁ は，糖質からのエネルギー産生の際に補酵素として働く．欠

乏は，糖質に偏った食生活，大酒家などでみられ，絶食患者に対する点滴治療に際して補充を行わないことによる医原性疾患にもなりうる．ニューロパチー，ウェルニッケ脳症が起こる．

　ニューロパチーは，下肢遠位部の筋力低下に始まり，上肢遠位部の筋力低下，感覚障害に拡大する軸索障害である．腱反射は減弱消失する．重症では歩行不能となり，また心拍出量が増加し心不全に陥る場合もある．

　ウェルニッケ脳症では，脳内の第三脳室，中脳水道，第四脳室の周囲や乳頭体が障害されることで，意識障害，眼球運動障害，運動失調が起こる．治療は速やかにビタミン B_1 の補充を行う．

ビタミン B_{12} 欠乏症

　ビタミン B_{12} は，核酸合成や髄鞘形成に関与する．ビタミン B_{12} 欠乏は，**巨赤芽球性貧血**，**亜急性連合性脊髄変性症**，被刺激性亢進などの精神症状が起こる．

　亜急性連合性脊髄変性症は，胸髄中央部から始まる側索と後索の脱髄性変化が脊髄全体に拡大し，また末梢神経でも大径線維中心に変性が起こることから，手足の錯感覚，振動覚や位置覚の消失，進行性の痙性麻痺，失調，腱反射の消失が生じるものである．菜食主義者や，胃でつくられるビタミン B_{12} 吸収に必要な**内因子**に対する自己抗体産生などが原因である．治療はビタミン B_{12} の補充を行う．

ニコチン酸欠乏症（ペラグラ）

　ニコチン酸（ナイアシン，ビタミン B_3）は，生体内の多くの酸化還元反応の際に補酵素として働く．ペラグラでは，皮膚の光線過敏症，消化管の障害による下痢，舌炎，口内炎とともに，認知症症状，抑うつ状態，せん妄が起こる．治療はニコチン酸の補充を行う．

5-9 傍腫瘍性神経症候群

　悪性腫瘍の遠隔効果による神経障害で，免疫学的機序を介し，辺縁系脳炎，小脳失調，感覚性運動失調型ニューロパチー，ランバート-イートン（Lambert-Eaton）筋無力症候群，スティッフパーソン症候群などを起こす．腫瘍細胞と神経組織の双方を認識する特異的な自己抗体が検出される．

●引用文献
1) 日本睡眠学会：ナルコレプシーの診断・診療ガイドライン．p.5-6，〔http://www.jssr.jp/data/pdf/narcolepsy.pdf〕（最終確認：2019 年 12 月 25 日）
2) 日本眼科学会：目の病気 ベーチェット病，〔http://www.nichigan.or.jp/public/disease/budo_behcet.jsp〕（最終確認：2019 年 12 月 25 日）
3) 森本泰介，吾妻安良太，阿部信二ほか：2004 年サルコイドーシス疫学調査．日本サルコイドーシス学会雑誌 **27**：103-108，2007

11 機能的脳神経外科疾患

機能的脳神経外科とは,「脳卒中,神経疾患などで障害された神経機能の改善を行う,脳神経外科領域の1つの分野」をいう.詳細な解剖学的,電気生理学的知識をもつのはもちろんのこと,手術も極めて繊細なことが多く,さらに付加される薬物療法にも精通している必要があり,高度な技術的専門性が要求される.「障害された神経組織,あるいはその周囲の神経組織に手術操作を加えて,その機能を変化させることによって目的とする臨床効果を引き出す」ことを最終目標とするのが機能的脳神経外科手術である.

機能的脳神経外科が扱う具体的な疾患とその手術治療について以下に述べる.

1 不随意運動がみられる疾患

不随意運動とは,自分の意思とは関係なく身体に現れる異常な運動で,自身の意思では止めることができない.脳深部の特定の構造物(多くは大脳基底核,視床)をターゲットとして,その部を破壊したり(凝固術),刺激する(脳深部刺激術[deep brain stimulation:DBS])定位脳手術が行われる.

もう少しくわしく　脳深部刺激術(DBS)とは

不随意運動の原因は,脳深部の大脳基底核や視床などでの信号伝達の異常であるため,そこに人工的に電気刺激を与えてコントロールするという考えがDBSであり,DBSは脳のペースメーカー手術ともいわれる.脳組織を破壊することもない.患者がパルス(刺激)発生装置を携行することにより,刺激の強弱の調節や中断ができる.重度のうつ病,強迫性障害のような精神疾患に対する有効性も知られているが,日本ではまだ保険適用にはなっていない.

1-1 パーキンソン病における不随意運動

パーキンソン(Parkinson)病とは,運動緩慢(無動),振戦,筋強剛,姿勢保持障害を四主徴とする進行性の疾患で,レボドパなどの薬物療法が治療

の中心だが，ウェアリング・オフ現象，オン・オフ現象，ジスキネジアのような副作用が目立つ場合など，薬物療法のみでは限界がある場合に手術を考慮する（詳細は p.163「パーキンソン病」参照）．手術はあくまで振戦などの運動症状の軽減が目的であり，パーキンソン病を根治させるわけではない．非運動症状の自律神経症状（便秘，頻尿，起立性低血圧），精神症状（認知機能障害，うつ症状，幻覚・妄想）に対しては，手術による効果は期待できない．手術の適応基準は以下のとおりである．

- レボドパに対する治療効果がはっきりしていること．そしてその効果が術前にも持続していること．
- 薬物療法が十分に行われたもの．
- 日常生活を困難に感じる程度の，パーキンソン病による運動障害と薬物療法による合併症のある場合．
- 全身状態が良好であること（悪性腫瘍，重度糖尿病など，重篤な全身疾患がある場合は適応外）．
- 知能が正常であること．
- 情動が安定していること．
- 画像所見で著しい脳萎縮がないこと．
- 70 歳以下が望ましい．
- 本人の同意が得られること．

脳深部刺激術の治療効果

DBS によって，次のようなことが期待できる．

- レボドパなど服薬の減量．
- 薬効が切れている時間帯（オフ時）の運動症状の改善．
- 症状の日内変動の減少．
- ジスキネジア（レボドパの副作用の1つ）の軽減．

手術の目標部位

症状に応じ，おおむね次のような脳の部位に対して治療を行う．

- 振戦，寡動，著しいウェアリング・オフ現象の場合：視床下核（かかく）
- 寡動，ジスキネジアの場合：淡蒼球（たんそうきゅう）
- 本態性振戦の場合：視床

1-2 ジストニア

ジストニアとは，中枢神経とくに**大脳基底核**の障害による不随意運動をいう．持続的あるいは不随意的に筋組織が収縮したり硬くなる，難治性の神経疾患である．生命の危険にかかわったり，知能の問題が生じることのない疾患ではあるが，運動障害によって日常生活に多大な支障をきたす．原因不明で根治的な治療法もないため，薬物療法，ボツリヌス注射，心理療法など，

対症療法で症状を軽減するが，症状の改善が不十分なときに**定位脳手術**を行う．遺伝性ジストニア，捻転ジストニア，局所ジストニア（痙性斜頸，書痙，メージュ［Meige］症候群）がよい適応である．

手術の目標部位は淡蒼球，視床である．

1-3 本態性振戦

振戦（ふるえ）を唯一の症状とする神経疾患をいう．字を書く，箸を使う，ボタンをかけるなどの動作時に手がふるえる．頭部など他の部位もふるえることがあり，精神的緊張が加わるとふるえはさらに悪化する．アロチノロール（本態性振戦に効果を示す降圧薬），クロナゼパムやプリミドン（いずれも抗てんかん薬の適応外使用）が薬物療法の中心だが，効果がなくなってきた場合に DBS を行う．

手術の目標部位は視床である．

1-4 トゥレット症候群

トゥレット（Tourette）症候群とは，チック症（p.94 参照）のうち，音声や行動の症状を主体とし慢性の経過をたどるものを指す．小児期に発症し，軽快・増悪を繰り返しながら慢性に経過する．症状が顕著で，薬物療法でも十分な改善がみられず，日常生活に支障をきたす場合に DBS を行う．

手術の目標部位は淡蒼球で，四肢や体幹の運動チックおよび音声チックに対して実施する．

2 てんかん

病態の詳細，および外科的治療（手術）実施にあたっての考え方については，p.210「てんかん」を参照．

てんかんの手術は，**切除術**（てんかん原性焦点を切除する），**離断術**（ニューロン異常放電の伝搬を遮る）に大別される．

手術適応になるてんかん

- 内側側頭葉てんかん（海馬硬化症）：MRI 検査で海馬の萎縮や T2 強調画像での異常信号が認められ，その部位の切除で発作消失が高率に期待できる．
- 原因病変が明らかなてんかん（症候性てんかん）：脳腫瘍，脳動静脈奇形，外傷・脳卒中後・脳炎後の瘢痕など，病変の切除により発作消失が期待できる．
- 乳幼児の大脳形成異常を伴うてんかん：半側巨脳症，スタージ-ウェー

バー［Sturge-Weber］症候群，皮質形成異常などでは，乳幼児期から難治性のてんかんを発症することがあり，てんかん発作が収まらないと発達に悪影響を及ぼすため，早期の手術が必要になる．手術前の検査で，てんかん原性焦点がわかればその部位の切除を，はっきりとわからない場合には離断術を行う．

● 転倒発作を伴う難治性てんかん：全般発作があると，突然身体の力が抜けたり（脱力発作），突然身体が突っ張ってしまったり（強直発作）して転倒し，けがにつながることがある．脳梁離断術を行い，このような発作を軽減し，発作によるけがのリスクを減らす．

迷走神経刺激術

抗てんかん薬でてんかん発作が消失しない難治性てんかんで，開頭手術を行っても発作が消失する可能性が低いと予想される場合，または開頭手術後にも残ってしまった発作に対して，迷走神経刺激術を行う．切除術，離断術と異なり，根治手術ではないが，発作軽減に有効である．

3 | 慢性疼痛

慢性疼痛とは，痛みの原因となる疾患や外傷が治癒したのちも持続する疼痛をいう．幻肢痛*，脳卒中後の視床痛や，関節リウマチ，糖尿病などの進行性疾患による痛みも含まれる．原因を問わず，3ヵ月以上疼痛が持続するものをいう．

薬物療法（抗うつ薬，麻薬性鎮痛薬，抗てんかん薬など），神経ブロックが無効な場合に外科的治療を考慮する．

外科的治療には脊髄硬膜外電気刺激療法がある．脊椎と神経の隙間（椎骨と硬膜の間）に細い電極を挿入し，脊髄に微弱な電気刺激を与えることにより痛みを和らげる手術である．このほか，視床後外側腹側核の電気刺激，大脳皮質運動野の電気刺激がある．

> *幻肢痛
> すでに切断された四肢の部分がまだあるように思われ，痛みを感じること．

4 | 神経血管圧迫症候群

神経血管圧迫症候群とは，血管が脳神経を圧迫することにより症状を呈する疾患をいう．顔面けいれん，三叉神経痛，舌咽神経痛が重要な疾患である．

顔面けいれんはクロナゼパムなどの抗てんかん薬で薬物療法を行うが，効果は不十分なことが多い．三叉神経痛と舌咽神経痛には抗てんかん薬のカルバマゼピンが著効することが多い．顔面けいれん，三叉神経痛は脳神経外科領域において，生命の危機に直結する疾患ではなく，緊急手術も要さない数

少ない疾患である．とくに顔面けいれんは自然治癒もありうるので，発症初期は経過観察が推奨される．一方，舌咽神経痛は，迷走神経反射による心停止からの突然死がありうるので，カルバマゼピンが効かない場合は早急な手術が必要である．

　　神経血管減圧術は，開頭手術により顔面神経，三叉神経，舌咽神経が脳幹部から出る／入る部分で各脳神経を圧迫している血管（多くは動脈）を脳神経から剝離し，脳神経の脳幹への出入り口を完全にフリーにする手術である．

5 ｜ 脳卒中後遺症

　　脳卒中の後遺症は多岐にわたるが，ここでは視床痛，痙縮，痙性麻痺について述べる．

　　視床痛については，p.253「慢性疼痛」を参照．

　　痙縮とは，筋の過緊張により四肢が動かしにくい，勝手に動くなどの症状をいう．筋弛緩薬，抗てんかん薬での薬物療法が主であるが，薬剤の作用部位への移行が不十分で，十分な効果が得られないことが多い．脳脊髄疾患に伴う痙性麻痺は，それ自体の機能障害に加え，2次的に生じる痙縮が ADL（activities of daily living）を著しく損なう．

　　より高い筋弛緩効果が得られる治療法として，バクロフェン髄注療法がある．これは筋弛緩薬の1つであるバクロフェンを脊髄くも膜下腔に注入し，直接作用させる方法である．バクロフェンを入れたポンプを腹部皮下に埋め込み，ここから薬液を流すカテーテルを脊髄表面に留置する．薬剤を直接脊髄に作用させるため，強く副作用が出たり，腹壁皮下に埋め込むポンプが比較的大きく，手術創の皮膚潰瘍，感染症を起こす可能性もある．痙性麻痺のすべてに適応となるわけではなく，事前に腰椎穿刺で少量のバクロフェンを髄注し，効果が認められた場合のみポンプの埋め込み手術の適応となる．

12 頭部外傷

頭部外傷とは，なんらかの外力が頭部に作用して，頭部の組織に損傷が生じた病態をいう．主な原因・受傷状況として，交通事故，転倒・転落，落下物，暴行，スポーツ・レクリエーション活動中，職場での機械操作中が挙げられる．損傷される部位は，頭皮，頭蓋骨，脳実質，脳血管に分けられる.

頭部の外傷によって頸椎・頸髄とその周囲の組織（靱帯，筋肉）にも損傷が認められることもあるが，脊椎の外傷で触れることにする（p.150「脊椎・脊髄疾患」参照）.

脳は硬くて分厚い頭蓋骨により守られており，さらに頭蓋骨の外には頭皮と毛髪があり，頭蓋骨を守っている．頭蓋骨の中では，脳の周り（くも膜下腔）に脳脊髄液（髄液）があり，くも膜と一緒にクッションの役目を果たしている（p.57 参照）．それらのお陰で比較的強く頭をぶつけても，多くの場合は脳や脳周囲の血管が傷つくことはない．しかし，より高いエネルギーの外傷があった場合は，頭蓋骨も脳実質も損傷してしまう．そのため，とくに救急搬送された頭部外傷のある患者を診るとき，軽症か重症かをすぐに判断しなければならない.

メモ

アメリカでは銃による頭部外傷も多くみられる.

●軽症頭部外傷，重症頭部外傷の特徴

＜軽症頭部外傷＞

頭蓋骨，脳実質，脳血管に損傷のない頭部外傷をいう．頭皮が切れる頭皮挫創，切れはしないが擦り切れる擦過創，皮下血腫（いわゆる「たんこぶ」）が含まれる．もともと血液量の少ない小児，抗血小板薬や抗凝固薬服薬中の人，血小板減少症などで出血傾向のある人では出血が多量になり，ショック状態になりうるので，血圧，脈拍に注意が必要である.

また，頭皮に損傷がなくても，頭痛，めまいが生じることもあり，症状が軽減・消失するまでは，家庭での注意深い観察が重要で，症状悪化時には再受診する必要がある．とくに外傷後に一過性に意識を失う脳震盪は，CT 検査や MRI 検査での異常がなくても，受傷後 24 時間は注意を要するため，救急外来から帰宅させる場合には，患者の家族に十分な説明が必要になる.

＜重症頭部外傷＞

頭蓋骨，脳実質，脳血管に損傷のある頭部外傷をいう．意識を失ったり，手足の麻痺，失語など脳機能障害（巣症状）が多くみられ，生命の危険もあるため，臨床的には重症頭部外傷が重要になる.

●**頭部外傷の検査**

● **頭蓋骨単純 X 線検査**：頭蓋骨骨折がないかどうかを診断する．

● **頭部 CT 検査**：頭蓋骨骨折と脳実質の損傷，脳血管損傷による頭蓋内出血の有無を診断する．短時間で詳細な検査結果がわかり，頭部外傷では最も重要な検査である．

● **頭部 MRI 検査**：CT 検査では判断できない，脳実質の微細な損傷，頭蓋内の微少な出血や脳浮腫，脳血管損傷部位の詳細が診断できる．検査に時間がかかり，時に頭蓋骨骨折を診断しにくいという欠点があるため，頭部外傷での救急搬送時にすぐに行うことは少ない．

●**頭部外傷の緊急性の判断**

　頭皮が大きく裂けて大出血をしていても，頭蓋内に異常がなく，意識もしっかりしている人もいる．頭皮に異常がまったくなく，頭蓋骨骨折がないのに意識状態がわるい人もいる（時に昏睡であったりもする）．このように見た目の外傷の程度と，実際の症状とがかけ離れていることがよくある．救急外来で最初に患者に接する際には，まず**意識状態**（清明か否か）を確認する．意識清明の場合以外は重症頭部外傷を疑い，前述の検査も優先的に行う．そして瞳孔とバイタルサインを手早くチェックする．

●**頭部外傷の治療**

　検査で，脳実質を強く圧迫するような頭蓋内出血や，脳実質内の巨大な出血が発覚した場合は，脳ヘルニアが迫っていることが多く，緊急手術になる．それ以外では病態により異なるが，基本的に「脳に十分な酸素を送ること」と「脳圧を正常に保つこと」が目標になる．

●**急変を見逃さないための観察ポイント**

　p.82「臨床で役立つ知識／急変を見逃さないための観察ポイント」を参照．

1 ｜ 頭蓋骨骨折

A 病 態

｜頭蓋骨骨折とは

　頭蓋骨に起こった骨折であり，その部位と性状によって名称が異なる（本項では顔面骨骨折は取り扱わない）．通常，受傷部位の直下から骨折が生じる．

B 診断

どのような症状から疑われるか

高エネルギー外傷*を疑わせる受傷方法や，陥没の有無などを含めた身体所見，脳神経症状・髄液鼻漏*などの症状から疑う．

診察の進め方・確定診断の方法

頭部CT画像（**図Ⅲ-12-1**）や頭蓋骨X線像にて診断する．縫合線や血管圧痕との位置関係などで，診断に苦慮したり，見逃しが生じうるので注意が必要である．

重症度判定やステージ・臨床分類など

開放性骨折と閉鎖性骨折，陥没骨折と線状骨折，頭蓋円蓋部骨折と頭蓋底骨折（通常，円蓋部から連続する）などがある．

C 治療

主な治療法

骨折の性状と部位，症状から手術適応などが判断される．頭蓋内の出血を伴わない閉鎖性線状骨折であれば，原則手術加療は必要とされない．手術適応となった場合は，骨折の部位と性状に応じた修復方法が選択される．

合併症とその治療法

頭蓋内に急性硬膜外血腫や急性硬膜下血腫（いずれも後述）などの合併症がある場合には，その治療が主になることが多い．また，骨折に伴って頭蓋内血管に外傷性仮性動脈瘤が生じ，数週間以内に急速に増大して破裂することがあるため，血管の精査なども検討する．このほか，側頭骨骨折の際には顔面神経麻痺や聴力障害，視神経管骨折の際には視力障害などが生じることがある．視力障害がある場合は手術適応となることもある．

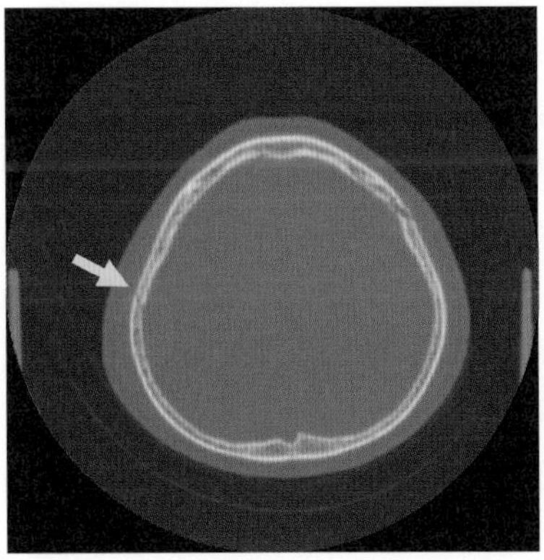

＊高エネルギー外傷
高所からの転落，車から放り出されるような自動車事故など，高いエネルギーが身体に加わることで生じる外傷をいう．

＊髄液鼻漏
頭蓋底を骨折した場合に，漏れた髄液が鼻腔を通じて鼻から外に出ること．

ピンポンボール型骨折
1歳以下の乳児にみられる骨折で，頭蓋骨が連続性を保ったまま，ピンポンボールを潰したような状態に陥凹する骨折をいう．成人に比べて頭蓋骨が柔らかいために起こる．骨折により脳を圧迫すると，てんかんなどの問題が生じるため注意が必要である．

図Ⅲ-12-1　頭蓋骨骨折のCT画像（骨条件）の例
矢印部に骨折線がみえる．

治療経過・予後

　骨折の部位や性状，合併する頭蓋内疾患などにより大きく異なる．頭蓋内に合併損傷がない骨折単独では生命予後にかかわることは少ないが，頭部外傷で入院となった患者のなかで，頭蓋骨骨折がある患者のほうが有意に予後不良という報告がある．これは相対的に大きなエネルギーが働いた頭部外傷であることを示していると思われる．

患者教育・退院支援

　骨折の部位・性状などや，合併する頭蓋内疾患などにより大きく異なるが，頭蓋内疾患を伴わない骨折の場合は早期に退院し，社会復帰することも多い．とくに開放性骨折の場合には感染や創部の管理に関する注意が必要である．

2 | 急性硬膜外血腫

A　病 態

急性硬膜外血腫とは

　頭部外傷に伴って硬膜外腔に血腫ができて脳実質を圧排する疾患である．

疫学

　19～40歳ごろが最も多く，交通外傷や転倒によることが多い[1]．局所性脳損傷の13.7%[2]（合併病変のない単純な急性硬膜外血腫は7.1%）を占めるとされている．

発症機序（図Ⅲ-12-2a）

　頭蓋骨骨折などに伴って硬膜を栄養する動脈（中硬膜動脈など）から出血することが原因であることが多い．

B　診 断

どのような症状から疑われるか

　外傷後の意識障害，頭痛，麻痺をはじめとする巣症状などが主な症状である．受傷から数時間程度（3～12時間以内が70%）経過してから意識障害にいたる，意識清明期*が認められることもある．後述の急性硬膜下血腫でも，6%で意識清明期が認められるという報告もある[3]．

診察の進め方・確定診断の方法

　病歴や症状から本疾患が疑われる場合には，頭部CT検査（図Ⅲ-12-3）などを施行する．頭部CT検査が緊急で施行できない場合は，身体所見から疑われる側の試験穿頭などが考慮されるが，止血の観点からその後の手術が

＊意識清明期
意識障害が生じた頭部外傷患者で，受傷直後は意識障害があるが，その後一定期間意識清明な時間があること．通常数時間ほどだが数分から数日と様々な報告がある．

メモ
外傷後，ある時間は会話可能であったが，その後急激な意識レベル低下をみる病態をtalk & deteriorateという．意識清明期と似ているが，会話できれば（GCSのⅤが3点以上）清明でなくてもよい．高齢者ほど予後不良．

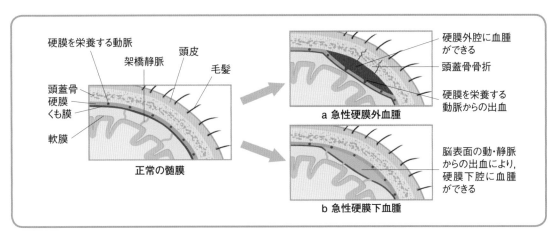

図Ⅲ-12-2 硬膜外血腫，硬膜下血腫の発症機序

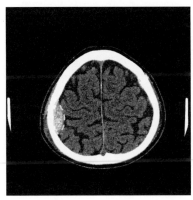

図Ⅲ-12-3 急性硬膜外血腫のCT画像の例
頭蓋骨直下に凸レンズ状の高吸収域を認める（**図Ⅲ-12-1**の頭蓋骨骨折と同一症例）.

施行できる施設で行ったほうが好ましい.

C 治療

主な治療法

意識障害と血腫の厚みをもとに手術の適応を判断する. 手術の場合，原則として全身麻酔下の**開頭血腫除去術**を行うが，急性硬膜下血腫などを伴う場合はそれに準じた術式となる. 症状が切迫している場合は，ベッドサイドで先んじて緊急穿頭術を検討することもある.

合併症とその治療法

多発外傷などを伴っている場合は，それによる合併症，ほかには意識障害に伴う心肺合併症などがある. 代表的なものとして，誤嚥性肺炎や肺血栓塞栓症，ほかにも尿路感染，褥瘡などが考えられる. 発症した場合にはそれぞれ適切な治療を迅速に開始するべきであるが，モニターや観察による早期発

> **看護のポイント**
> 急性硬膜下血腫の診断がついたら，何よりもまず手術の準備（手術室の確保など）をすることである. 動脈性の出血であり，急速に病態が悪化してしまうことを念頭に置いておこう.

見や適切な体位変換などによる予防が肝要である．てんかん発作などを伴う場合は抗てんかん薬による治療なども行われる．

治療経過・予後

急性硬膜外血腫の死亡率は，手術適応例で5〜10%といわれている（後述の急性硬膜下血腫のほうが全般に予後は不良である）．急性硬膜外血腫で手術となった患者のうち19〜57%が急性硬膜下血腫を合併している[4, 5]という報告もある．

患者教育・退院支援

後遺障害の程度によって退院目標も変わってくる．後遺障害に適したリハビリテーションと患者教育が必要である．治療後にリハビリテーションを行わず直接社会復帰するケースも多いが，入院中に発見できなかった高次脳機能障害などが，仕事や日常生活上の高負荷により顕在化することもある．それをきっかけに失職につながるなどの事態にならないよう，十分な準備と配慮が必要である．

また，てんかん発作などが出てくることもあり，とくに高エネルギー外傷を負うリスクのある仕事への復帰や運転をする場合は注意喚起が必要である．

3 ｜ 急性硬膜下血腫

A 病 態

急性硬膜下血腫とは

頭部外傷に伴って硬膜下腔に血腫ができて脳実質を圧迫する疾患である．

疫 学

頭部外傷で入院する患者の10〜20%は急性硬膜下血腫といわれ[3]，局所性脳損傷の53.2%[2]（合併病変のない単純な急性硬膜下血腫は35.4%）を占めるとされている．15〜30歳と45〜80歳で好発であり，前者では交通外傷が多く，後者では転倒が多い[3]．65歳以上が罹患者全体の40%を占める．スポーツ関連外傷や幼児虐待の死因などとして注目されることも多い．

発症機序（図Ⅲ-12-2b）

頭部外傷によって脳表の動脈・静脈や脳実質が損傷を受けるなどして，硬膜下に出血して発症する．

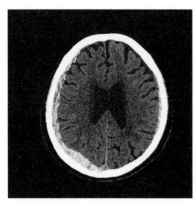

図Ⅲ-12-4　急性硬膜下血腫の CT 画像の例
三日月状の高吸収域が認められる.

B　診　断

どのような症状から疑われるか

外傷後の意識障害，頭痛，麻痺をはじめとする巣症状などが主な症状である.

診察の進め方・確定診断の方法

頭部 CT 検査（**図Ⅲ-12-4**）を施行するなど，急性硬膜外血腫と同様である.

C　治　療

主な治療法

手術適応の場合，原則として大開頭による**血腫除去術**を施行するが，脳挫傷（後述）の範囲が多いなどの場合には，減圧開頭術（外減圧術）や，挫滅*脳の内減圧術なども考慮される. 症状が切迫している場合は，ベッドサイドで先んじて緊急穿頭術を検討することがある. 手術以外では，重症例で低体温療法などが行われることがある. 低体温療法中のように，沈静などで意識レベルが評価できない場合は，とくに頭蓋内圧モニターを用いて頭蓋内圧モニタリングを行うこともある.

> **＊挫滅**
> 圧迫・衝撃や摩擦によって組織が破壊された状態をいう.

> **頭蓋内圧モニター**
> 頭蓋内圧を脳室ドレーン圧や，脳実質内・硬膜下に挿入した圧トランスデューサ（圧を電気信号に変換する装置）から測定する. GCS＜8，収縮期血圧＜90 mmHg，頭部 CT 検査での正中偏位・脳槽消失などが適応とされる.

合併症とその治療法

急性硬膜外血腫と同様である.

治療経過・予後

急性硬膜下血腫の死亡率は，手術適応例で 30～60%[3] という報告もある. 救命できたとしても，高次脳機能障害や遷延性意識障害などの後遺障害が残る可能性は高い. 高齢，搬送時の低意識レベルなどが予後不良因子である[6].

患者教育・退院支援

後遺障害の程度によって退院目標も変わってくる. 後遺障害に適したリハ

ビリテーションと患者教育が必要である．また遅発性にてんかん発作などが
生じることがあり，注意喚起をすることも勧められる．

4 外傷性くも膜下出血

A 病態

外傷性くも膜下出血とは

頭部外傷に伴って，くも膜下腔に出血を起こすことをいう．

疫学

頭部外傷による入院症例の約 4.2% で認められるといわれている．

発症機序

脳表の小血管からの出血や脳挫傷（後述）からの出血がくも膜下腔に流れ
込むことによって生じるといわれている．

B 診断

どのような症状から疑われるか

頭部打撲後の頭痛や意識障害の存在から本疾患を疑う．頭部打撲によるほ
かの病変（脳挫傷など）も伴っていることが多い．

診察の進め方・確定診断の方法

頭部 CT 検査や頭部 MRI 検査などで診断する．CT 検査でははっきり確認
されず，MRI 検査で初めて発見されることもある．合併する緊急性の高い病
変がある場合は，撮像に時間がかかる MRI 検査を急ぐべきではない．ただし
出血がびまん性に脳槽内に存在するような，動脈瘤性のくも膜下出血が疑わ
れる症例では，追加で CTA 検査や脳血管造影，MRA 検査などで血管を精査
し，出血源を検索する．

外傷で搬送されてきたような患者でも，外傷による強い衝撃や，外傷後の
疼痛による血圧上昇が原因で動脈瘤破裂をきたしたケース，あるいは動脈瘤
性くも膜下出血後に意識消失して転倒し，頭部打撲をきたしたケースなどを
常に頭の片隅に置いておかなければならない．

C 治療

主な治療法

合併するほかの頭蓋内占拠性病変（急性硬膜下血腫や急性硬膜外血腫など）
がなく，外傷性くも膜下出血単独であれば手術が行われることは通常ない．

合併症とその治療法

　出血量が多い症例では，動脈瘤性くも膜下出血と同様に脳血管攣縮（れんしゅく）や水頭症（すいとう）（しょう）といった合併症が遅発性に生じてくる可能性がある．脳血管攣縮は予後不良と有意に関連している．また，脳血管攣縮は外傷性くも膜下出血がない症例にも起こることがある（重症頭部外傷の 10〜40% 程度）．

　治療については，動脈瘤性くも膜下出血に伴う脳血管攣縮に準ずる（p.125 参照）．意識障害などに伴う全身合併症への対応については，急性硬膜下血腫などと同様である．

治療経過・予後

　合併するほかの病変次第で大きく予後は異なる．外傷性くも膜下出血のみでは通常，生命予後は良好である．ただし，脳挫傷などを伴わない比較的軽微な頭部外傷でも，まれに主幹動脈の断裂に伴う多量の非動脈瘤性くも膜下出血をきたし予後不良となることがある．

　なお，外傷性くも膜下出血を伴うことそのものは，ほかの種類の局所性脳損傷において予後不良因子とされている．

患者教育・退院支援

　合併症次第で大きく異なる．合併疾患がない場合は経過観察のみで退院できることが多いが，軽微でも脳実質の損傷を伴っていることが多く，やはり高次脳機能障害やてんかんなどについては注意喚起が必要である．なお，外傷性くも膜下出血の入院期間は最短でも 2 週間であり，2 週間までは患者の状態が回復していても退院とならない．理由としては，前述の脳血管攣縮が起こるためである．

5 ｜ 脳挫傷

A 病 態

脳挫傷とは

　頭部外傷などによって脳実質が損傷を起こし，出血や浮腫をきたすものである．

疫 学

　局所性脳損傷の 45.6% で脳挫傷を認めた[2]（脳挫傷単独であったものは 19.8%）という報告がある．小児は成人と比較して脳挫傷は発生しにくいといわれている．

発症機序

　外力によって脳実質内に大きな圧力勾配が発生した際に，その部位の直下に挫滅をきたすもの（直撃損傷，coup injury）と，対角線上の反対側に挫滅

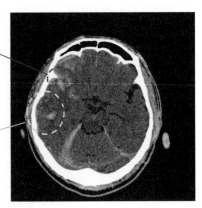

シルビウス裂のくも膜下腔に高吸収域が認められる（外傷性くも膜下出血）.

salt & pepper 様（高吸収域と低吸収域の混在）と脳内血腫になっている部分が認められる（脳挫傷）.

図Ⅲ-12-5　脳挫傷の CT 画像の例

をきたすもの（対側損傷, contrecoup injury）がある.

B 診 断

どのような症状から疑われるか

　頭部打撲後の頭痛や巣症状や意識障害から疑われる. talk & deteriorate する代表的な疾患といえるため, 注意が必要である.

診察の進め方・確定診断の方法

　外傷性くも膜下出血と同様である. 頭部 CT 検査で「salt and pepper」様といわれる, 高吸収域と低吸収域の混在が特徴とされる（**図Ⅲ-12-5**）. 小出血が癒合して大きな血腫となることもあり, その場合は外傷性脳内血腫とよばれる.

C 治 療

主な治療法

　脳挫傷単独であった場合でも, 脳の浮腫が強く脳ヘルニアを起こすようであれば, 減圧開頭術などを検討する. 複合的な血腫などを伴っていることも多く, 場合によっては先に穿頭して, ある程度血腫を取り除きつつ脳室ドレナージ術を行い, 1 日程度待機してから広範囲の減圧開頭を行う, といった治療方法も提唱されている.

合併症とその治療法

　急性硬膜外血腫と同様である.

治療経過・予後

　脳挫傷の範囲や合併する病変次第で大きく異なる. 脳挫傷で手術にいたった症例での死亡率は 20% 程度という報告もある [7].

後遺障害の程度や種類によって様々である点も含めて，外傷性くも膜下出血などと同様である．

6 びまん性軸索損傷

A 病態

びまん性軸索損傷とは

頭部外傷により，脳の神経線維が広範囲に断裂を起こすことによって起こる障害である．

疫学

交通外傷での受傷が多い．重症頭部外傷（GCS8以下）の約半分で認められるという報告もある．

発症機序

回転による剪断応力_{せんだんおうりょく}*などにより，神経細胞の軸索_{じくさく}が離断されて発症するといわれている．比較的軽症であれば基本的に可逆的_{かぎゃくてき}な脳震盪になり，重症であればびまん性軸索損傷になると考えられている．

*剪断応力
横断面で，ずれに応じて平行に，互いに逆向きに生じる応力（荷重を受けた際に物体の内部に生じる抵抗力）のこと．

B 診断

どのような症状から疑われるか

頭部外傷の受傷直後から6時間以上継続する意識障害があり，画像検索で説明可能な頭蓋内占拠性病変などが認められないものである．意識清明期などは認められない．

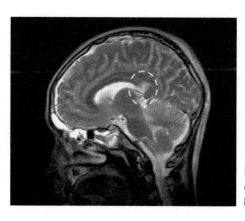

図Ⅲ-12-6　びまん性軸索損傷のMRI画像の例
脳梁にT2高信号域が存在する．

診察の進め方・確定診断の方法

　外傷性くも膜下出血と同様である．MRI 検査のなかでも SWI（susceptibility-weighted image，磁化率強調）法など特定の撮像手法でとくに検出しやすいという報告がある．また，神経線維を描出するトラクトグラフィという撮影方法で診断できるという報告もある．頭部 CT 検査では異常が認められないこともある．脳梁（のうりょう），灰白質・白質境界部（かいはくしつ），大脳基底核，上位脳幹などに小出血をみることが多い（**図Ⅲ-12-6**）．生存例の慢性期には脳萎縮が認められる．

C　治 療

主な治療法

　びまん性軸索損傷単独で手術を行うことはないが，合併する頭蓋内占拠病変（p.113 参照）などについては手術加療を行うことがある．

合併症とその治療法

　急性硬膜外血腫と基本的には同様だが，強い意識障害を伴うことが多く，全身管理などを行う必要がある．

治療経過・予後

　患者の最終的な予後は，合併する局所性脳損傷よりもびまん性脳損傷によって決定されると報告されている．ICU に入室したびまん性軸索損傷の例では，死亡率は 44% にものぼるといわれている[8]．高齢であるほど予後はわるく，小児例では比較的予後がよいという報告もある．

患者教育・退院支援

　高次脳機能障害をはじめとした障害が残ることがあり，後遺障害に応じた支援と，とくに社会復帰に関連してトラブルとならないよう配慮が必要である．病識の欠如などもあり，本人への聴取だけでは正確な現状が把握できない可能性もあるので，周囲の人からも情報収集できるとよい．重度の意識障害を後遺した場合には社会復帰は困難である．

7　慢性硬膜下血腫

A　病 態

慢性硬膜下血腫とは

　比較的軽微な頭部外傷によって硬膜下血腫ができ，数週間から数ヵ月かけて血腫が増大していき，脳実質を圧迫する疾患である（Ⅲ章 9 節，p.229 参照）．

疫 学

　発症率は 65 歳以下で 10 万人あたり 3〜4 人であるのに対して，65 歳以上では 10 万人あたり 58 人になるといわれている [9]．男女比は男性 64% と男性に多い [10]．

発症機序

　外傷などを契機に架橋静脈＊周囲のくも膜が破綻し，そこに血行を伴う被膜が形成され，被膜内部で慢性的に血腫が増大してくるといわれている．増大に要する期間は数週間から数ヵ月程度である．若年者の場合は，低髄圧症候群やくも膜囊胞なども発症にかかわることがある．

　高齢者は，相対的に硬膜下腔にスペースが多く，出血を起こしたとしてもそれを遮るものは少ない．加えて出血が起こりやすくなる抗血栓療法を受けている高齢者も多く，慢性硬膜下血腫を生じる確率が高い．

B　診 断

どのような症状から疑われるか

　認知機能低下や歩行障害，片麻痺などの巣症状，若年者では頭痛などをきっかけに診断されることが多い．受傷後 1〜2 ヵ月頃に症状がみられることが多い．

診察の進め方・確定診断の方法

　病歴や症状から本疾患が疑われる場合には，頭部 CT 検査（**図Ⅲ-12-7**）や MRI 検査を施行する．慢性か急性かによって対応が全く異なるためこの診断が重要だが，これには画像だけではなく，臨床経過の入念な聴き取りが必要である．患者本人からの聴き取りは困難なことも多く，その場合は周囲の人間から聴き取れるとよい．

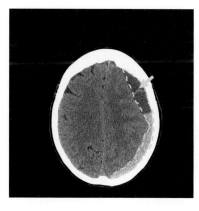

図Ⅲ-12-7　慢性硬膜下血腫の CT 画像の例
三日月状に複数の吸収値が混在した占拠性病変が存在．鏡面形成（重力にしたがって 2 層になること）している．矢印部には隔壁が形成されている．

C　治療

主な治療法

臨床症状が顕在化しており，それを説明しうる血腫があるならば，局所麻酔下での穿頭血腫ドレナージ術が適応になる．術後のドレーン管理が必要になることが多いが，症例によってはドレーンが挿入されないことがある．手術が適応とならない症例については薬物療法（トラネキサム酸，柴苓湯^{さいれいとう}）を行うこともある．

合併症とその治療法

高齢者では，長期間診断されないで放置されると，廃用症候群にいたっていることがある．

治療経過・予後

手術を施行した患者では，数日から1週間程度で退院となることが多い．ただし，手術を施行した症例のおよそ13.6%で**再発**が認められる[10]という報告もあり，症状再発について患者や家族に説明することが重要である．抗血栓療法（とくに抗凝固療法）が再発のリスクを高めるといわれている[9]．そもそも高齢者に多い疾患ということもあり，米国では1年後の死亡率が32%という報告もある[11]．

症状がなく，少量の慢性硬膜下血腫があるまま生活している患者もいる．

患者教育・退院支援

高齢者に多く，とくに独居だった場合などに退院先が問題となることがある．入院中に**せん妄***になることも多く，同居家族がいる場合でも自宅退院への理解が得られにくいこともある．せん妄を起こした場合には，無理に入院を長期化させるとそのまま認知症や廃用症候群になることも多く，十分な病状説明により同居家族の理解を得られるよう，配慮が必要である．

再発予防に関しては，転倒を繰り返さないように周辺環境を整えることや，不必要にみえる抗血栓療法が行われている場合などは，処方医に確認して，中止できるものは中止することなどである．

＊せん妄
意識障害の一種で，急性に発症して一過性の精神症状（見当識障害，幻覚などを伴う興奮状態など）が出現する病態．

●引用文献

1) Miekisiak G, Czyz M, Tykocki T et al：Traumatic brain injury in Poland from 2009-2012：A national study on incidence. Brain injury **30**（1）：79-82, 2016
2) 小野純一，小川武希，鈴木倫保ほか：わが国における頭部外傷の最近の動向：One Week Study 2005 と 2012 の比較検討から．神経外傷 **36**（2）：129-135，2013
3) Karibe H, Hayashi T, Hirano T et al：Surgical management of traumatic acute subdural hematoma in adults：a review. Neurologia medico-chirurgica（Tokyo）**54**（11）：887-894, 2014
4) Tallon JM, Ackroyd-Stolarz S, Karim SA et al：The epidemiology of surgically treated acute subdural and epidural hematomas in patients with head injuries：a population-based study. Canadian journal of surgery. Journal canadien de chirurgie **51**（5）：339-345, 2008
5) Taussky P, Widmer HR, Takala J et al：Outcome after acute traumatic subdural and epidural haematoma in Switzerland：a single-centre experience. Swiss medical weekly **138**（19-20）：

281-285, 2008

6) Lenzi J, Caporlingua F, Caporlingua A et al：Relevancy of positive trends in mortality and functional recovery after surgical treatment of acute subdural hematomas. Our 10-year experience. British Journal of Neurosurgery **31** (1)：78-83, 2017

7) Akyam LR, Gudla V, Jyothi SM：Factors affecting the surgical outcome of patients with cerebral contusions. International Surgery Journal **2** (4)：665-669, 2016

8) Chelly H, Chaari A, Daoud E et al：Diffuse axonal injury in patients with head injuries：an epidemiologic and prognosis study of 124 cases. Journal of Trauma and Acute Care Surgery **71** (4)：838-846, 2011

9) Nathan S, Goodarzi Z, Jette N et al：Anticoagulant and antiplatelet use in seniors with chronic subdural hematoma：Systematic review. Neurology **88** (20)：1889-1893, 2017

10) Baechli H, Nordmann A, Bucher HC et al：Demographics and prevalent risk factors of chronic subdural haematoma：results of a large single-center cohort study. Neurosurgical review **27** (4)：263-266, 2004

11) Miranda LB, Braxton E, Hobbs J et al：Chronic subdural hematoma in the elderly：not a benign disease. Journal of neurosurgery **114** (1)：72-76, 2011

13 小児脳神経外科疾患

1 発生異常

　発生異常とは，胎生中に生じた形成異常である．中枢神経は，発生が最も早く，その発達は出生までの長期間にわたるため，障害を受ける頻度は他の臓器に比べて高い．早期の障害ほど広範かつ高度になる傾向がある．

1-1 神経管閉鎖不全

A 病態

神経管閉鎖不全とは

　胎生期の神経の発生においては，神経板が形成され，その頭尾側両端が癒合して神経管*を形成し，さらに周囲の構造物が閉鎖し神経管の閉鎖が完了する．これらの過程が障害されると神経管閉鎖不全となる．
　頭部の神経管閉鎖不全は二分頭蓋とよばれ，さらに外表に露出されるかどうかで，開放性と閉鎖性に分類される．開放性二分頭蓋には無脳症が，閉鎖性二分頭蓋には脳瘤や先天性皮膚洞が分類される．また尾側の障害は二分脊椎とよばれ，二分頭蓋と同様に開放性と閉鎖性に分類される．開放性二分脊椎には脊髄髄膜瘤が，閉鎖性二分脊椎には脊髄脂肪腫（後述）や先天性皮膚洞などが分類される．

> *神経管
> 中枢神経（つまり脳と脊髄）の元となる管状の構造物．

疫学

　無脳症は1,000出生あたり0.3人，脳瘤は1万出生あたり1〜3人といわれている．脳瘤は，日本では後頭部が約70％と多いが，東南アジアでは前頭部，前頭蓋底に多く地域差がある．脊髄髄膜瘤は，日本では1万出生あたり5人程度であるが，世界的には減少傾向にある[1]．妊娠期の葉酸の経口摂取で神経管閉鎖不全の予防が周知されてきているからと考えられるが，日本ではまだ不十分である．

発症機序

　神経組織の過成長，閉鎖した神経管の再開放（reopening），神経管形成に関与する中胚葉の障害などの説がある．

症状

　頭部の神経管閉鎖不全のなかで，脳，頭蓋，皮膚が欠損している無脳症は生存できない．生存可能な例としては，脳瘤，先天性皮膚洞がある．脳瘤は，頭蓋内容が頭蓋外に脱失して嚢瘤を形成し，その中に脳，髄膜，髄液が脱出する．また，外観の観察で明らかな場合も多く，出血，潰瘍，血管腫や，2次的に皮膚を欠いていることもある．

　先天性皮膚洞は，中枢神経系と体表が交通する疾患であり，皮膚陥凹が特徴的である．頭部の皮膚開口部は後頭部に多く，脊髄では腰仙部に多い．後頭部皮膚洞の瘻管の多くは，脳槽や小脳，第四脳室内に達し，脊髄でも軟膜を貫通し脊髄内に連続する．髄膜炎や膿瘍などの髄腔内感染や脊髄の係留，合併する類皮腫による脊髄圧迫をきたすため治療が必要である．

　脊髄髄膜瘤は，腰椎部，腰仙部に最も多く（約70%）発生する．嚢胞の中央部には板状の神経組織（プラコードとよばれる）が露出しており，これは閉鎖しなかった脊髄である．症状は，脊髄髄膜瘤が発生した脊椎のレベルにより，下肢の動き，感覚障害の程度が異なる．膀胱直腸障害はほぼ全例で合併し，また出生後の脊髄髄膜瘤閉鎖術後に水頭症や小脳扁桃が下垂するキアリⅡ型奇形を合併する．

B　診　断

診断の進め方・確定診断の方法

　脳瘤は，超音波検査で妊娠20週以前からの診断も可能ではあるが，より詳細な情報を得るには胎児MRI検査が優れている．生後の画像診断で脳瘤の部位や逸脱する脳の程度，水頭症の有無，静脈洞との関係などを精査し，治療法を決定する．

　先天性皮膚洞でもMRI検査が有用であり，頭蓋内病変と連続する皮膚洞瘻管が描出される．

　脊髄髄膜瘤も妊娠中期以降の超音波検査，胎児MRI検査で診断されることが多く，その場合には脊髄髄膜瘤の部位，程度などを中心に評価する．また，母体の血清α-フェトプロテイン（AFP）の上昇が診断のサポートとなる．

　出生後，準緊急での対応が必要なことから，出産前に診断をつける必要がある．出生後は外表所見，脊髄障害による神経症状の評価，水頭症の評価が重要である．

C 治療

主な治療法

　脳瘤の場合，感染予防および整容目的に瘤を取り除く．破裂している場合には感染予防のため出生後48時間以内に手術を行うことが原則である．

　先天性皮膚洞では，感染を起こす前に速やかに皮膚洞の摘出を行うことが大切である．また，脊髄係留のある場合には，その解除，類皮腫が合併する場合にはその摘出を行う．

　脊髄髄膜瘤では，出生前診断されている症例は産科，脳神経外科，小児科が連携を図り治療にあたる．感染予防の意味でも出生後48時間以内に瘤の修復を行うのが原則である．瘤の修復による神経機能脳回復はほとんど期待できない．

合併症とその治療法

　脳瘤の術後合併症は，髄液漏とそれによる髄膜炎が挙げられる．硬膜が欠損し修復ができない場合には，脳室-腹腔シャント術が必要となる場合もある．

　脊髄髄膜瘤の術後合併症としては，創部からの髄液漏に加え，術後水頭症，キアリⅡ型奇形をきたすことがある．水頭症の合併は，その後の知能予後に影響を与えるため，必要があれば脳室-腹腔シャント術を施行する．シャント術を施行してもキアリⅡ型が改善せずに，神経症状が出現する場合には減圧術を検討する．

治療経過・予後

　脳瘤は，発生部位や脳瘤内への脳組織の脱出の程度，水頭症などの合併病変の有無が予後に大きな影響を与える．

　先天性皮膚洞は，類皮腫を合併するなど脊髄の癒着が強い場合や，術前に感染を起こし膿瘍を形成した場合などは神経症状が残存する．

　脊髄髄膜瘤の予後は，病変の高位に大きく影響を受ける．下肢の運動能力や脊柱変形は，病変が高位になるにつれて高率となる．排尿障害は多くの症例で合併するため，排尿コントロールや感染管理が重要である．また，知能の予後は合併する水頭症や，先天性の脳梁欠損などの異常に影響を受ける．水頭症非合併例では10歳前後のIQはほぼ正常だが，合併例ではIQ75程度と軽度の学習機能低下を認める．欧米では脊髄髄膜瘤患児に対する，子宮内胎児手術が行われ始め，比較的良好な成績を報告しているが，さらなる検討が必要である．

患者教育・退院支援

　脊髄髄膜瘤は，約半数が社会的に自立するが，約30%は部分的な介助が必要な状態，10%程度は全介助の状態までADL（日常生活動作）が低下するとされている．低位（L2レベル以下）の髄膜瘤では社会的に自立できることが

多いが，水頭症合併シャント症例では QOL（生活の質）が低下する傾向にある．運動能力，脊柱変形に関しては下肢装具の使用で歩行をサポートし，また膀胱直腸障害に関しては，排尿困難な場合には自己導尿の指導などで感染を予防する．

　また，知能の予後に関しては，疾患により障害を伴うことがある旨を家族が理解できるような指導が必要である．小児科，整形外科，脳神経外科，泌尿器科などで密に連携をとり，患者・家族をフォローしていく必要がある．

1-2 脊髄脂肪腫

A 病態

脊髄脂肪腫とは

　脂肪組織と結合組織で形成される腫瘍であり，一部平滑筋や神経組織，骨組織などの組織が混在する場合がある．成長や肥満に伴って容積が増える特徴がある．閉鎖性二分脊椎を代表する発生異常である．

疫学

　二分脊椎のなかでは最も頻度が高く，10 万出生あたり 16 人といわれ，男女比は 2：1 で女児に多いとされる．部位としては脊髄円錐部が 75～85%，脊髄終糸が 10～15% である[2]．

発症機序

　神経管の形成障害により発生する．より早期の 1 次神経管形成障害では主に脊髄円錐部，2 次神経管形成異常では脊髄終糸部の病変が特徴的である．

症状

　脊髄円錐部病変では，脂肪腫の病変に一致した皮膚病変（皮膚陥凹，血管腫，異常毛髪，人尾*）を伴うことが多い．一方，脊髄終糸部病変では，下部尿路や消化管の形成異常を伴うことがある．脊髄症状の原因は，主に脊髄係留によるものだが，大きな脂肪腫では直接脊髄の圧迫によるものや，それに伴う脊髄空洞症によるものがある．神経症状は，膀胱直腸障害や下肢の麻痺，変形，感覚障害，疼痛が主である．

　生後 6 ヵ月までの乳児では，半数以上が神経症状を呈さないが，年齢が高くなるにつれて症状を呈する率は高くなる．脂肪腫そのものも児の成長に伴い大きくなるケースが多いため，症候性の場合には係留解除術の適応とされる．非症候性の場合に予防的に手術を行うかは議論があるが，症状が増悪してからの係留解除では症状の改善は見込めないことより，時期を逸さないための慎重な経過観察が必須である．

> **＊人尾**
> 出生時より認められる尾様の突起のこと．二分脊椎の存在を疑わせる皮膚異常である．

B 診断

診察の進め方・確定診断の方法

上記に挙げたような皮膚所見から本疾患が見つかることが多い. 単純X線検査, CT検査では腰椎の変形を認めることが多く, MRI検査で脂肪腫や, それに伴う脊髄空洞症を認める.

C 治療

主な治療法

手術の主な目的は, 脊髄の係留を解除することと, 脂肪腫による直接の脊髄圧迫を解除することである. 脊髄と脂肪腫の位置関係によって手術の難易度は大きく変わるが, 係留を解除したうえで, 症状を増悪させずに摘出できる範囲で摘出を行うというのが基本的な考え方である.

合併症とその治療法

合併症として, 髄液漏や手術による神経症状の増悪は1〜5%程度とされている. 神経症状を増悪させないために, 術中は下肢や肛門括約筋の筋電図で評価しながら摘出を行う. また, 手術によって症状が改善するケースは15〜50%とされており, 運動障害や疼痛は改善する例が多いが, 膀胱直腸障害や感覚障害は改善しにくいとされる.

治療経過・予後

慢性期に注意することとして, 脊髄の再係留と脊髄空洞症の発生が問題となる. 下肢, 肛門痛, 腰痛, 麻痺, 感覚障害, 膀胱直腸障害の悪化などをきたす. 再係留は画像検査のみでは発見しにくく, 術後経過で増悪する神経所見を早期に発見し, 慎重に評価する必要がある. 再係留を認めた場合は再度の係留解除術, 脊髄空洞症を認めた場合には脊髄くも膜下腔シャント術が必要となる場合がある.

患者教育・退院支援

術後慢性期に症状が増悪するケースも20〜50%程度あるため, 脳神経外科, 小児科, 泌尿器科による慎重な長期間の経過観察が必要である.

1-3 くも膜嚢胞

A 病態

くも膜嚢胞とは

くも膜嚢胞はくも膜に包まれ, 内部に髄液様の液体が貯留したもので, くも膜の発生異常に生じた先天性の嚢胞であるものを指す. これに対し, 後天

性に手術，外傷，感染に続発するものを2次性くも膜嚢胞とよぶ．以下，先天性くも膜嚢胞について述べる．

疫 学

発生頻度は約1%程度とされ，男児に多く，約3/4が小児期に発見される．明らかな遺伝性はない．

発症機序

くも膜の発生異常に伴い，内外2層に分かれたくも膜の間に液体が貯留する．

症 状

大部分が無症候性であるが，嚢胞の発生部位に応じて頭痛，麻痺，てんかん発作や頭囲拡大，発達遅滞を認める場合がある．また髄液循環を妨げることにより水頭症をきたすことがある．嚢胞が周囲の脳や神経を圧迫することによる症状として，視神経圧迫による視力障害，視床下部圧迫による下垂体機能低下，思春期早発症，脳梁欠損の合併をきたす場合がある．

B 診 断

どのような症状から疑われるか

無症候性のものは，画像検査により偶然発見される場合が多い．小児では，頭囲拡大を指摘され，発見される例もある．

診察の進め方・確定診断の方法

単純X線検査では，嚢胞による慢性の圧迫の影響で，頭蓋骨の膨隆や菲薄化を認める．また，CT検査やMRI検査では髄液と同様の嚢胞を認める．脳槽造影検査により嚢胞と周囲の髄液腔の交通性が評価でき，その後の治療方針の一助となる．

C 治 療

主な治療法

嚢胞による神経の圧迫症状，頭痛，水頭症など症候性の場合には，手術治療が必要となる．嚢胞の部位や大きさ，周囲の髄液腔との交通性により開頭術，内視鏡による開窓術，嚢胞シャント術などが選択される．無症候性の場合は議論になる点であるが，現在は手術を行わず経過観察を行うことが多いと考えられる．ただし，頭痛や発達障害などの非特異的な症状がある場合は，それが嚢胞によるものかは判断が難しく，患者ごとに詳細に検討する必要がある．とくに新生児期から乳幼児期に発見されたくも膜嚢胞は，その後増大をきたす確率が高いとされるため，発育や頭囲，症状，画像検査などで総合して手術の必要性を判断する．

治療経過・予後

　一般的に予後は良好である．無症候性くも膜嚢胞の経過観察例では，その後の硬膜下血腫・水腫の可能性が 0.1%/year 程度あるとされる一方で，自然縮小する例もある．

　症候性くも膜嚢胞で手術治療を行ったものは，局所の圧迫症状や頭蓋内圧亢進症状はほとんどが改善するが，発達遅滞や行動異常などの症状の改善は難しい．

患者教育・退院支援

　手術治療した患者に対しては，術後の嚢胞の再発や，硬膜下液体貯留などをきたす場合があるので注意が必要である．無症候性の経過観察例に関しては，経過観察中に嚢胞の増大や硬膜下水腫・血腫など，悪化する可能性があることを説明する必要がある．また，頭部外傷を起こさないよう注意が必要であり，ボクシングなどの競技は行わないよう伝える．

1-4　頭蓋縫合早期癒合症

A　病態

頭蓋骨縫合早期癒合症とは

　頭蓋縫合が早期に癒合することにより，頭蓋の発育が障害され狭小化，変形をきたす疾患である．

疫学

　発生率は 1,000 出生あたり約 0.5 人とされ，矢状縫合の単一縫合早期癒合が 75〜80% と最も多い．また頭蓋縫合に加え顔面骨や指，四肢に先天性の形成不全を合併しているものを症候群性頭蓋縫合早期癒合症といい，そのうちクルーゾン（Crouzon）症候群が 10 万出生あたり 1.6 人，アペール（Apert）症候群が 10 万出生あたり 1.5 人と頻度が高い[3]．症候群性頭蓋縫合早期癒合症では FGFR2 遺伝子の異常による常染色体優性遺伝が多い．

発症機序

　頭蓋骨の骨化の過程におけるシグナル伝達のいずれかの異常で頭蓋縫合早期癒合症を発症する．

症状

　非症候群性の早期癒合症では，早期癒合する縫合により特徴的な頭蓋の変形をきたす（舟状頭蓋，三角頭蓋，斜頭蓋，尖頭蓋など）．たとえば矢状縫合早期癒合症では，前後方向に頭蓋が拡大するため舟状頭蓋という特徴的な形状をきたす．また症候群性の症例では，複数縫合の早期癒合をきたすことも多く，クローバー様頭蓋が有名である（クルーゾン症候群，アペール症候群，ファイファー症候群などがある）．整容面の問題のほか，頭蓋狭小化に伴う頭

頭蓋縫合の早期癒合

頭蓋縫合とは，頭蓋骨の各部（前頭骨，側頭骨，頭頂骨，後頭骨など）が靱帯によって連結することをいい，年齢とともに癒合する．主要なものに，前頭縫合，矢状縫合，冠状縫合，ラムダ縫合がある（前頭縫合以外はすべて成人期に癒合するとされる）．頭蓋縫合の早期癒合とは，縫合線が通常よりも早期に癒合することを指す．

蓋内圧亢進症状による発達遅滞，視力障害，うっ血乳頭などをきたしうる．

B 診断

どのような症状から疑われるか

非症候群性の早期癒合症の場合には，肉眼的な頭蓋骨の変形や，頭囲の拡大・狭小化，大泉門の早期閉鎖などで発見されることが多い．症候群性の場合には，出生時より合併する四肢などの形成不全や，特徴的な頭蓋形状，頭蓋内圧亢進症状などで発見される．

診察の進め方・確定診断の方法

上記に述べた症状を認める場合には，頭部 X 線検査，CT 検査，MRI 検査などの画像検査および眼底検査によるうっ血乳頭のチェックや発達障害のチェックなどが必要である．X 線検査では，早期癒合をきたした縫合は特徴的な骨硬化像を認める．また 3D-CT 検査では，より正確に早期癒合症を診断可能とする．また MRI 検査で脳溝の狭小化や静脈の拡張など，頭蓋内圧亢進を示唆する所見を確認する．

C 治療

主な治療法

手術加療の適応となるのは，頭蓋内圧亢進症状をきたすものや，顕著な形状変化をきたす場合である．生後 3ヵ月以内に発見された矢状縫合早期癒合症では縫合切除術，それ以外では生後 6ヵ月～1 歳頃に頭蓋形成術を施行する．頭蓋形成術は現在，開頭術による頭蓋形成と延長器を用いた骨延長術が主流である．術前に十分に検討し，術後の頭蓋形状を念頭に置き適切な術式を選択する必要がある．それ以降に発見されたものに関しても，骨延長術など，早期癒合した縫合に応じて頭蓋形成術を行うが，成長に応じたリモデリング*が起こりにくくなる．

＊成長に応じたリモデリング
頭蓋骨が吸収と形成を繰り返しながら徐々に成長していくこと．手術により正常な頭蓋骨発育が損なわれることがある．

合併症とその治療法

頭蓋骨縫合早期癒合症の患者では，静脈，静脈洞が発達していることが多く，手術におけるこれらの損傷による出血には十分な注意が必要である．またスフィンクス体位という特殊な腹臥位での手術が行われることも多く，眼球圧迫による失明や，頸部過伸展による脊髄損傷などに注意が必要である．さらに術中の硬膜損傷による髄液漏は，創部感染や髄膜炎，脳炎のリスクが高くなる．

治療経過・予後

単一縫合の早期癒合では，かつては頭蓋変形のみと思われていたものでも，昨今の報告では高次脳障害をきたすことが多い（40～60%）というもの

が多く，治療適応の決定は症例ごとに慎重に評価する必要がある．症候群性の症例では，その他の合併形成不全もあり神経予後は不良である．また術前から知能発達障害や視神経萎縮をきたしている症例では，頭蓋内圧を正常化しても症状改善は難しい．

患者教育・退院支援

　術後慢性期の頭蓋の再狭小化により再手術が必要となる症例もあり，術後定期的な画像検査は必要である．

2 ｜ 小児の脳血管疾患

　小児の脳卒中は，成人で多くみられるような動脈硬化などの生活習慣を原因とするものは少ない．症状としては，片麻痺や失語，意識障害，けいれん，頭痛などが多いが，軽微な症状では発見しにくい場合がある．原因としてはもやもや病，脳動静脈奇形，海綿状血管腫，脳動脈瘤，そのほか全身性の出血性素因や脳腫瘍などが挙げられる．以下，小児のもやもや病を取り上げる．

2-1 ｜ 小児のもやもや病

A 病態

小児のもやもや病とは

　成人のもやもや病と同様であるが，小児では虚血症状を初発とするものが多いという特徴がある．また症状がわかりにくく，精神的なものとされ診断が遅れることも多い．

疫学

　5歳を中心とする小児型と，30〜40歳を中心とする二峰性を示すとされる．

発症機序

　家族性のものは約12.1%程度とされ，最近では*RNF213*遺伝子の関与が注目されている．基本的な病態としては，内頸動脈や中大脳動脈など脳前半部（ウィリス［Willis］動脈輪前半部）の進行性の閉塞である．それに伴い側副血行路が発達し，画像上「もやもや」と観察される．

症状

　小児では，脱力発作，感覚異常，てんかん発作，頭痛などの虚血症状を認めることが多い．また，虚血による学力低下もみられる．発作は過呼吸（啼泣，笛などの楽器演奏，熱い食べ物を吹いて冷ますなどをした際）で誘発され繰り返される．3歳以下では脳梗塞を繰り返す，急激に進行する，重症化するケースもありとくに注意が必要である．成人に比べまれではあるが，脳

出血をきたすこともある.

B 診断

診察の進め方・確定診断の方法

　もやもや病の診断基準に沿って診断を行う. 上記の症状により疑った場合には頭部 MRI/MRA 検査を行い, 脳血管の狭窄・閉塞所見や, 脳萎縮などをチェックする必要がある. 以前は脳血管造影検査を施行したケースも多かったが, 現在では MRA 検査や CTA 検査で代用できるため, 必ずしも行われなくなっている. また脳循環・代謝を確認するために, SPECT 検査や PET 検査を行う場合がある. 安静時の脳血流が落ちている場合には, アセタゾラミド負荷を行う場合もあるが, 適正使用指針に従って適応を厳密に検討する必要がある.

C 治療

主な治療法

　原疾患に対する内科的治療で効果の証明されているものはほとんどない. 症候性のもやもや病に対しては, 血行再建術が必要となることが多い. 血行再建術は, 直接血行再建術（浅側頭動脈−中大脳動脈吻合術）と間接血行再建術に大別される. 直接血行再建術は血管吻合によるバイパス術, 間接血行再建術は帽状腱膜（p.51, 図Ⅰ-2-23 参照）や側頭筋, 硬膜などを脳表に接着させ, 血管新生により虚血症状を改善するものである. 脳梗塞などの虚血症状が主な場合には, 血行再建術のよい適応とされ, とくに小児のもやもや病では間接血行再建術が選択されるケースが多い. 脳虚血発作を繰り返す場合などには直接血行再建術の併用を行う場合もある. 一方, 出血性もやもや病に対する直接血行再建術は議論のある部分であり, 出血予防に有用とするデータもあるが, 慎重に適応を検討する必要がある.

合併症とその治療法

　術前後の合併症で重要なものとして脳梗塞が挙げられる. 吸入麻酔, 脱水, 貧血, 血圧低下などがその原因として考えられる. 術後管理として, 貧血や脱水の予防または酸素吸入などを行い, 慎重に管理する必要がある. また術後合併症としててんかん発作, 創部感染（皮弁の血流低下による）が挙げられる.

治療経過・予後

　早期に発見された小児もやもや病の予後は良好であり, 約 90% の症例で無症状もしくは軽度の神経症状を残す程度である. しかし, 乳幼児期に症状を呈した症例などでは進行が速く, 重篤な脳梗塞などをきたすこともあり, 注

＊可塑性
外的要因・刺激によって
その性質が変化すること.

意が必要である．また，乳幼児の脳は可塑性[＊]があり，麻痺や失語症状を認める場合でも数年の長期経過で徐々に症状が改善することもある．

患者教育・退院支援

　上記のように長期的に神経学的に改善を認めることも多く，また小児の脳は可塑性ゆえに発症早期からのリハビリテーションがその後の症状改善につながる．そのため退院後の保育園・幼稚園，学校などの環境整備や，長期的なリハビリテーションを行うための児の精神的ケアが非常に重要となる．なお，女性のもやもや病の患者の妊娠・出産に関しては，外科的治療後は支障がないとされているが，産婦人科，麻酔科，脳神経外科などが密に連携をとることが重要である．

3 ｜ 小児脳腫瘍

　p.146「小児脳腫瘍」参照．

4 ｜ 小児期水頭症

A 病 態

小児期水頭症とは

　脳室やくも膜下腔に異常に脳脊髄液が貯留し，脳室拡大および頭蓋内圧が亢進した状態である．発症機序に基づいた分類として，閉塞性水頭症と交通性水頭症に分類される．原因によって分類すると先天性水頭症と続発性水頭症に分けられる．

疫学

　先天性水頭症は 1 万出生あたり 3.8 人であり，続発性水頭症の原因としては低出生体重児の脳室内出血後水頭症，髄膜炎後水頭症が多いとされている[4]．

発症機序

　閉塞性水頭症の機序としては髄液循環路の閉塞が原因とされており，交通性水頭症の機序としては髄液の産生過剰または吸収障害とされている．

症状

　胎児期の超音波検査で発見される場合も多くなってきているが，大泉門閉鎖前（おおむね 2 歳以前）だと，頭囲の拡大，大泉門緊満，頭皮静脈の怒張，落陽現象（p.234 参照），発達障害などで発見される場合が多い．大泉門閉鎖後では，縫合離開，頭痛，嘔吐，意識障害，視神経萎縮，発達障害を主訴に

発見される.

B　診　断

診察の進め方・確定診断の方法

　胎児期では，超音波検査で脳室の拡大を確認し診断する．出生後では，上記診察所見に加え，頭囲曲線の推移や発達テスト，眼底所見などが重要な所見となる．水頭症を疑う場合には頭部 CT 検査を施行し，脳室拡大で診断されることも多い．その際には MRI 検査を追加し，水頭症の原因精査や合併する形態異常を診断する.

C　治　療

主な治療法

　小児期水頭症の治療のゴールは，頭蓋内圧亢進状態を解除し救命を行うことは当然ながら，その後の発育に対する悪影響をできるだけ排除し，精神・運動発達を促す環境をつくることである．原因疾患にもよるが，水頭症の治療としてはシャント術が一般的であり，ルート別に脳室-腹腔シャント術，脳室-心房シャント術，腰椎-くも膜下腔シャント術がある．一時的に頭蓋内圧のコントロールが必要な場合には脳室ドレナージ術を行い，髄液を体外に排出し頭蓋内圧を管理する．長期間の脳室ドレナージは感染のリスクが高くなる．また水頭症のうち閉塞性水頭症の場合には，内視鏡的第三脳室底開窓術を行い，第三脳室と脳槽に交通をつけることで脳圧を管理することが可能な場合もある．どの治療を選択するかは，水頭症の原因や患児の年齢などを総合的に判断し決定する必要がある.

合併症とその治療法

　シャント術の合併症としては，異物が留置されることによるシャント感染やシャント機能不全（詰まり）が長期的に問題となる．シャント感染をきたした場合には，基本的にシャントシステムを抜去し，抗菌薬治療が必要となる．シャント機能不全が疑われる場合には，頭部 CT 検査，シャント造影検査などを行い，シャント不全の診断を速やかに行い，再建術が必要となる．また，小児期特有の合併症としては，身長が伸びるにつれてカテーテルの断裂や，腹腔管の抜去などがあり，新生児期に留置した患者では，10 歳前後でシャント再建術が必要となることも多い．また長期間のシャント術による合併症として，髄液過剰排出（スリット状脳室）が挙げられる．長期間の留置により脳室が狭小化し，また脳の弾性が乏しくなることで，シャント機能不全により頭蓋内圧が亢進しても CT 画像上は脳室が狭小化したままとなる．あくまでも画像上で狭小化しているだけであり，頭蓋内圧は亢進しているた

め非常に注意が必要である．予防するためには，シャントシステム圧可変式バルブなどを用い，髄液の過剰排出に注意する．内視鏡的第三脳室底開窓術は，上記のようなシャント留置による合併症は起こらないが，治療無効例も多く，手術適応はいまだ多くの議論がなされている状況である．

治療経過・予後

　シャント合併症の多くは，留置後2年以内に起こるとされる．2歳以下でシャント術を施行した児童のうち約60%は就学可能であり，IQ90以上は約30%，IQ70〜90が30%，IQ50〜70が20%，IQ50以下が20%である[5,6]．これらの予後は水頭症の原因疾患や，頭蓋内圧亢進の期間，シャント合併症などの影響も大きい．

患者教育・退院支援

　退院後は定期的な画像検査を行い，シャント機能不全や髄液過剰排出がないことを確認し，必要があればシャント圧を変更して髄液流出量を調整する．また，自宅でのシャント感染やシャント機能不全を疑うような発熱，頭痛，嘔吐，意識障害などに注意が必要であることを家族によく説明し，疑わしい場合には緊急で来院することの理解を得ることも重要である．

5 ｜ 小児の頭部外傷

A 病態

　小児の頭蓋・脳は発達過程にあり，成人とは異なった特徴を有する．

疫学

　小児の頭部外傷の原因としては，交通事故が47%，高所からの転落が30%，転倒が17%とされている．乳児では転落外傷，幼児では転落や交通事故によるものが多くなり，学童期には交通外傷による受傷が多くなる[7]．

　小児に特徴的な問題として虐待（ぎゃくたい）が挙げられる．虐待による頭部外傷は直接の衝撃によるものと，揺さぶりによる機序がある．日本では硬膜下血腫が多く，くも膜下出血，脳挫傷，脳浮腫，急性硬膜外血腫などをきたす．頭蓋骨骨折は約20%程度である．貧血のため顔面蒼白となっていることもある．小児の重症頭部外傷を診た場合には，虐待を考え，受傷機転に不可解な点がないか，眼科医による眼底出血の評価，全身骨X線検査，頭部CT検査およびMRI検査を行い，複数の専門家により総合的に評価する必要がある．虐待が疑われた場合には，対応チームを介しただちに児童相談所へ通告する義務がある．

　また，スポーツによる脳震盪（のうしんとう）も問題になることが多い．脳震盪は症状から診断され，主に意識消失，健忘，頭痛，嘔吐などの症状を認める．脳震盪後

に再度頭部外傷を受けることにより重篤な脳浮腫をきたす（second impact syndrome）ことがあり，競技復帰には慎重な対応が必要である．脳震盪後の競技復帰に関しては種々のガイドラインが存在するが，十分な観察期間を設けたうえで，症状がなくなったのちに，徐々に運動強度を上げていくことが基本的なコンセプトといえる．とくに他者との身体のコンタクトの多いラグビー，アメリカンフットボール，柔道，ボクシングなどは，最低でも 2〜4 週間の練習休止を設けるべきとされる．頭部 CT 検査などで急性硬膜下血腫などを認めた場合には，競技復帰は断念させ，引退を勧めるべきである．

発症機序，症状

小児の頭部外傷の特徴としては，頭部が大きいため転倒により頭部を直接打撲しやすく，骨膜下・帽状腱膜下血腫や陥没骨折，離開骨折が多いといった特徴がある．また脳自体も発育途上であり，脳浮腫をきたしやすく，けいれん・嘔吐を起こしやすい，虚血に弱いなどの特徴が挙げられる．

骨膜下血腫，帽状腱膜下血腫は，小児の骨膜，帽状腱膜の結合が疎であるために起こる．出産時の吸引・鉗子分娩との関連性が高い場合も多いが，帽状腱膜下血腫では，出血傾向がある場合もある．骨膜下血腫では，通常の皮下血腫と異なり「ブヨブヨ」とした血腫として触れ，血腫が吸収しきれないと石灰化する場合がある．

整容的な問題以外は外科治療の適応はない．

小児にとくに特徴的な病態として，頭蓋骨線状骨折後の進行性頭蓋骨骨折が挙げられる．3 歳以下の乳幼児で，硬膜の損傷を伴った頭蓋骨骨折で，その後数週間〜数ヵ月の経過で骨折の幅が徐々に広がるものをいう．病態としては，骨折直下の硬膜損傷により脳・髄液の拍動が骨折線に伝わり徐々に広がるとされる．外科的治療により硬膜をしっかりと閉鎖する必要がある．

B 診断，治療

軽症頭部外傷（GCS14〜15）では，2 歳以上，神経学的症状がない，意識消失がない，肉眼的診察上明らかな骨折を疑う所見がない場合には，頭部 CT 検査や X 線検査は不要とされる．2 歳以下の場合には，意識障害，けいれん，嘔吐，受傷機転などを考慮し，頭部 CT 検査や X 線検査を行い，頭蓋内外傷や骨折をチェックする必要がある．

重症頭部外傷では，麻痺，意識障害，てんかんなどの重篤な症状をきたす．画像検査で急性硬膜下血腫，急性硬膜外血腫，脳挫傷などの頭蓋内損傷を認めた患者に対しては開頭血腫除去術の適応がある．緊急性が非常に高く，少しの時間の遅れが致命的，または重篤な後遺症の残存につながる．

患者家族教育・退院支援

小児の場合は不慮の事故による受傷であっても，親が十分に注意すること

で防ぐことが可能な外傷は多いと考えられる．児の受傷に責任を感じている親も多いため，今後の受傷の再発を防ぐための日常生活の注意点をともに考えていく姿勢が必要である．

●引用文献

1) CDC：Trends in Spina Bifida and Anencephalus in the United States, 1991-2006, 〔https://www.cdc.gov/nchs/data/hestat/spine_anen/spine_anen.htm〕（最終確認：2019 年 12 月 25 日）
2) Barkovich AJ：Congenital anomalies of the spine. In：Barkovich AJ ed. Pediatric Neuroimaging. Lippincott Williams & Wilkins, p.704-772, 2005
3) Cohen MM, Jr, Kreiborg S, Lammer EJ et al：Birth prevalence study of the Apert syndrome. American Journal of Medical Genetics **42**（5）：655-659, 1992
4) 1993 年全国疫学調査結果
5) Hoppe-Hirsch E, Laroussinie F, Brunet L et al：Late outcome of the surgical treatment of hydrocephalus. Child's Nervous System **14**（3）：97-99, 1998
6) Casey AT, Kimmings EJ, Kleinlugtebeld AD et al：The long-term outlook for hydrocephalus in childhood-A ten-year cohort study of 155 patients. Pediatric Neurosurgery **27**（2）：63-70, 1997
7) 小沼武英，亀山元信，今泉茂樹ほか：MRI 以降の小児頭部外傷の検討．小児の脳神経 **24**（2）：102-110, 1999

索引

和文索引

あ

アーチファクト　98, 100
亜急性連合性脊髄変性症　249
アクアポリン　177
悪性腫瘍　106, 116, 139, 249
悪性症候群　166
悪性脳腫瘍　139
アセタゾラミド　104
アセチルコリン　87, 188
圧覚　13
圧痛点　92
圧排性発育　138
アテトーゼ　94
アテローム性梗塞　118
アパシー　222
アペール症候群　276
アミノ酸代謝異常　242
アミロイドβタンパク　224
アルコール中毒　240
アルツハイマー型認知症　11, 16, 224
鞍隔膜　56

い

イオンチャネル　187
意識障害　76, 114, 280
意識消失　34
意識状態　111, 114, 256
意識清明期　258
意識レベル　76
異常神経細胞回路網　211
　　──の形成　212
痛み　197
位置覚　14, 90
一次運動野　10, 12
一次視覚野　14
一次体性感覚野　11, 13, 14
一次聴覚野　15
一過性脳虚血発作　118
一酸化炭素中毒　239
一酸化炭素ヘモグロビン　240
一般体性運動核　28, 29
一般体性知覚核　29, 32
一般内臓性運動核　29

一般内臓性知覚核　29, 32
遺伝子検査　108
遺伝性運動感覚性ニューロパチー
　　208
易転倒性　227
咽頭喉頭筋　87
咽頭嚢　29
インパルス　12
インフォームド・コンセント　108
インフルエンザ菌　192

う

ウィリス動脈輪　63
ウイルス性髄膜炎　191
ウィルソン病　244
ウェアリングオフ現象　166
ウエスト症候群　218
ウェルニッケ失語　17
ウェルニッケ脳症　240, 249
ウェルニッケ野　10, 16, 94
ウォーターハウス-フリーデリクセン
　　症候群　193
ウシ海綿状脳症　200
うっ血乳頭　84
うつ病　231
運動　47
運動解離　89
運動核　27, 29
運動覚　14, 90
運動緩慢　164, 250
運動機能の障害　84
運動失行　13
運動失調　37, 88, 170
運動性言語野　10, 16
運動性失語　10, 16
運動性出力　36
運動性線維　66
運動線維　7
運動前野　13
運動単位電位　109
運動ニューロン　7
　　──の変性・消失　174
運動麻痺　13, 20, 84, 207
運動野　12
　　──の障害　13

え

エコーウイルス　191
エディンガーウェストファル核　30
嚥下　29
嚥下障害　24, 165
演算　83
炎症性筋疾患　185
遠心性信号　12
遠心性線維　7
延髄　22, 31
延髄網様体　33, 34
エンテロウイルス　191

お

横橋線維　25
横静脈洞　59
黄色ブドウ球菌　192
横側頭回　15
黄体化ホルモン　43
横断性脊髄障害　91
嘔吐　84, 114, 280
嘔吐反射　32
黄斑部　14
横紋筋　29
オキシトシン　43
オリーブ　22, 24
オリーブ核　24
オリーブ小脳路　24, 36
温覚　13
温痛覚　46
温度覚　90

か

外陰部潰瘍　245
下位運動ニューロン　173
外眼筋　87
介在ニューロン　7
外斜視　68
外受容器性知覚　90
外傷性くも膜下出血　123, 262
外静脈系　64
外側嗅条　17
外側溝　9
外側膝状核　39
外側脊髄視床路　47
外側毛帯　25, 33

改訂長谷川式簡易知能評価スケール
　（HDS-R）　83, 223
外転神経　24, 28, 69, 205
外転神経核　28
開頭血腫除去術　122, 259
開頭腫瘍摘出術　144
ガイドワイヤー　101
海馬　10
灰白質　7, 9, 11, 37, 44
海馬硬化症　252
海馬体　18
海馬傍回　16, 17
外分泌腺　41
外包　20
海綿状血管奇形　129
海綿状血管腫　129, 278
海綿静脈洞　59
解離性大動脈瘤　52, 154
カウサルギー　92
下顎神経　30, 56, 69
化学療法　140, 147
過灌流症候群　128
下丘　26
蝸牛神経　70
蝸牛神経核　25, 33
架橋静脈　267
核下性麻痺　93
核上性障害　85
核上性麻痺　30, 93
覚醒下手術　140
覚醒時大発作てんかん　220
覚醒状態　33
覚醒度　76
核性麻痺　93
角膜反射　32
下行性神経路　48
下行性線維　18
下行投射線維　19
過呼吸　278
下矢状静脈洞　59
下小脳脚　22, 36
下垂手　203
下垂足　205
下垂体　41

——後葉　41
——前葉　41
下垂体機能低下症　246
下垂体機能不全　143
下垂体後葉ホルモン　43
下錐体静脈洞　60
下垂体腺腫　137, 141
下垂体前葉ホルモン　40, 42
下垂体門脈系　40
仮性球麻痺　93
仮性肥大　181
家族性（遺伝性）痙性対麻痺　172
可塑性　280
下大脳静脈　65
下唾液核　31
脚気　248
滑車神経　26, 28, 68, 205
滑車神経核　25, 28
カテーテル　101
過度の眠気　241
化膿性細菌　196
仮面様顔貌　30, 164
カルシウムイオン　188
カルバマゼピン　214
加齢　83, 222
ガワーズ徴候　181
感覚情報　39
感覚性言語野　10, 16, 94
感覚性失語　17
感覚線維　7
感覚麻痺　20
眼球運動　29
間欠性跛行　151
眼瞼下垂　68
眼瞼挙筋　87
肝疾患に伴う神経障害　246
感情　38
感情失禁　83, 226
眼振　33
眼神経　69
関節痛覚　47
間接反射　31
完全麻痺　84
眼動脈　61

ガントリー　99
間脳　37
ガンマナイフ　144
顔面筋　87
顔面けいれん　253
顔面肩甲上腕型筋ジストロフィー
　182
顔面神経　24, 69
顔面神経核　30
顔面神経丘　28

き

記憶障害　81
気管切開　174
偽腔　134
起始核　27, 29
企図振戦　37
機能的脳神経外科　250
機能的脳神経外科手術　250
機能予後　160
気分障害　165
記銘力障害　82
脚間窩　26
虐待　282
逆行性健忘　38
嗅覚　81
——の障害　165
嗅覚野　16
嗅球　17
球形嚢　70
嗅索　17
嗅三角　17
球状核　36
嗅神経　27, 66
求心性線維　7
急性灰白髄炎　197
急性間欠性ポルフィリン症　245
急性期の出血　97
急性硬膜外血腫　258
急性硬膜下血腫　260
急性散在性脳脊髄炎　178
急性中毒　238, 240
急性発症　123
嗅脳系　17
球麻痺　24, 93

球麻痺症状　173
橋　22, 24
境界溝　25
橋核　25
凝固術　250
橋縦束　25
橋小脳路　25
胸髄　44
強直間代発作　212
共同運動　13
共同運動不能　89
橋背部　24
橋被蓋　24
橋腹側部　25
橋網様体　33
局所神経症状　147, 226
棘徐波　211
極長鎖脂肪酸　244
棘波　211
虚血　128, 134, 226
虚血症状　278
虚血性疾患　118
虚血性脊髄血管障害　154
巨赤芽球性貧血　249
ギラン-バレー症候群　207
キレート療法　241
筋萎縮　179
筋萎縮性側索硬化症　173
筋炎　185
筋活動電位　109
筋強剛　164, 165, 250
筋強直性ジストロフィー　183
筋強直性ジストロフィー顔貌　183
筋原性筋萎縮　179
近時記憶　224
筋ジストロフィー　180
筋疾患　179
筋線維の構造異常　184
金属製の医療機器　99
金属代謝異常　244
筋電図検査　109
キンドリング現象　212
筋の分類　29
筋無力症性クリーゼ　189

筋力　84
筋力低下　179

く

くしゃみ　32
屈曲反射　49, 50
クッシング現象　80
クッシング病　141, 142
くも膜　50, 51, 57
くも膜下腔　51, 54, 112, 191, 255, 262
くも膜下出血　10, 58, 123, 154
くも膜顆粒　54
くも膜嚢胞　274
グラスゴー・コーマ・スケール　76, 78
クラッベ病　243
グリオーマ　137
クリプトコッカス　193
クルーゾン症候群　276
クレアチンキナーゼ　180
クロイツフェルト-ヤコブ病　200

け

経口避妊薬　116
痙縮　254
頸神経　56
頸髄　44
痙性麻痺　85, 254
経腸栄養　174
経蝶形骨洞的下垂体腫瘍摘出術　144
頸椎症　150
頸椎椎間板ヘルニア　150
頸椎変性疾患　150
頸動脈サイフォン　60
頸動脈小体　60
頸動脈超音波検査　106
軽度認知機能障害　222
頸部硬直　200
頸部脊柱管狭窄症　150
頸部脊椎症　150
頸膨大　44
傾眠　115
けいれん　211
血圧　80
血圧上昇　114
血液検査　161, 223

血液生化学検査　180
血液脳関門　166, 191
結核性髄膜炎　193
血管奇形　129
血管性認知症　226
血管性病変　226
血管病変　121
血行再建術　279
血腫　103
楔状束　22
楔状束核　24
楔状束結節　22
欠神てんかん　218
血清カリウム値　187
結節性紅斑　245
血栓　102
血栓傾向　132
血栓形成　116
ケルニッヒ徴候　191
減圧術　152, 155
嫌気性菌　196
言語野　16
幻視　227
幻肢痛　253
原虫トキソプラズマ　198
見当識　82
見当識障害　81, 82, 224
原発性アルドステロン症　87
原発性脳腫瘍　137, 138
健忘　82
健忘性失語　95

こ

コイル塞栓術　124
鉤　17
抗 HTLV-1 抗体陽性　198
高エネルギー外傷　257
構音障害　93, 118
　筋緊張異常による――　93
　発語筋のけいれんによる――　93
　不随意運動による――　94
後外側溝　22, 35
後角　44
後下小脳動脈　62
高カルシウム血症　247

抗ガングリオシド抗体　207
抗凝固薬　133
抗凝固療法　133
高血圧性脳出血　121
抗血小板薬　133
高血糖　207
後交通動脈　62
後交連　18
構語障害　24, 37, 93
後根　44
後根動脈　52
交叉　91
後索　46
後索・後脊髄小脳路　36
後枝（脊髄神経）　73
高次精神活動　16
恒常性　66
甲状腺機能亢進症　142, 247
甲状腺機能低下症　247
甲状腺刺激ホルモン　42
甲状腺中毒性脳症　247
後正中溝　44
後脊髄動脈　51, 62
後大脳動脈　63
交通性水頭症　232, 233, 280
抗てんかん薬　214
　　——の副作用　215
後天性水頭症　233
後天性免疫不全症候群　198
後頭蓋窩　35
後頭静脈洞　59
行動・心理症状　222, 224
後頭葉　11
後頭葉大脳皮質　14
抗パーキンソン病薬　168
項部硬直　56, 191
鉤ヘルニア　34
鉤発作　17
硬膜　50, 55
硬膜外腔　50
硬膜外血腫　56, 154
硬膜外腫瘍　158
硬膜下腔　260
硬膜下血腫　58, 154, 236, 282

硬膜枝　62
硬膜静脈洞　56, 58, 64
硬膜動静脈瘻　130
硬膜内髄外腫瘍　158
高用量ステロイド治療　162
抗利尿ホルモン　43
交連線維　18
誤嚥性肺炎　120, 259
ゴーシェ病　243
ゴールド・スタンダード　101
小刻み歩行　164
呼吸　79
呼吸器疾患　115
　　——に伴う神経障害　246
呼吸筋麻痺　173, 200
呼吸不全　173
コクサッキーウイルス　191
黒質　20, 21, 26
鼓索神経　32
個人情報　108
個性の座　16
孤束核　32
骨格筋　29
骨棘　150
骨髄抑制　148
古皮質　11, 17
固有知覚　90
コリンエステラーゼ阻害薬　189, 226
コルサコフ症候群　38, 240
混合性線維　66
根枝　22
根神経炎　207
昏睡　34
根痛　92

さ

鰓弓　29
細菌性髄膜炎　192
再出血　125
サイトメガロウイルス脳炎　199
サイバーナイフ　144
再発性アフタ性潰瘍　245
細胞核　6
細胞構築　11
細胞構築地図　11

細胞体　6
嗄声　72
挫滅　261
サルコイドーシス　245
猿手　204
産科領域　116
三叉神経　24, 30, 68, 142
三叉神経運動核　30, 69
三叉神経運動根　30
三叉神経核　32
三叉神経主知覚核　30, 32
三叉神経脊髄路核　32
三叉神経中脳路　32
三叉神経中脳路核　25, 32
三叉神経痛　69, 253
三叉神経背脊髄路　32
三叉神経毛帯　27
酸素消費量　115
散瞳　68, 81
三半規管　70

し

シーハン症候群　247
シェーグレン症候群　248
視覚　26, 81
視覚失認　15
視覚野　11, 14
視覚連合野　14
弛緩性脱力　187
弛緩性麻痺　85, 197, 200
軸索　6, 7
軸索変性　203
視交叉　14
自己抗体　186, 189
自己免疫機序　185
自殺企図　238
四肢近位筋　179
脂質代謝　41
四肢の単ニューロパチー　203
四肢麻痺　207
視床　8, 37, 250
視床外側核　38
視床外側膝状体　14
視床下核　20, 21
視床核　37

歯状核　36
歯状核赤核淡蒼球ルイ体萎縮症　172
視床下部　8, 37, 40, 42
視床下部障害　143
視床後核　39
視床上部　41
視床前核　38
視床痛　92, 253, 254
視床内側核　38
視床皮質路　19
視神経　27, 68
視神経萎縮　280
視神経交叉　14
視神経脊髄炎　177
ジスキネジア　166
ジストニア　21, 251
ジストロフィン　180
姿勢　34
　――の調節　47
姿勢異常　165
姿勢保持障害　164, 165, 250
肢帯型筋ジストロフィー　182
肢端紅痛症　93
室間孔　54
疾患修飾薬　177
失計算　83
失語　81, 82
失行　13, 81, 82, 224
失語症　94
失書　83
失調　199
室頂核　36
失調性構音障害　94
失調性歩行　37
失読　83
失認　14, 81, 82
失名詞失語　95
児童相談所　282
シナプス　7
磁場　98
自発的電気活動　108
視放線　19
耳鳴　142
尺骨神経障害　204

灼熱痛　92
若年欠神てんかん　220
若年ミオクロニーてんかん　220
視野障害　143
ジャパン・コーマ・スケール　76, 78
シャルコー-マリー-トゥース病　208
ジャルゴン失語　17
シャント感染　281
シャント機能不全　281
シャントシステム　107
シャント遮断術　155
シャント術　122, 235, 281
シャントチューブ　235
シャントバルブ　96
シャントバルブ圧　99
集学的治療　149
周期性かつ一過性の四肢麻痺　87
周期性四肢運動麻痺　87
周期性四肢麻痺　187
終始核　29
終止核　27, 32
重症筋無力症　87, 189
重症頭部外傷　255
集中力の低下　234
終板　18
終板傍回　17
羞明　114
重力覚　14
縮瞳　81
手根管　204
手根管症候群　204
樹状突起　6
出血　128, 134, 226
出血性疾患　118
出血性脊髄血管障害　154
出血性病変　97
腫瘍死　140
シュワン細胞　142
上位運動ニューロン　173
障害高位　151
上顎神経　56, 69
松果体　41
上丘　26
上行性神経路　46

上行性線維　18
上行性線維束　32
症候性全般てんかん　218
症候性てんかん　211, 218
症候性部分てんかん　219
症候性慢性脳循環不全　120
上行性網様体賦活系　33, 76
小字症　164
上矢状静脈洞　59
上小脳脚　27, 36
上小脳動脈　63
上錐体静脈洞　60
小泉門　147, 234
上大脳静脈　64
上唾液核　31
情動　18, 38
情動障害　83
情動脱力発作　241
小児期水頭症　280
小児欠神てんかん　219
小児てんかん　218
小児脳腫瘍　146, 280
小児脳神経外科疾患　270
小児の頭部外傷　282
小児の脳血管疾患　278
小児のもやもや病　278
小脳　8, 35, 170
　――の萎縮　172
小脳横裂　9
小脳回　35
小脳核　36
小脳鎌　56
小脳脚　36
小脳溝　35
小脳梗塞　36
小脳後葉　36
小脳視床路　27
小脳出血　36
小脳髄質　36
小脳性無言症　148
小脳赤核路　27
小脳前庭路　36
小脳前葉　36
小脳虫部　35

小脳テント　56
小脳テント下　139
小脳半球　35
小脳皮質　36
小脳皮質萎縮症　171
小脳扁桃　35
小脳扁桃ヘルニア　35
小脳網様体路　36
小脳葉　36
静脈奇形　129
静脈性血管腫　129
静脈性梗塞　135
静脈洞　55
静脈洞交会　59
上腕動脈　101
触圧覚　46
褥瘡　259
触覚　13, 81, 90
除脳硬直　78
徐皮質硬直　78
徐脈　114
ジョルトサイン　191
自律神経系　66
　——の下行性線維　49
　——の最高中枢　41
自律神経障害　165, 227
自律神経線維　29, 31
視力障害　114, 143
シルビウス裂　9
人格変化　224, 229
心筋　29
心筋虚血　115
真菌性髄膜炎　193
神経　7
神経炎　92
神経下垂体　41
神経管　270
神経管閉鎖不全　270
神経・筋疾患　109
神経筋接合部疾患　188
神経血管圧迫症候群　253
神経血管減圧術　254
神経膠腫　137, 139
神経根　207

神経細胞　6
神経鞘腫　137, 141
神経診察　140, 150, 152, 155, 161
神経節　7
神経線維　6, 7
　——の出力　21
　——の束　7
　——の入力　21
神経叢　7
神経痛　92, 209
神経伝導路　110
神経突起　6
神経梅毒　199
神経変性疾患　163
心原性梗塞　118
人工呼吸器　174
進行性核上性麻痺　169, 229
進行性多巣性白質脳症　198
心疾患　115
腎疾患に伴う神経障害　247
浸潤性発育　138
新生児脳腫瘍　146
振戦　164, 165, 250, 252
振戦せん妄　240
靭帯の肥厚　150
伸長反射　49
心電図モニター　114
浸透圧利尿薬　114
振動覚　14, 90
人尾　273
新皮質　11, 17
深部感覚　13, 46, 47
深部感覚障害　199
深部静脈血栓症　153
心不全　182
深部知覚　90
深部知覚障害　91
心房細動　115

す

随意運動　24, 25, 84
随意運動開始　21
髄液　51, 53, 107, 232, 255
髄液検査　107, 191
髄液循環　53

髄液鼻漏　257
髄液流出　114
髄液漏　112, 145
髄芽腫　36
遂行機能障害　83, 224
推尺障害　37
髄鞘　175
錐体　22, 49
錐体外路　48, 49
錐体外路系　21, 25
錐体外路症状　164
錐体外路徴候　224
錐体交叉　22, 30, 49
錐体路　24, 25, 27, 48
水頭症　55, 126, 128, 143, 194, 232,
　　263
水分調節　41
水平裂　35
髄膜　50, 55
髄膜炎　107, 191
髄膜型梅毒　199
髄膜血管型梅毒　199
髄膜刺激症状　56, 178, 191
髄膜腫　137, 141
睡眠障害　241
睡眠潜時　241
睡眠の異常　165
睡眠発作　241
睡眠麻痺　241
すくみ現象　165
頭痛　84, 114, 280
ステロイド療法　177
スペッツラー–マーチン分類　130
スポーツ関連外傷　260

せ

性行動　41
正常圧水頭症　233
精神・運動発達　281
成人発症Ⅱ型シトルリン血症　242
性腺刺激ホルモン　43
正中溝　22, 25
正中神経　204
正中裂　22, 44
成長に応じたリモデリング　277

成長ホルモン　43
成長ホルモン産生腺腫　141
生命中枢　31, 34
生命予後　160
赤核　26
脊髄　8, 44
　　──の圧迫　154
　　──の血管　51
脊髄炎　160
脊髄円錐　44
脊髄血管障害　154
　　脊髄動静脈奇形による──　154
脊髄後角の刺激による疼痛　92
脊髄後索　22, 170
脊髄硬膜外電気刺激療法　253
脊髄視床路　27
　　──の刺激による疼痛　92
脊髄脂肪腫　270, 273
脊髄腫瘍　158
脊髄小脳変性症　170
脊髄神経　66, 72
脊髄髄内出血　154
脊髄髄内腫瘍　158
脊髄髄膜瘤　270
脊髄性運動失調　48
脊髄性知覚障害　91
脊髄前索　22
脊髄損傷　156
脊髄動静脈奇形　154
脊髄反射　49
脊髄毛帯　25, 27
脊髄癆　199
脊椎　150
脊椎炎　160
舌咽神経　22, 24, 29, 32, 71
舌咽神経痛　71, 253
舌咽神経背側核　32
石灰化　97
舌下神経　22, 28, 72
舌下神経核　24, 28, 30
舌下神経三角　28
舌筋　87
摂食中枢　41
節性脱髄　203

セロトニン　21
線維束性収縮　173
前外側溝　22
前角　44
前下小脳動脈　63
腺下垂体　41
前交通動脈　61
前交連　18
前根　44
前根動脈　52
腺細胞　142
前索　46, 48
前枝（脊髄神経）　73
穿刺血管閉塞　103
前視床路　19
全失語症　95
穿刺部トラブル　103
腺腫　43
前障　21
栓状核　36
線条体　21, 164
全身因子　154
全身性エリテマトーデス　248
全身性真菌症　193
全身性の出血性素因　278
仙髄　44
前脊髄動脈　51, 62
前大脳動脈　60, 61
剪断応力　265
先端巨大症　142
全知覚障害　90
浅中大脳静脈　65
穿通枝　118
前庭小脳路　36
前庭神経　70
前庭神経核　32
前庭脊髄路　33
先天性筋強直性ジストロフィー　184
先天性水頭症　233, 280
先天性代謝異常　218
先天性皮膚洞　270
先天性ポルフィリン症　244
先天性ミオパチー　184
先天代謝異常　242

前頭眼野　13
前頭橋路　19
前頭前野　16
前頭側頭葉変性症　228
前頭葉　10, 11, 16
前頭葉大脳皮質　12
全般発作　212
前脈絡叢動脈　62
せん妄　230, 268
前有孔質　17

そ

造影 MRI 検査　143
造影剤　97, 98, 103
造影剤アレルギー　102
造影剤使用のリスク　100
造影剤腎症　102
早期の離床　153
巣症状　118, 139, 142, 196
創部不全　128
側角　44
側索　46, 48
測時障害　89
測定障害　89
側頭葉　10, 16
側頭葉大脳皮質　15
側頭葉内側面の萎縮　224
側脳室　53, 55
続発性水頭症　280
続発性正常圧水頭症　233
側副血行　127
側副血行路　278
咀嚼筋　30
咀嚼反射　30
卒中　118

た

体位　34
　　──の保持　88
第一裂　35
体温上昇　114
体温中枢　41
大後頭孔　22, 35
大後頭孔ヘルニア　35
対光反射　31
対光反射消失　68

第三脳室　53, 55
第三脳室開窓術　236
胎児 MRI 検査　271
胎児脳虚血　116
帯状回　18
体性感覚　13
体性感覚野　13
体性感覚連合野　13, 14
体性神経系　66
大前根動脈　52
大泉門　147, 234
大泉門緊満　280
大腿動脈　101
大大脳静脈　65
大腸菌　192
第二裂　35
大脳　8, 211
大脳萎縮　224
大脳横裂　9
大脳回　9
大脳核　20
大脳鎌　56
大脳基底核　20, 250, 251
　　──の神経回路　166
大脳脚　26, 27
大脳溝　10
大脳縦裂　9
大脳小脳裂　9
大脳髄質　9, 18
大脳動脈輪　62
大脳半球　8, 9, 139
大脳皮質　9, 11, 84
　　──の区分　12
大脳皮質運動野　19
大脳皮質基底核変性症　169, 229
大脳辺縁系　17, 18
大脳葉　9
体部位的局在　12
第四脳室　53, 55
第四脳室外側孔　54
第四脳室髄条　25
第四脳室正中孔　54
第四脳室底　24, 25
多系統萎縮症　25, 169, 171

脱水　116
脱髄　110, 198
脱髄疾患　163
手綱　41
他人の手徴候　170
多発筋炎　185
多発性硬化症　175
多発性単ニューロパチー　202, 206
多発性知覚障害　91
単純欠神発作　213
単純部分発作　213
単純発作　212
弾性ストッキング　153
断層画像　98
淡蒼球　20
断層撮影　97
断綴言語　171
単ニューロパチー　202, 203
タンパク細胞解離　207
単発性知覚障害　91
単麻痺　85
短絡術　235

ち

チアノーゼ　93
知覚解離　47
知覚核　25, 27, 29, 32
知覚障害　90
知覚性線維　66
知覚線維　7, 32
チック症　94, 252
中核症状　222
中間葉　41
中硬膜動脈　56
中小脳脚　36
中心管　44
中心溝　9
中心後回　11
中心正中核　39
中心前回　10, 12
中心側頭部棘波を示す良性てんかん
　　220
中枢　7
中枢神経系　8
中大脳動脈　60, 61, 62

中毒　238
中脳　22, 25
中脳蓋　26
中脳水道　18, 25, 54, 55
中脳被蓋　26
中脳網様体　33
超音波検査　271
聴覚　70, 81
聴覚失認　15
聴覚野　15
聴覚連合野　15
鳥距溝　10
聴神経　24, 70
調節反射消失　68
超皮質性失語症　95
聴放線　19
聴力　142
聴力障害　144
直静脈洞　59
直接反射　31
直達手術　125

つ

椎間板ヘルニア　150
椎骨動脈　52, 60, 62
対消滅　105
対麻痺　85
痛覚　13, 90

て

定位脳手術　21, 168, 250, 252
低カリウム性運動麻痺　87
低カリウム性周期性四肢麻痺　187
低カルシウム血症　247
低血糖　115, 116
低酸素脳症　115
低出生体重児　234, 280
低髄圧症候群　112
低ナトリウム血症　126
出来事記憶　224
手続き記憶　165
手の筋群　87
手袋・靴下型感覚障害　202
デュシェンヌ型筋ジストロフィー
　　180
転移性脳腫瘍　137, 138

てんかん　106, 210, 223, 231, 252
　　──の手術　252
てんかん原性焦点　214
てんかん発作　210, 217
電撃痛　199
伝導性失語症　95
点頭てんかん　218

と

頭囲の拡大　280
頭位変換性めまい　33
頭蓋咽頭腫　141
頭蓋骨　255
頭蓋骨骨折　256
頭蓋骨単純 X 線検査　256
頭蓋内圧　54, 111, 133
頭蓋内圧亢進　31, 59, 83, 113, 142,
　　192, 196, 280
頭蓋内圧亢進症状　83, 139, 142, 147
頭蓋内圧低下　112
　　医原性の──　112
頭蓋内圧モニター　261
頭蓋内血管　103
頭蓋縫合早期癒合症　276
動眼神経　26, 28, 68, 205
動眼神経核　25, 28, 68
動眼神経副核　30
動眼神経麻痺　124
盗血現象　130, 154
糖原病　243
瞳孔　114
　　──の観察　80
瞳孔括約筋　30
瞳孔不同　80, 114
橈骨神経　203
橈骨動脈　101
糖質代謝　41
糖質代謝異常　243
投射線維　18
銅代謝異常症　244
頭頂後頭溝　10
頭頂葉　11
頭頂葉大脳皮質　13
疼痛　91
糖尿病　116, 207

糖尿病性ニューロパチー　207
登攀性起立　181
頭皮静脈の怒張　280
頭部 CT 検査　97, 223, 256
頭部 MRI 検査　98, 223, 256
頭部 X 線検査　96
頭部外傷　255
頭部画像検査　214
頭部挙上　114
動脈硬化　154
動脈の形態的異常　103
動脈瘤　103
動脈輪　63
トゥレット症候群　252
トキソプラズマ脳炎　198
特殊体性知覚核　29, 32
特殊内臓性運動核　29
特殊内臓性知覚核　29, 32
特発性顔面神経麻痺　205
特発性正常圧水頭症　229, 233
特発性全般てんかん　219
特発性てんかん　212, 218
特発性部分てんかん　220
突進現象　165
突然発症　123
ドパミン　21, 27
トラッピング　135
トルーソー症候群　116
ドレナージ　235

な

内頸静脈　64
内頸動脈　60
内視鏡的血腫除去術　122
内耳神経　24, 70
内耳神経核　32
内斜視　69, 114
内受容器性知覚　90
内静脈系　65
内臓感覚　46, 48
内臓筋　29
内臓性横紋筋　29
内臓知覚　90
内側膝状核　39
内側縦束　24, 25, 27, 29

内側毛帯　22, 24, 27
内側隆起　25
内大脳静脈　65
内部環境　66
内分泌疾患　116
　　──に伴う神経障害　246
内分泌腺　41
内包　18, 20
内包後脚　19
内包膝　19
内包前脚　19
鉛縁　241
ナルコレプシー　241
難治性てんかん　210
軟部組織　98
軟膜　50, 51

に

ニコチン酸欠乏症　249
二次運動野　13
二次がん　148
二次視覚野　14
二次体性感覚野　13, 14
二次聴覚野　15
二点識別覚　90
二分脊椎　270
二分頭蓋　270
乳児スパスムス　218
乳汁分泌促進ホルモン　43
乳児良性ミオクロニーてんかん　219
乳頭体　18
入眠時幻覚　241
ニューロパチー　202, 249
ニューロン　6
尿毒症　248
尿崩症　143, 145, 247
尿量　114
尿路感染　259
認知機能　76
認知機能障害　81, 165
認知機能低下　81
認知症　11, 222

ね

粘液水腫性昏睡　247

の

脳アミロイド血管症　121
脳萎縮　223
脳炎　194
脳回　12
脳幹　8, 22
　　──の手術　148
脳幹網様体　24, 33
脳弓　18
脳弓交連　18
脳血管疾患　118
脳血管性パーキンソニズム　170
脳血管造影　101
脳血管攣縮　125, 263
脳血流　111
脳血流シンチグラフィ　223
脳溝　9, 12
脳梗塞　62, 98, 102, 115, 118, 119,
　　120, 194, 279
脳挫傷　263
脳死　79
脳磁図検査　214
脳室　55
脳室拡大　235, 280
脳室-心房短絡術　236
脳室穿破　196
脳室ドレナージ　235
脳室ドレナージ術　281
脳室-腹腔短絡術　236
脳出血　121
脳腫瘍　137, 278
脳症　194
脳静脈・脳静脈洞血栓症　132
脳神経　27, 66
　　──の単ニューロパチー　205
脳神経運動核　25
脳神経核　27, 29
脳神経外科疾患　232
脳神経障害　193
脳震盪　282
脳深部刺激術　250
脳性知覚障害　91
脳脊髄液　25, 51, 53, 107, 232, 255
脳脊髄液検査　107

脳脊髄液減少症　237
脳脊髄腔　237
脳脊髄膜　50, 55, 57
脳槽　57
脳塞栓症　115
脳卒中　226
脳卒中後遺症　254
脳底静脈　65
脳底動脈　62
脳動静脈奇形　129, 278
脳動脈解離　134
脳動脈瘤　61, 63, 123, 278
　　──の破裂　58
脳動脈瘤頸部クリッピング術　124
脳動脈瘤コイリング術　124
脳動脈輪　63
脳膿瘍　196
脳波検査　108, 213
脳浮腫　119
脳ヘルニア　81, 107, 119
脳瘤　270
脳梁　18
ノンレム睡眠　242

は

パーキンソニズム　164
パーキンソン症候群　169
パーキンソン病　18, 21, 27, 163, 250
把握反応　170
肺炎球菌　192, 196
肺血栓塞栓症　259
バイタルサイン　78, 79, 114
梅毒トレポネーマ　199
廃用症候群　226
白質　7, 9, 46
薄束　22
薄束核　24
薄束結節　22
破傷風　200
破傷風菌　200
バソプレシン　43
ハチドリ徴候　169
発症早期の脳梗塞　99
発声　29
発生異常　270

発声運動　16
発達障害　280
羽ばたき振戦　246
バビンスキー徴候　198
バリスムス　41, 94
バルプロ酸　214
板間静脈　56
反射　49
ハンセン病　206
ハンチントン病　170

ひ

被蓋交叉　26
被殻　20
皮下漏出　103
非乾酪性類上皮細胞性肉芽腫　245
非機能性の腺腫　141
非交通性水頭症　232
腓骨神経麻痺　205
皮質核路　19, 25, 27
皮質下性失語症　94
皮質橋路　25
皮質性失語症　94
皮質性知覚障害　91
皮質脊髄路　19, 25, 48
尾状核　20, 21
尾髄　44
ヒステリー性運動麻痺　87
ヒステリー性知覚障害　91
額のしわ寄せ　205
ビタミン B_1 欠乏症　248
ビタミン B_{12} 欠乏症　249
ピック病　228
びっくり眼　171
筆跡覚　90
ヒト T 細胞白血病ウイルス 1 型　197
ヒト免疫不全ウイルス　198
被曝　97, 98
皮膚感覚　46
皮膚筋炎　185
皮膚蒼白　92
びまん性軸索損傷　265
表現促進現象　170
標識化合物　104
表情筋の麻痺　70

表面知覚　90
ピンポンボール型骨折　257

ふ

ファブリー病　243
封入体　163
封入体筋炎　186
不可逆的　154
副核　68
副交感神経　31
副交感線維　66
副甲状腺機能亢進症　247
副甲状腺機能低下症　247
複合性感覚　90
複雑欠神発作　213
複雑全般発作　212
複雑部分発作　213
複雑発作　212
複視　68, 69, 114, 205
副腎クリーゼ　145
副神経　22, 24, 29, 72
副腎白質ジストロフィー　244
副腎皮質刺激ホルモン　43
副腎皮質刺激ホルモン産生腺腫　141
副腎皮質の機能異常　247
輻輳　31
輻輳反射　31
腹側視床　41
福山型先天性筋ジストロフィー　183
不顕性感染　199
婦人科領域　116
不随意運動　21, 89, 250
不整脈　115
不全麻痺　84
フットポンプ　153
不定愁訴　70
ブドウ球菌　196
ブドウ糖　115
舞踏病運動　170
ぶどう膜炎　245
部分発作　213
フランケル分類　156
フリードライヒ失調症　172
プリオン病　200
ふるえ　165

ブルジンスキー徴候　191
ブローカ失語　16
ブローカ野　10, 16, 94
ブロードマン　11
プローブ　106
プロラクチン　43
プロラクチン産生腺腫　141
吻合　7
分子標的治療薬　141, 148
分泌線維　7
分離性知覚障害　91

へ

平滑筋　29
閉眼反射　30
平衡覚　33, 70
平衡感覚　24, 29
閉塞性水頭症　232, 280
ペースメーカーの動作異常　98
ベーチェット病　245
ベッカー型筋ジストロフィー　182
ヘッシェルの横回　15
ヘッド帯　93
ヘパリン起因性血小板減少症　133
ペラグラ　249
ペルオキシソーム病　244
ヘルペス脳炎　194
ベル麻痺　30, 70, 205
辺縁系　18
変換運動障害　37, 89
変性　163
片側顔面けいれん　208
扁桃体　18
片麻痺　85, 118
片葉　35
片葉小節葉　36

ほ

膀胱直腸障害　151
縫合離開　280
放散痛　151
放射性同位元素　104
放射線脊髄症　159
放射線治療　140, 147, 155
傍腫瘍性神経症候群　249
胞体突起　6

ホーン-ヤールの重症度分類　164
歩行障害　89
補足体性感覚野　13, 14
保存的治療　155, 162
発作間欠期　108
母斑症　138
ホメオスタシス　111
ポリオ　197
ポリオウイルス　197
ポリオ後症候群　197
ポリニューロパチー　202, 206, 208
本態性振戦　252
本能　18
ポンペ病　243

ま

マジャンディー孔　54
まだら認知症　226
マチャド-ジョセフ病　171
末梢　7
末梢神経系　8, 66
末梢神経障害　202
末梢神経伝導検査　109
末梢性顔面神経麻痺　30, 205
末梢性知覚障害　90
末梢性麻痺　93
麻痺性構音障害　93
慢性炎症性脱髄性多発根ニューロパチー　208
慢性硬膜下血腫　58, 266
慢性腎臓病　247
慢性中毒　240
慢性疼痛　253
慢性脳循環不全症　118

み

ミオクローヌス　94
ミオクロニー（ミオクローヌス）　219
ミオクロニー欠神てんかん　219
ミオクロニー脱力発作を伴うてんかん　219
ミオトニア　180
ミオパチー　179
味覚　29, 81
味覚障害　70
味覚野　16

ミトコンドリア DNA　187
ミトコンドリア病　187
水俣病　241
ミニメンタルステート検査　223
脈圧　84
脈拍　80
脈絡叢　53, 58

む

無症候性髄膜腫　143
無髄線維　18
無動　164, 250
無脳症　270
ムンプスウイルス　191

め

迷走神経　22, 29, 71
迷走神経核　24
迷走神経刺激術　253
迷走神経背側核　32
迷路動脈　63
メニンジオーマ　137
メラニン細胞刺激ホルモン　43
免疫異常説　176
面疔　60

も

網様核　33
網様体　24, 33
網様体小脳路　36
網様体脊髄路　34
網様体賦活系　34
モノニューロパチー　202, 203
もやもや血管　126
もやもや病　126, 278
モンロー孔　54

や

薬剤性パーキンソニズム　170
薬剤の血中濃度測定　215
薬物療法　144
ヤコビー線　52

ゆ

優位半球　10, 16
有髄線維　18
誘発電位検査　110

よ

葉酸　270

幼児虐待　260
腰髄　44
腰椎くも膜下腔-腹腔短絡術　236
腰椎症　150
腰椎穿刺　52, 84, 112
腰椎椎間板ヘルニア　151
腰椎ドレナージ　235
腰椎分離症・すべり症　151
腰椎変性疾患　150
腰動脈　52
腰部脊柱管狭窄症　151
腰膨大　44
予防接種　200
四大陰性徴候　173

ら

ライソゾーム病　243
ラクナ梗塞　118, 170
落陽現象　234, 280
ラジオアイソトープ　104
卵形嚢　70
卵胞刺激ホルモン　43

り

リザーバー　107
立体感覚　90
立体視　14
リハビリテーション　120, 156, 162
両下肢痙性麻痺　198
菱形窩　25
両耳側半盲　142
良性家族性新生児てんかん　219
良性後頭葉てんかん　220
良性腫瘍　141
良性新生児発作　219
良性ローランドてんかん　220
緑膿菌　196

る

ルシュカ孔　54

れ

冷覚　13
冷感　92
レイノー病　92
レストレスレッグス症候群　165
レノックス-ガストー症候群　219
レビー小体　165

レビー小体型認知症　227
レボドパ　250
レム睡眠　242
レム睡眠行動異常症　165
連合線維　18
連合野　15
連鎖球菌　196
レンズ核　20

ろ

ローランド溝　9
肋間動脈　52
ロンベルグ徴候　48, 88, 199

わ

ワーラー変性　203
ワクチン接種　197
鷲手　204

欧文索引

ギリシャ

γ-アミノ酪酸　21

A

ACTH（adrenocorticotropic hormone）　43
ADEM（acute disseminated encephalomyelitis）　178
ADH（antidiuretic hormone）　43
AIDS（acquired immunodeficiency syndrome）　198
ALS（amyotrophic lateral sclerosis）　173
ASIA（American Spinal Injury Association）分類　156
AVM（arterio-venous malformation）　129

B

BBB（blood-brain barrier）　166
bow-hunter's stroke　154
BPSD（behavioral and psychological symptoms of dementia）　222
Brodmann　11

C

C5 麻痺　152

CBD（corticobasal degeneration） 169
CCA（cortical cerebellar atrophy） 171
cerebellar mutism syndrome 148
CIDP（chronic inflammatory demyelinating polyneuropathy） 208
CKD（chronic kidney disease） 247
CM（cavernous malformation） 129
CO_2 ナルコーシス 246
CT（computed tomography） 97
CTA（computed tomography angiography） 103
CVST（cerebral venous sinus thrombosis） 132
CVT（cerebral venous thrombosis） 132

D

D ダイマー高値 116
DBS（deep brain stimulation） 250
DLB（dementia with Lewy bodies） 227
double lumen 134
dural AVF（arterio-venous fistula） 130
DVA（developmental venous anomaly） 129
DWI（diffusion weighted imaging） 119

E

EEG（electroencephalography） 213
EMS（encephalo-myo-synangiosis） 128
epilepsy 210

F

FDG（fluorodeoxyglucose） 105
FDG-PET 検査 105
FSH（follicular stimulating hormone） 43
FTLD（fronto temporal lobar degeneration） 228

G

GABA（gamma aminobutyric acid） 21

GCS（Glasgow Coma Scale） 76
GH（growth hormone） 43
glioma 137

H

HAM（HTLV-1 associated myelopathy） 197
HAND（HIV-associated neurocognitive disorder） 199
HD（Huntington's disease） 170
HDS-R 223
HIT（heparin induced thrombocytopenia） 133
HIV（human immunodeficiency virus） 198
HIV 関連神経認知障害 199
HIV 関連中枢神経日和見感染症 198
homeostasis 111
HTLV-1（human T-cell leukemia virus type I） 197
HTLV-1 関連ミエロパチー 197

I

intimal flap 134

J

JCS（Japan Coma Scale） 76

L

L-ドパ 166
LH（luteinizing hormone） 43
LH サージ 43
LP（lumbo-peritoneal）シャント 236

M

masked face 30
MCI（mild cognitive impairment） 222
MEG（magnetoencephalography） 214
meningioma 137
MG（myasthenia gravis） 189
MMSE（mini-mental state examination） 83, 223
MRA（magnetic resonance angiography） 103
MRI（magnetic resonance imaging） 98, 140, 271
MS（multiple sclerosis） 175
MSA（multiple system atrophy） 171

MSH（melanocyte stimulating hormone） 43

N

NMDA（N-methyl-D-asparate） 226
NMDA 受容体拮抗薬 226
NMO（neuromyelitis optica） 177

O

oxytocin 43

P

PD（Parkinson's disease） 163
pearl and string sign 134
PET（positron emission tomography） 105
pituitary adenoma 137
PRL（prolactin） 43
PSP（progressive supranuclear palsy） 169

R

RBD（REM sleep behavior disorder） 165

S

S 状静脈洞 59
SCD（spinocerebellar degeneration） 170
schwannoma 137
SEP（somatosensory evoked potentials） 110
SLE（systemic lupus erythematosus） 248
SPECT（single photon emission computed tomography） 104, 214
STA-MCA バイパス術 128

T

TIA（transient ischemic attack） 118
TSH（thyroid stimulating hormone） 42

V

VA（ventriculo-atrial）シャント 236
vital 79
VP（ventriculo-peritoneal）シャント 236

X

X 線 96

看護学テキスト NiCE
病態・治療論[8]　脳・神経疾患

2020年3月10日　発行

編集者 川上徳昭，綿貫成明
発行者 小立鉦彦
発行所 株式会社 南 江 堂
〒113-8410　東京都文京区本郷三丁目42番6号
☎(出版) 03-3811-7189　(営業) 03-3811-7239
ホームページ https://www.nankodo.co.jp/
印刷・製本 三美印刷

© Nankodo Co., Ltd., 2020

定価は表紙に表示してあります．
落丁・乱丁の場合はお取り替えいたします．
ご意見・お問い合わせはホームページまでお寄せください．

Printed and Bound in Japan
ISBN978-4-524-23748-7

看護学テキスト NiCE

- 看護学原論
- 基礎看護技術
- ヘルスアセスメント
- 看護倫理
- 看護理論　2019年改訂

- 成人看護学　成人看護学概論　2019年改訂
- 成人看護学　急性期看護Ⅰ 概論・周手術期看護　2019年改訂
- 成人看護学　急性期看護Ⅱ 救急看護・クリティカルケア　2019年改訂
- 成人看護学　慢性期看護　2019年改訂
- 成人看護学　成人看護技術
- リハビリテーション看護
- 緩和ケア
- 老年看護学概論
- 老年看護学技術
- 小児看護学概論
- 小児看護技術
- 母性看護学Ⅰ 概論・ライフサイクル
- 母性看護学Ⅱ マタニティサイクル
- 精神看護学Ⅰ 精神保健・多職種のつながり
- 精神看護学Ⅱ 臨床で活かすケア

- 在宅看護論
- 災害看護
- 国際看護　2019年新刊
- 看護管理学
- 医療安全

- 家族看護学
- 看護教育学

病態・治療論（シリーズ全14巻）　2019年新刊　2020年近刊
- 【1】病態・治療総論
- 【2】呼吸器疾患
- 【3】循環器疾患
- 【4】消化器疾患
- 【5】内分泌・代謝疾患
- 【6】血液・造血器疾患
- 【7】腎・泌尿器疾患
- 【8】脳・神経疾患
- 【9】運動器疾患
- 【10】感染症/アレルギー/膠原病
- 【11】皮膚/耳鼻咽喉/眼/歯・口腔疾患
- 【12】精神疾患
- 【13】産科婦人科疾患
- 【14】小児疾患

※掲載している情報は2019年12月時点での情報です.
最新の情報は南江堂Webサイトをご確認ください.

 南江堂　〒113-8410 東京都文京区本郷三丁目42-6 （営業）TEL 03-3811-7239 FAX 03-3811-7230 www.nankodo.co.jp

191216IT